W0260285

Die „Monographien aus dem Gesamtgebiete der Neurologie und Psychiatrie“ stellen eine Sammlung solcher Arbeiten dar, die einen Einzelgegenstand dieses Gebietes in wissenschaftlich-methodischer Weise behandeln. Jede Arbeit soll ein in sich abgeschlossenes Ganzes bilden. Diese Vorbedingung läßt die Aufnahme von Originalarbeiten, auch solchen größeren Umfanges, nicht zu.

Die Sammlung möchte damit die Zeitschriften „Archiv für Psychiatrie und Nervenkrankheiten, vereinigt mit der Zeitschrift für die gesamte Neurologie und Psychiatrie“ und „Deutsche Zeitschrift für Nervenheilkunde“ ergänzen. Sie wird deshalb deren Abonnenten zu einem Vorzugspreis geliefert.

Manuskripte nehmen entgegen

aus dem Gebiete der Psychiatrie:	Prof. Dr. M. MÜLLER, Bern, Bolligenstraße 117
aus dem Gebiete der Anatomie:	Prof. Dr. H. SPATZ, 6 Frankfurt (Main)-Niederrad, Deutschordenstraße 46
aus dem Gebiete der Neurologie:	Prof. Dr. P. VOGEL, 69 Heidelberg, Voltastraße 2

Die Bezieher des „Archiv für Psychiatrie und Nervenkrankheiten, vereinigt mit der Zeitschrift für die gesamte Neurologie und Psychiatrie“, der „Deutsche Zeitschrift für Nervenheilkunde“ und des „Zentralblatt für die gesamte Neurologie und Psychiatrie“ erhalten die Monographien bei Bezug durch den Buchhandel zu einem gegenüber dem Ladenpreis um 10% ermäßigten Vorzugspreis

MONOGRAPHIEN AUS DEM GESAMTGEBIETE DER NEUROLOGIE UND PSYCHIATRIE
HERAUSGEGEBEN VON
M. MÜLLER - BERN · H. SPATZ - FRANKFURT · P. VOGEL - HEIDELBERG
HEFT 100

MORPHOLOGISCHE ASPEKTE DER EPILEPSIEN

PATHOGENETISCHE, PATHOLOGISCH-ANATOMISCHE UND KLINISCHE PROBLEME DER EPILEPSIEN

VON

JÜRGEN PEIFFER

PRIVATDOZENT FÜR NEUROLOGIE UND PSYCHIATRIE
OBERARZT DER NEUROLOGISCHEN UNIVERSITÄTSKLINIK IN GIESSEN

MIT 29 ABBILDUNGEN

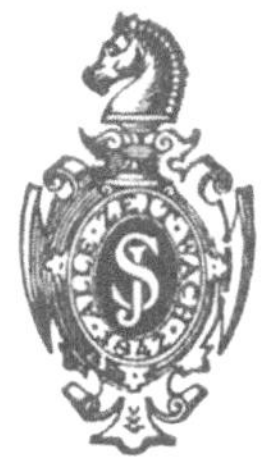

SPRINGER-VERLAG
BERLIN · GÖTTINGEN · HEIDELBERG
1963

Aus dem Hirnpathologischen Institut der Deutschen Forschungsanstalt für Psychiatrie
(Max-Planck-Institut) in München
(Direktor: Prof. Dr. W. SCHOLZ)
und der Universitäts-Nervenklinik Würzburg
(Direktor: Prof. Dr. H. SCHELLER)

ISBN-13: 978-3-540-03028-7 e-ISBN-13: 978-3-642-87547-2

DOI: 10.1007/978-3-642-87547-2

Library of Congress Catalog Card Number 62-21666

Inhaltsverzeichnis

A. Einführung

Soweit wir die Geschichte der Medizin zurückverfolgen, begegnen wir in den Krankheitsschilderungen dem großen epileptischen Anfall, dem grand mal, dem morbus sacer. Erst im vergangenen Jahrhundert begann aber eine Differenzierung der Krankheit Epilepsie, indem man dem grand mal eine Reihe anderer anfallsartig auftretender Krankheitszeichen an die Seite stellte und den Verlauf der Krankheit bei den verschiedenen Anfallsformen zu berücksichtigen lernte. Die Erforschung der Krankheit mußte dabei im 19. Jahrhundert noch vorwiegend von der *klinischen Beobachtung* ausgehen. Die Erfolge dieser Bemühungen waren bewundernswert. Sie sind u. a. an die Namen FALRET, DELASIAUVE, HERPIN, GOWERS, JACKSON, SAMT und REDLICH geknüpft. Die Kunst der ärztlichen Beobachtung und Beschreibung ist seitdem ohne Zweifel unter dem Eindruck technischer Hilfsmittel seltener geworden. Damit geriet auch manche klinische Differenzierung zu Unrecht in Vergessenheit. So fand, was heute als „psychomotorische" Epilepsie neu benannt wird, schon bei diesen Klassikern seine Beschreibung und eine Gliederung, die an Genauigkeit der klinischen Differenzierung die unsrige übertrifft (z. B. FALRET, HERPIN und SAMT). Die pathologische Anatomie beschränkte sich dagegen damals noch auf die Feststellung ziemlich grober Hirnveränderungen. Es war in erster Linie dem kritischen klinischen Auge zu verdanken, wenn JACKSON um 1875 ein Gebäude der Epilepsie errichten konnte, dessen Mauern noch heute alle inzwischen erreichten Kenntnisse der Morphologie und Physiologie in sich aufzunehmen vermögen, ja dessen Grundriß bis heute nicht übertroffen wurde.

Um die Jahrhundertwende begann mit der Entwicklung der histologischen Methoden der Aufschwung der *morphologischen Epilepsieforschung*. Er erlaubte es, für eine große Zahl der Epileptiker eine anatomisch faßbare Ursache der Anfälle nachzuweisen. Bei einem gewissen Teil der Fälle ließ sich am Gehirn nichts Krankhaftes feststellen, bei einem anderen kehrten regelmäßig Veränderungen wieder, die in verschiedener Weise zu deuten waren. Hierzu gehörte in erster Linie die Verhärtung der Ammonshörner, die schon BOUCHET u. CAZAUVIELH 1825 aufgefallen war. Ähnlich diesen Ammonshornsklerosen fanden sich Verhärtungen und narbige Veränderungen in ganzen Rindenabschnitten. Sie wurden als Ursache der epileptischen Anfälle angesprochen, bis PFLEGER 1880 an Hand von Beobachtungen an frischen postkonvulsiven Gewebsschädigungen den Schluß zog, daß die Veränderungen die Folge und nicht die Ursache der Anfälle sein mußten. Es war das Verdienst von SPIELMEYER und SCHOLZ, diese Erkenntnis zu untermauern. Dennoch fand trotz der Ergebnisse der Münchner Schule die Auseinandersetzung um die Genese z. B. der Ammonshornsklerose noch kein Ende. Wir sehen in jüngster Zeit, daß diese Sklerose — was schon EDINGER erwogen hatte — wiederum nicht als Krampffolge, sondern als Folge einer Geburtsschädigung angesprochen wird (PENFIELD) und daß man ihr die Rolle eines krampfauslösenden und -bildenden Herdes zumißt. Die französischen und amerikanischen Schulen GASTAUTS und PENFIELDS folgen größtenteils dieser Anschauung, während die deutschsprachigen und englischen Wissenschaftler den Auffassungen von SPIELMEYER und SCHOLZ zugeneigt blieben.

Das Problem der Ammonshornschädigungen als Kernpunkt der Frage nach den Krampfschädigungen ist deswegen von so großem Interesse, weil es — zumindest vom morphologischen Gesichtspunkt aus — die Frage entscheidet, ob es nur eine symptomatische Epilepsie gibt (was JACKSON annahm, in Deutschland später auch REDLICH) oder ob nach Abzug der eindeutig symptomatischen Epilepsiefälle eine Gruppe übrig bleibt, bei welcher durch die pathologisch-anatomische Untersuchung mit der heutigen Methodik nur Krampffolgen, jedoch keine ätiologisch bedeutsame Hirnveränderungen zu finden sind —, ob es also die sogenannte genuine Form der Epilepsie gibt. Die Morphologie ist damit nach rund 80 Jahren zu der Fragestellung zurückgekehrt, von der sie ausging. Der Kristallisationspunkt der Forschung ist die sogenannte Temporallappenepilepsie, der auch wir uns eingehend widmen werden.

Noch größere Fortschritte verdankt die Epilepsieforschung dem Aufschwung der *Neurophysiologie*, speziell BERGERS Entwicklung des Elektrencephalographen. Die Ergebnisse der experimentell-neurophysiologischen Forschung befruchteten ihrerseits die morphologischen Untersuchungen und waren nicht ohne Einfluß darauf, daß die Faserverbindungen der pararhinalen Regionen (GASTAUT) und speziell des Ammonshorns und des Mandelkerns, des Cingulums und des Fornix-Mamillaria-Systems auch für den Morphologen wieder mehr Interesse gewannen (Übersicht bei SPERLING u. CREUTZFELDT). In erster Linie waren es aber nicht die pathogenetischen Fragen, deren Lösung durch die experimentelle Neurophysiologie näher rückte, sondern die praktisch-klinischen. Dank des EEG war es möglich, die Anfallsformen neu zu gliedern und diese Gliederung besser zu fundieren als dies durch die rein klinische Beschreibung möglich gewesen war. Auch heute gehen wir freilich zunächst vom klinischen Anfallsbild aus. Dennoch besagt die Feststellung eines generalisierten oder herdbetonten Anfalls, eines Blitzkrampfes oder eines Dämmerzustandes allein nicht viel. Wir fragen nach dem Manifestationsalter, nach der Anfallshäufigkeit, der Tageszeit, der Abhängigkeit von Schlaf und Nüchternheit, nach familiärer Belastung, nach dem Wandel des Anfallsbildes, nach anfallsartigen oder dauernden psychischen Veränderungen, ziehen also nicht nur den Anfallstyp, sondern die ganze Krankheit in ihrem Ablauf zur diagnostischen Differenzierung heran. Mit diesen rein klinischen Mitteln sind wir zumindest in der Lage, unseren Fall in gleicher Weise einzuordnen, wie dies den Klassikern der Epilepsieforschung möglich war. Das EEG erlaubt uns darüber hinaus neue Gesichtspunkte zu finden. Es ermöglichte uns, besonders auf zwei Gebieten, zu weitergehenden Erkenntnissen zu gelangen:

1. In der Differenzierung der kleinen Anfälle und der bei Epilepsie vorkommenden psychischen Veränderungen, die nun eine neue Deutung gewinnen konnten.

2. In der Erkenntnis dessen, was noch als Anfall, also krankhafte Entladungsform der Nervenzellen, was als postkonvulsiv aufzufassen oder überhaupt nicht als cerebraler Anfall zu werten, was dementsprechend als Reiz-, was als Lähmungssymptom anzusprechen ist.

Bestimmte Fragestellungen der älteren Epilepsieforschung wie die der Hysterie-Epilepsie, der „larvierten“ Epilepsie, der Tetanie-Epilepsie oder der Narkolepsie konnten nun befriedigend beantwortet werden. Es war möglich, die Richtigkeit der Bewertung des „Äquivalentes“ als eines echten Anfalles zu beweisen, andererseits so manches frühere Beiwerk der Epilepsie von der eigentlichen Kerngruppe epileptischer Anfälle abzusondern. Stattdessen fand anderes eine Aufnahme, so bestimmte anfallsweise auftretende abdominelle Beschwerden, bei denen im EEG Veränderungen wie bei einer „psychomotorischen“ Epilepsie nachweisbar waren.

Was der Morphologie nicht möglich gewesen war, nämlich zur Systematisierung der epileptischen Anfallsformen beizutragen, gelang der Elektrencephalographie. GIBBS u. GIBBS gingen so weit, eine Gliederung der Epilepsie rein vom EEG aus zu versuchen. So entstanden Begriffe wie der der „Hypsarrhythmie“, der sich weder mit dem klinischen Begriff der Pyknolepsie noch dem der Blitz-, Nick- und Salaamkrämpfe deckt, sondern eine an das Kindesalter gebundene Eigenart krankhafter Entladung des Zentralnervensystems darstellt. So führte die Deutung der synchron auftretenden 3/sec-spike-and-wave-Komplexe dazu, eine „centrencephale“ Epilepsie zu postulieren. In der Praxis ist die Zweigleisigkeit der elektrencephalographischen und der klinisch-phänomenologischen Systematisierung freilich einer Kombination unter dem Primat des Klinischen gewichen. Die Epilepsien werden heute im Prinzipiellen international gleich gegliedert, wenn auch die Nomenklatur noch nicht überall einheitlich angewandt wird. Der Differenzierung der Anfälle entspricht eine Differenzierung der Therapie. Die Erfolge der verschiedenen therapeutischen Wege bestätigen die Richtigkeit der jetzt gewonnenen Systematik. Ein Überblick soll die gegenwärtigen Auffassungen in Stichworten erläutern:

I. Grand mal-Epilepsie. Generalisierter, tonisch-klonischer Anfall mit Bewußtseinsverlust, oft verbunden mit Zungenbiß und Untersichlassen. Im EEG ist der Anfall von Ausbrüchen synchroner Krampfwellen begleitet (JUNG und MEYER-MICKELEIT). Im Intervall besteht häufig eine allgemeine Dysrhythmie mit eingestreuten Krampfpotentialen. Differenzierung nach der Verlaufsform in die meist kryptogene Schlafepilepsie und Aufwachepilepsie (hier neben morgendlichen auch die sog. Feierabendanfälle) und in die öfters symptomatische diffuse Epilepsie ohne tageszeitliche Bindung der Anfälle (JANZ).

II. Herdepilepsie (je nach Sitz des corticalen Herdes prärolandische, occipitale oder anders lokalisierte Epilepsie) (s. einschränkend auch unter IV). Auf einzelne Körperabschnitte oder eine Körperhälfte beschränkte, sich häufig langsam über verschiedene Körperteile ausbreitende motorische (Jackson-Anfall) oder sensible Anfälle ohne Bewußtseinsverlust. Hierzu gehören auch die mastikatorischen Anfälle, soweit sie ohne Bewußtseinsveränderungen verlaufen. Ursachen symptomatisch. Im EEG nicht selten herdförmig Dysrhythmien oder lokale Krampfpotentiale.

III. Petit mal-Trias. Zusammenfassung verschiedener, ohne klonisch-tonischen Krampf verlaufender Anfallsformen, deren Gemeinsamkeit in einer Bewußtseinsstörung, in der Häufigkeit und der kurzen Dauer der Anfälle, in der Provozierbarkeit durch Verschiebungen der Stoffwechsellage (Hyperventilation) und in begleitenden vegetativen Symptomen liegt. Sie bevorzugen bestimmte Altersstufen. Keine Aura.

1. Petit mal im eigentlichen Sinn. Synonyma: Retropulsiv-Petit mal (JANZ). Als besondere Verlaufsform im Kindesalter Pyknolepsie, Pyknoepilepsie (LENNOX).

Kurz (maximal 1—2 min) dauernder Bewußtseinsverlust (Absence), nicht selten verbunden mit leichtem Zurückrucken des Kopfes, Blick nach oben („Retropulsiv“-Bewegung), seltener auch Adversiv- oder Oralbewegungen. Automatisierte Bewegungen können weitergeführt werden. Es kommt eine Häufung mit kurzen Intervallen in Form des Petit mal-Status und selten ein unmittelbares Aufeinanderfolgen der Petit mal-Anfälle vor (epilepsia minor continua), die nur durch das EEG von einem Dämmerzustand anderer Art unterschieden werden kann. Auftreten vorwiegend im 4. bis 12. Lebensjahr. Im EEG synchrone, frontal betonte Gruppen großer 3/sec-spike-and-waves. Ursachen ungeklärt.

2. Propulsiv-Petit mal (JANZ u. MATTHES). Synonyma: Akinetic epilepsy (LENNOX), Blitz-Nick-Salaam-Krämpfe (ZELLWEGER), Eklampsia nutans (NEWNHAM), Ruckkrämpfe (IBRAHIM).

Plötzliches Zusammenfallen oder ruckartige, seltener tonische Beugebewegungen nach vorne („Zusammenklappen") mit Kopfhängenlassen und Anziehen, gelegentlich auch Überkreuzen der Arme. Bevorzugt im 1. bis 4. Lebensjahr. Im EEG neben allgemeiner Dysrhythmie Gruppen großer 2/sec- und atypischer Spike-and-wave-Formationen („Petit mal variant", GIBBS-LENNOX). Ursache: Frühkindliche Hirnschädigungen, Ulegyrien.

3. Impulsiv-Petit mal (JANZ u. CHRISTIAN). Synonyma: Myoclonic fits (LENNOX), secousses (HERPIN), maladie de spasme.

Blitzartig einschießende Zuckungen größerer, nicht selten symmetrischer Muskelgruppen, wodurch der Körper stoßartig erschüttert und der Kranke oft heftig zu Boden geworfen wird. Die Anfälle kommen einzeln und in Salven mit großen, regellosen Intervallen. Wenn überhaupt Bewußtseinsstörung, dann nur als kurze Benommenheit. Auftreten zwischen dem 10. und 20. Lebensjahr, bevorzugt zwischen 14. und 17. Lebensjahr. Das Impulsiv-Petit mal leitet öfters große Anfälle ein. Im EEG bilateral synchrone Multispikes. Selten Allgemeinveränderungen. Ursache: Nach JANZ idiopathisch auftretend.

Das Impulsiv-Petit mal ist nicht mit der *Myoklonus-Epilepsie* (UNVERRICHT-LUNDBORG) zu verwechseln, bei der neben großen Anfällen echte Myoklonien vorkommen (beim Impulsiv-Petit mal dagegen ganze Gliedbewegungen). Die Myoklonusepilepsie führt rasch zur Demenz.

IV. Psychomotorische Epilepsie (O. FÖRSTER 1926, GIBBS u. LENNOX 1937). Synonyma: Oral-Petit mal (HALLEN), temporal lobe epilepsy (LENNOX), Dämmerattacken (MEYER-MICKELEIT).

Frühere, sich mit dem Begriff aber nicht voll deckende Synonyma: Petit mal intellectuel, petit mal psychique, uncinatus fits, dreamy state (JACKSON), psychic variants, ictal automatism, psychic aequivalent, fugue u. a. Auf die Gliederungsversuche werden wir später eingehen und dann auch Beispiele des Anfallstypus geben. In der Regel handelt es sich um oft nur sekundenlange, die Dauer weniger Minuten im allgemeinen nicht überschreitende Zustände veränderten Bewußtseins, in denen die Patienten szenische Visionen, olfactorische, gustatorische, epigastrische, optische, seltener auch akustische Mißempfindungen erleben. Bewußtseinstrübungen und subjektive Mißempfindungen werden häufig begleitet von vegetativen Symptomen und von motorischen Äußerungen, die mitunter Handlungscharakter haben oder Rudimente von Handlungen bilden. In der Regel findet sich ein Schmatzen oder Kauen. Im EEG erscheinen — vor allem bei Schlafableitungen — lokale Dysrhythmien, typischerweise mit positiven Spikes an den befallenen Hirnpartien, vor allem im Bereich der Temporalpole. Pathologisch-anatomisch liegen der psychomotorischen Epilepsie häufig Herde im Temporallappen zugrunde, in der Regel in dessen medialen und basalen Anteilen. Es spielen aber auch Herde in der Inselrinde, der Orbitalregion oder der temporo-occipitalen Übergangsregion eine ursächliche Rolle.

Mit dieser Übersicht, die vom klinischen Anfallsbild ausgeht, soweit dieses nicht durch das EEG weiter spezifiziert werden konnte, läßt sich das Gros der Epilepsien klassifizieren. Es bleiben aber stets Einzelfälle übrig, bei denen eine Eingliederung nicht gelingt, auch wenn man das Vorliegen synkopaler, vasomotorischer Anfälle (SCHULTE) oder die sogenannten „cerebralen vegetativen Anfälle", mit denen BROSER sich an Hand des Materials der Würzburger Nervenklinik eingehend auseinandergesetzt hat, auszuschließen vermag.

Die gegenwärtige Gliederung der Epilepsien ist neurophysiologisch so gut unterbaut und läßt sich auch mit den morphologischen Befunden so gut in Einklang bringen, daß sie von allen wissenschaftlichen Schulen anerkannt werden kann, obwohl über die pathogenetischen Voraussetzungen noch Meinungsverschiedenheiten bestehen. Diese sind nicht zuletzt daraus zu erklären, daß sich um das Gebiet der Epilepsie — zu verschiedenen Zeiten in wechselnd hohem Grade — nicht nur die Psychiater, sondern die Neurologen, Neurochirurgen oder Pathologen, vor allem aber auch die Pädiater bemühten. Es ist verständlich, daß sich die letzteren besonders mit den „kleinen" Anfällen der Petit mal-Trias und mit der Frage der frühkindlichen Hirnschädigung befaßten, daß sich die Neurologen und Neurochirurgen eher der These zuneigten, die Epilepsien generell als symptomatisch zu bezeichnen und daß die Psychiater sich dem psychopathologisch reichen Formenbild der Dämmerattacken und Dämmerzustände, den Poriomanien und der — zumindest in Amerika — umstrittenen epileptischen Wesensänderung zuwandten. Man wird auch in Zukunft damit rechnen müssen, daß neue Methoden und neue Erkenntnisse der Physiologie, insbesondere der Stoffwechselchemie neue Gliederungsprinzipien mit sich bringen werden.

Als Beispiel für den Wechsel der Anschauungen über bestimmte Anfallsphänomene sei die *Aura* herausgegriffen. Sie wurde früher meist als Auftakt eines Anfalles aufgefaßt, der jedoch nicht zum Anfall selbst zu zählen war. Schon REYNOLD (1865) und HERPIN bezeichneten die Aura aber als einen Anfallsbestandteil. Doch erst die Elektrencephalographie und die experimentelle Neurophysiologie mit ihren Reizversuchen konnten diese Annahme so unterbauen, daß BÄRTSCHI-ROCHAIX schreiben konnte: „Die Aura ist mit dem cerebralen Anfall identisch". Während man nun aber früher die Aura als typisches Zeichen der genuinen Epilepsie auffaßte, ist unter dem Einfluß von JACKSON (1888), TURNER und GOWERS die Aura als Anfallsbestandteil und Rindensymptom mit entsprechendem Herdhinweis geradezu zum Prototyp der symptomatischen, speziell der sogenannten psychomotorischen Epilepsie geworden (WHO-Report über juvenile epilepsy 1957).

Die Ähnlichkeit der bei Rindenreizung entstehenden Empfindungen und sensorisch-motorischen Phänomene mit den Aurasymptomen läßt diese eher als Anfallselement verstehen als die psychischen Veränderungen, die sich dem Krampf anschließen. Diese postkonvulsiven Dämmer- oder Verwirrtheitszustände können äußerlich, abgesehen von ihrer meist etwas längeren Dauer, ganz den Dämmerattacken gleichen, die als Anfall, nicht als Anfallsfolge auftreten. Erkennt man in der Dämmerattacke ein Reizphänomen, so kann man andererseits annehmen, daß es sich bei den postkonvulsiven Zuständen um Lähmungsphänomene handelt, die möglicherweise der klinische Ausdruck der sich nach dem Krampfausbruch langsam restituierenden Normalaktivität des noch nicht ausgeglichenen Sauer- und Nährstoffbedarfs bzw. der wiederentstehenden Bremsfähigkeit des Gehirns (nach JUNG u. TÖNNIES) sind. Im motorischen Bereich kennen wir die dem Jackson-Anfall folgende — meist passagere — Toddsche Lähmung der vorher krampfenden Extremität. Wahrscheinlich bietet der postkonvulsive Dämmerzustand ein Analogon hierzu. Schwieriger ist die Beurteilung bei den autochthon und ohne zeitliche Beziehung zu einem motorisch sichtbaren Anfall auftretenden Dämmerzuständen. Wir kennen zwar am einen Pol die als sicheres Krampfäquivalent auftretende und einen echten Anteil darstellende Dämmerattacke, wie MEYER-MICKELEIT sie uns anschaulich schilderte, am anderen Pol den über Wochen anhaltenden Ausnahmezustand, die epileptische Psychose. Dazwischen liegen aber weniger langdauernde Dämmer- oder Ausnahmezustände, die klinisch fließende Übergänge zu den beiden Polen besitzen. Nicht selten verläßt uns dabei auch das EEG, das ja selbst während der Dämmerattacke nicht immer einen charakteristischen Befund ergibt. Es erlaubt uns zumindest in vielen Fällen kein Urteil darüber, ob wir ein Anfallsgeschehen vor uns haben oder eine in die chronisch-epileptische Wesensänderung übergehende psychotische Phase im Anfallsintervall, die neurophysiologisch nicht als Anfall angesprochen werden kann. Dennoch sind im allgemeinen die Akzente im klinischen Bild scharf genug, um unter Berücksichtigung des EEG eine Eingliederung zu erlauben.

1909 schrieb BINSWANGER: „Der Anfall wird immer nur dann als epileptisch mit Sicherheit erkannt werden können, wenn außer diesen Äquivalenten Anfälle beobachtet worden sind, welche auch die motorische Reizkomponente in mehr oder weniger vollständiger Ausprägung besessen haben. Verlassen wir diesen Boden, so verlieren wir jeglichen Halt unter den Füßen."

Dank des EEG gilt diese Einschränkung heute nicht mehr, wenn auch zugegeben werden muß, daß gerade auf dem Gebiete der „Äquivalente" die letzte diagnostische Klarheit oft nicht erreicht werden kann. Man wird sich vor Augen halten müssen, daß für das EEG die gleiche biologische Erfahrung gilt wie für die morphologische Forschung: die Spezifität der Veränderungen ist begrenzt, da der Organismus auf die verschiedensten Reize nur eine beschränkte Zahl von Antworten verfügbar hat. Was die Morphologie post mortem erschließen kann, ist dabei verständlicherweise noch weit begrenzter als was die Neurophysiologie dem lebenden Gewebe abzulauschen vermag. Für die Differenzierung der Anfallsformen leistet die Morphologie daher wenig; ihre Domäne liegt darin, den ätiologischen und pathogenetischen Voraussetzungen der mit klinischen Methoden umrissenen Anfallsformen und Krankheitsverläufen nachzuspüren. Dieser Aufgabe soll die vorliegende Arbeit dienen.

Zweck der Arbeit ist es, an Hand eines größeren Sektionsgutes Zahlenwerte über die Häufigkeit verschiedener pathologisch-anatomischer Hirnveränderungen bei Epilepsie zu gewinnen. Die Erkenntnisse von SPIELMEYER und SCHOLZ über Ursache und Folge von Anfällen sollen dadurch quantitativ belegt werden. Da die morphologischen Befunde unter verschiedensten klinischen Gesichtspunkten betrachtet werden, ergibt sich eine Reihe von Folgerungen, die nicht nur der pathologischen Anatomie, sondern auch der Klinik der Anfallsleiden dienen.

B. Materialübersicht und methodische Vorbemerkungen

Ausgangsmaterial der Arbeit war die Sammlung des Hirnpathologischen Institutes der Deutschen Forschungsanstalt für Psychiatrie in München, in der unter SPIELMEYER und SCHOLZ von Anfang an der Epilepsie eine besondere Bedeutung zugemessen worden war. Das Sektionsgut stammt im wesentlichen aus der Münchener Universitäts-Nervenklinik und den Bayerischen Heil- und Pflegeanstalten, zum Teil auch aus sonstigen Kliniken der Universität München. Seine Zusammensetzung änderte sich seit der Gründung der Forschungsanstalt durch KRAEPELIN kaum. Daher sind Vergleiche mit früheren Untersuchungen aus dem gleichen Kranken- bzw. Sektionsgut (STAUDER, GUTTMANN) möglich.

Wir wählten für unsere Untersuchungen den Zeitraum vom 1. 1. 1939 bis 1. 6. 1955. Da in den Jahrgängen 1945/1946 infolge der Schwierigkeiten der Nachkriegszeit ungewöhnlich wenig Gehirne untersucht wurden, kann man sagen, daß die Arbeit das Sektionsgut eines Zeitraumes von 15 Jahren umfaßt. Nach der laufenden Nummer wurden in dieser Zeit 2870 Eingänge untersucht. Aus dieser Zahl mußten 52 Tierversuche, das Operationsmaterial und diejenigen Gehirne ausgeschieden werden, bei denen nur unvollständige klinische Angaben vorlagen. Das Ausgangsmaterial schränkte sich hierdurch auf das der Untersuchung zugrunde liegende *Gesamtmaterial von 2243 Gehirnen* ein.

Die für die Beurteilung der Anamnese, der Klinik und pathologischen Anatomie wesentlichen Punkte wurden auf *Randloch-Kerbkarten* aufgenommen (PEIFFER 1955)[1]. Dadurch ergab sich die Möglichkeit, das Material nach den verschiedensten Gesichtspunkten auszuwerten und die Ergebnisse durch Auszählung zu belegen. Der Zwang, die Fälle — den unterschiedlichen Fragestellungen entsprechend — aufzuschlüsseln, führte oft zur Bildung kleiner Zahlengruppen, die den Kriterien der Statistik nicht standhalten. Wie bei den meisten klinisch-morphologischen Arbeiten können verständlicherweise sogar von dem ärztlichen Arbeitskreis einer Klinik statistisch verwertbare Zahlen nur selten erreicht werden. Wir führten bei unseren Prozentzahlen daher meist die absoluten Zahlen an, um die Beurteilung zu erleichtern.

Eine methodische Einschränkung ist ferner dadurch gegeben, daß wir uns hinsichtlich der klinischen Daten auf die Krankengeschichten der verschiedenen Kliniken verlassen mußten, ohne die Patienten in der Regel selbst untersucht zu haben. Wir bemühten uns, möglichst viele Unterlagen zur Erhellung der Krankheitsbilder beizuziehen. Die morphologischen Befunde konnten dagegen selbst erhoben oder zumindest an Hand der Schnitte überprüft werden. Die histologische Beurteilung erfolgte daher unter dem gleichen Gesichtspunkt.

Altersverteilung. Da es bekannt ist, daß bestimmte Anfallsformen in bestimmten Altersstufen bevorzugt auftreten, da ferner die verschiedenen Ursachen der symptomatischen Epilepsien bestimmte Altersklassen bevorzugen, versuchten wir, unser Material in Altersklassen zu gliedern. Wir schlüsselten das *Sterbealter* der Epileptiker auf in die Gruppen 0—3, 4—12, 13—25, 26—43, 44—59, 60—79 und über 80 Jahre. Die Gruppierung erklärt sich durch die Annahme, in der Gruppe 0—3 die circumnatalen Schädigungen, zwischen 4—12 Jahren außerdem das Gros der parainfektiösen und postvaccinalen Encephalitiden sowie die Meningitiden des Kindesalters, zwischen dem 13. u 25. Jahr weitere symptomatische Anfallsleiden zu erfassen. Zur Gruppe 26—43 gehören viele Fälle mit kryptogener bzw. genuiner Epilepsie, während im Zeitraum von 44—59 Jahren und darüber wieder die symptomatischen Epilepsien die Oberhand gewinnen. Diese Aufschlüsselung ist in der nebenstehenden Tabelle dargestellt:

Alter in Jahren	Zahl der Fälle	Prozent
0— 3	200	8,9
4—12	161	7,2
13—25	198	8,9
26—43	496	22,3
44—59	687	30,5
60—79	468	20,7
über 80	33	1,5
Gesamtmaterial	2243	100,0%

Um beurteilenzu können, ob die Verteilung des Sterbealters der Durchschnittsbevölkerung entspricht oder ob Zufälligkeiten in der Auswahl unseres Materials den Wert prozentualer Aussagen zweifelhaft erscheinen lassen, verglichen wir unsere Fälle mit der Sterbetafel der Bevölkerung Bayerns im Jahre 1951 (Abb. 1).

Der Sterbegipfel ist in unserem Gesamtmaterial deutlich nach links in die Altersgruppe um

[1] Ich danke Frau Dr. T. HERMANN für ihre Hilfe bei der Übertragung der Befunde auf die Lochkarten, ferner der Deutschen Forschungsgemeinschaft für eine Sachbeihilfe.

55 Jahre verschoben. Dies hängt wahrscheinlich damit zusammen, daß das uns zugeführte Krankengut der Universitätskliniken einen größeren Prozentsatz von Tumoren, Encephalitiden und anderen früher zum Tode führenden Krankheiten enthält, während andererseits die „uninteressanten“ Gehirne der länger überlebenden Cerebralsklerotiker, präsenilen Wahnkranken und Dementen, die einen großen Teil der Anstaltspatienten in höherem Lebensalter ausmachen, nicht zur Untersuchung an uns gesandt wurden. Bemerkenswert ist an unserem Gesamtmaterial auch der größere Anteil von Sterbefällen im Kindesalter. Beides bringt einen gewissen Auslesefaktor in unser Gesamtmaterial, der den statistischen Aussagewert einschränkt.

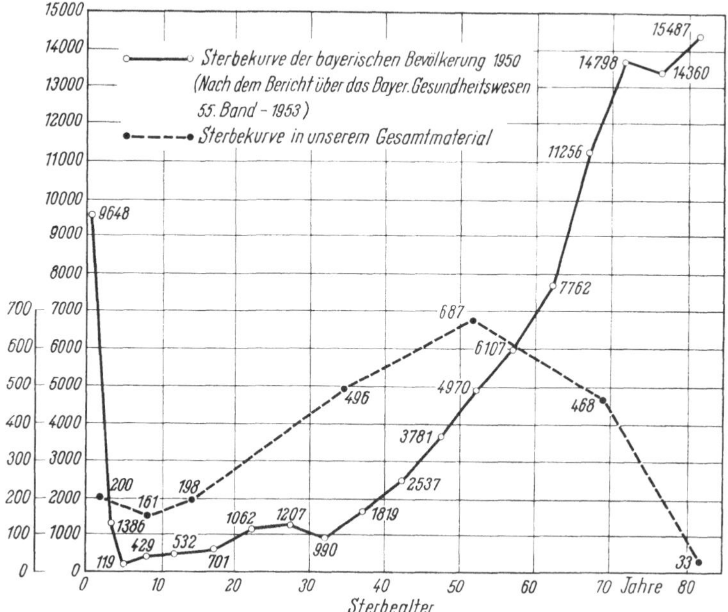

Abb. 1. Vergleich des Sterbealters unseres Gesamtmaterials mit der Sterbekurve der bayerischen Bevölkerung im Jahre 1950

Für viele Fragestellungen ist es aufschlußreicher, anstatt des Sterbealters das *Manifestationsalter*, also den Zeitraum, in dem das Anfallsleiden begann, zur Grundlage der Aufschlüsselung zu machen. Wir gliederten hierbei in die Altersgruppen

0— 3 Jahre	(circumnatale Schädigungen)
4—12 Jahre	(symptomatische Epilepsie des Kindesalters, Petit mal-Trias)
13—25 Jahre	(genuine Epilepsie)
26—43 Jahre	symptomatische Epilepsien mit Überwiegen der Tumoren, der Gefäßprozesse
44—59 Jahre	
60—80 Jahre	
über 80 Jahre	Kreislaufschäden und Alterskrankheiten

Epilepsiematerial. Unter unserem Gesamtmaterial finden sich 435 Fälle mit Anfällen (19,4%). Dieses *Epilepsie-Ausgangsmaterial* umfaßt alle Fälle, die — soweit dies den Krankengeschichten zu entnehmen war — in ihrem Leben einmal einen Anfall erlitten haben, also auch vereinzelte oder terminale Anfälle. Für unsere Fragestellung nach den Ursachen und Folgen von Krämpfen sind diese letzteren Fälle von geringer Bedeutung, da allgemein die sogenannten *Gelegenheitskrämpfe,* die nicht zum Ausbruch eines Anfallsleidens führen, nicht zur Epilepsie gezählt werden. Verständlicherweise würden diese Fälle gerade bei der Frage nach den Krampfschäden die Ergebnisse verfälschen. Wir mußten daher diese 77 Fälle, die nur *terminale oder* bis zu drei *vereinzelte Anfälle* erlitten hatten, ausgliedern. Dadurch entstand ein *Epilepsie-Auslesematerial von 362 Fällen* mit generalisierten oder herdförmigen Anfällen, Status epilepticus, Dämmerattacken, oder Blitz-Nick- und Salaam-Krämpfen (16,2% des Gesamtmaterials).

Vergleicht man die Verteilung des *Sterbealters* bei unserem Gesamtmaterial mit dem im Epilepsie-Auslesematerial, so erkennt man in zwei Punkten beträchtliche Differenzen (s. nebenstehende Aufstellung):

Sterbealter	Gesamtmaterial		Epilepsie-Auslesematerial	
	Zahl der Fälle	Prozent	Zahl der Fälle	Prozent
0— 3	200	8,9	50	13,8
4—12	161	7,2	48	13,2
13—25	198	8,9	61	16,8
26—43	496	22,3	97	26,8
44—59	687	30,5	78	21,6
60—80	468	20,7	27	7,5
über 80	33	1,5	1	0,3
	2243		362	

Erstens nehmen die Kinder unter den Epileptikern einen weit höheren Prozentsatz der Sterbefälle ein. Dies verwundert nicht, da die circumnatal geschädigten, prognostisch ungünstig zu bewertenden Kranken häufig unter Anfällen leiden.

Ein zweiter Punkt, der dieser Übersicht, deutlicher noch der Abb. 2, zu entnehmen ist, betrifft die Verschiebung des Sterbegipfels in frühere Altersstufen. Man kann daraus schließen, daß die *Lebenserwartung der Epileptiker geringer* ist.

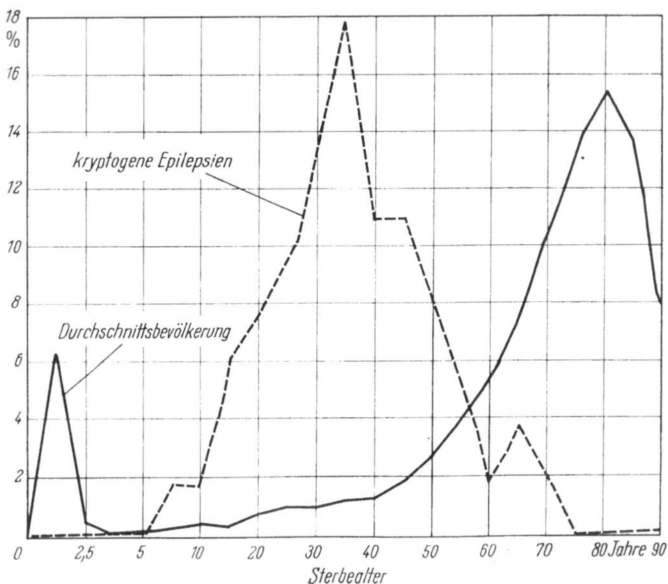

Abb. 2. Prozentuale Verteilung des Sterbealters bei unseren kryptogenen Epilepsien und bei der Durchschnittsbevölkerung

Das Manifestationsalter darzustellen, hat nur bei einer Aufschlüsselung nach den einzelnen Anfallsformen einen Sinn. Wir werden dies bei deren Besprechung nachholen.

Während wir geeignete Vergleichsuntersuchungen über das Sterbealter der Epileptiker nicht finden konnten, gibt es eine Reihe von Mitteilungen über das *Manifestationsalter* der Epilepsien. FEUDELL hat einige dieser Berichte tabellarisch gegenübergestellt. Faßt man auch unser Material in Anlehnung an die Arbeit FEUDELLS in Fünfjahresgruppen zusammen, so erkennt man (Tabelle 1), daß bei uns die Säuglingszeit mit einem höheren Anteil von Anfallsleiden belastet ist als bei den von FEUDELL angeführten Literaturangaben und dessen eigenen Fällen. Nur das Material von SIEBOLD und TEREKIEWICZ verteilt sich ähnlich dem unseren. Die Unterschiede sind zweifellos durch die von Klinik zu Klinik verschiedene Auslese bedingt, je nachdem, ob es sich um eine psychiatrische Universitätsklinik (KRAEPELIN, GUTTMANN), eine Pflegeanstalt (WILDI), eine intern-neurologische (FEUDELL) oder neurologisch-neurochirurgische Klinik (A. MEYER, PENFIELD) handelt.

Tabelle 1. *Vergleich der Manifestationsalter von Grand mal-Epilepsien bei verschiedenen alten und neuen, europäischen und amerikanischen Autoren*

Alter	LANDOLT (1957)	FEUDELL (1954)	KRAEPELIN (1913)	STIFLER (1957)	Durchschn. FEUDELL	MULDER (458 F)
0— 4	32,0	8,0	12,4	67	18,3	30,6
5— 9	20,4	12,3	10,9	13	14,5	
10—14	22,6	17,0	18,9	14	20,8	21,8
15—19	17,3	21,5	20,4	2	19,9	
20—24	7,7	11,9	12,6	—	9,4	11,6
25—29	—	8,0	12,1	—	6,4	
30—39	—	10,9	8,3	—	6,9	12,0
40—49	—	5,9	2,8	—	2,7	10,0
50—59	—	3,2	0,8	—	1,0	7,0
60—69	—	1,1	0,8	—	0,6	4,8
70—79	—	—	—	4	—	2,0
> 80	—	—	—	—	—	0,2

Anfallsformen. Unser Epilepsie-Ausgangsmaterial von 435 Fällen wurde von uns in die verschiedenen Anfallsformen aufgegliedert. Wir konnten uns dabei nicht auf die verschiedenen, eingangs erwähnten Epilepsietypen beschränken, sondern mußten alle jene Fälle zusammenfassen, die — mehr als dreimal — große generalisierte tonisch-klonische Anfälle erlitten hatten, obwohl sie vielleicht anfangs Jackson-Anfälle bzw. daneben petit maux oder Dämmerattacken gezeigt hatten. Die Ursache dieser Einteilung ist durch unsere Themenstellung gegeben, bei der es uns in erster Linie auf die Folgen der verschiedenen Anfälle ankommt. Ein Urteil über eventuelle Krampfschäden läßt sich aber nur gewinnen, wenn die „kleinen" Anfälle nicht mit generalisierten „großen" Anfällen vermischt werden. Nun sind wir mit unseren Feststellungen auf die anamnestischen Angaben in den Krankengeschichten angewiesen, die — wie jeder weiß — von nur bedingtem Wert sind. So mag es sein, daß dieser oder jener Patient neben seinen Jackson-Anfällen auch generalisierte Anfälle erlitt, ohne daß dies bekannt wurde. Im großen und ganzen wird man sich aber an die Angaben halten können. Wir machten von der Anfallsdifferenzierung nur bei zwei Krankheitsformen eine Ausnahme: erstens bei den Blitz-Nick- und Salaam-Krämpfen (Propulsiv-Petit mal), bei denen stets auch generalisierte Anfälle vorkommen, die aber dennoch als eigene Gruppe gerechnet wurden, und zweitens bei den Dämmerattacken. Wir führten diese zwar verschiedentlich als eigene Gruppe auf, zogen zur ausführlichen Besprechung aber außer den „reinen" Fällen auch jene Fälle zu, bei denen daneben auch generalisierte Anfälle vorkamen. Durch diese Einschränkungen fehlt unter unseren Fällen eine Gruppe völlig: die der Absencen, des Retropulsiv-Petit mal, der Pyknolepsie. Diese Ausnahme ist bei einer pathologisch-anatomischen Untersuchung verständlich, denn an einer Pyknolepsie stirbt ein Kind nicht. Wir verzichten weiterhin auf eine Besprechung der Kojewnikoffschen Epilepsie, da uns hierüber eigene Erfahrungen fehlen. Über die Myoklonus-Epilepsie berichteten wir mit SEITELBERGER, JACOB, WOLMAN und COLMANT in einer eigenen Arbeit, weswegen wir diese Form hier ebenfalls nicht erwähnen.

Von den Fällen generalisierter tonisch-klonischer Anfälle gliederten wir für bestimmte Fragestellungen diejenigen Fälle aus, die außerdem einen oder mehrere Status epileptici erlitten hatten, annehmend, daß Krampfschäden hierbei in besonders starkem Maße auftreten.

Unter den 435 Fällen mit Anfallsleiden befinden sich:

376	mit generalisierten tonisch klonischen Anfällen	86,4%
	darunter 97 kombiniert mit Status epilepticus	22,3%
	darunter ferner 14, die angeblich nur unter Status litten	3,2%
37	mit Jackson-Anfällen	8,5%
5	mit Dämmerattacken ohne sonstige Anfälle	1,2%
7	mit Blitz-Nick-Salaam-Krämpfen	1,0%
10	mit tonischen Streckkrämpfen	2,3%

Wir nahmen die letzte, nicht im strengen Sinne zur Epilepsie gehörige Anfallsart nur aus Vergleichsgründen auf. Im übrigen dienten uns zum Vergleich noch 121 Fälle, bei denen generalisierte Anfälle therapeutisch ausgelöst wurden.

Stellen wir unsere Aufschlüsselung den Prozentverhältnissen bei einigen anderen Autoren gegenüber, so ergibt sich am Beispiel des grand mal folgende Häufigkeitsverteilung:

bei BAMBERGER u. MATTHES	64,3%
bei STIFLER	64,0%
bei ARNOLD	94,0%
bei GIBBS u. GIBBS	69,7%
bei HIRT	80,0%
bei WADA u. LENNOX	73,0%

Die Prozentzahlen schwanken also zwischen 64 und 94,4%. Der niedrige Satz bei BAMBERGER u. MATTHES ist dadurch zu erklären, daß deren Material aus einer Kinderklinik stammt, die in einem höheren Prozentsatz Petit mal-Anfälle aufzuweisen hat als die vorwiegend von Erwachsenen besuchten Nervenkliniken. Unser Prozentsatz von 86,4% bewegt sich an der oberen Grenze und ist vor allem darauf zurückzuführen, daß wir alle Fälle, die neben anderen Anfällen auch Grand mal-Anfälle erlitten hatten, der Grand mal-Gruppe zufügten.

Im Vergleich zu anderen Untersuchungsreihen ist bei uns der Anteil der symptomatischen Epilepsien mit 82,5% wesentlich größer als der Anteil der kryptogenen Epilepsiefälle. Der Grund dafür liegt darin, daß die Trennung hier auf dem Ergebnis der Hirnsektion fußt, während es sich bei weitaus der Mehrzahl der früheren Arbeiten um Aufschlüsselungen nach dem klinischen Bild, nach den Röntgenbefunden oder dem Elektrencephalogramm handelte.

C. Pathophysiologische Vorbemerkungen

Bevor wir die morphologischen Befunde besprechen, die bei den einzelnen Anfallsformen, vor allem den Grand mal-Anfällen zu finden sind, sei ein Blick über die pathogenetischen Vorbedingungen und die pathophysiologischen Begleiterscheinungen des epileptischen Anfalls erlaubt, weil die Entstehung der Hirnveränderungen sich nur von ihnen aus erklären läßt. Der Krampf läßt sich unter kreislaufdynamischen, stoffwechselchemischen, elektrophysiologischen oder morphologischen Gesichtspunkten betrachten, gestützt auf klinische oder experimentelle Beobachtungen. Nicht immer fügen sich dabei die verschiedenen Ausschnitte zu einem vollen Bild. Vieles ist bis jetzt nur hypothetisch zu erklären. Auch in unserer, notwendigerweise skizzenhaften Darstellung läßt es sich nicht vermeiden, Gesichertes und Fragwürdiges nebeneinander zu besprechen oder das gleiche Phänomen wiederholt, wenn auch von verschiedenen Blickwinkeln aus zu betrachten. Bei verschiedenen Gebieten, auf denen uns eigene Erfahrungen fehlten, mußten wir uns in diesen Vorbemerkungen auf ein Referieren beschränken. Wir wenden uns zuerst den vegetativen Tonusverhältnissen, den humoralen, sich im Mineralstoffwechsel ausdrückenden Faktoren zu, dann den O_2- und CO_2-Verhältnissen, der Durchblutung und den Kreislauffunktionen, schließlich den elektrophysiologischen Grundlagen. Es sollen jeweils erst die pathogenetischen Vorbedingungen des Anfalls, dann die Wesenszüge des Anfalls selbst besprochen werden. Dabei lassen sich Überschneidungen nicht vermeiden, woran unsere unvollkommenen Kenntnisse der Pathogenese nicht unschuldig sind. Es gelang bis jetzt ja nicht, eine erschöpfende Erklärung für die spontane Auslösung eines epileptischen Anfalls zu finden. Immerhin wurden in den letzten Jahrzehnten aber eine Reihe von Gliedern des Anfallsablaufes bekannt:

Es kann vorausgesetzt werden, daß bei jedem Menschen die Fähigkeit besteht, auf einen ausreichenden Reiz mit einem epileptischen Anfall zu reagieren.

Daß die Annahme einer solchen generellen *Krampffähigkeit* (REDLICH 1906, 1908) richtig ist, beweist das Massenexperiment der an die Namen SAKEL, v. MEDUNA und CERLETTI geknüpften Krampftherapie der Psychosen. Über die physiologische Krampffähigkeit hinaus gibt es eine individuell erhöhte, krankhafte *Krampfbereitschaft*, die ihrerseits aus mindestens zwei Quellen gespeist wird: Erstens aus einer *hereditär-konstitutionellen Komponente*. Sie drückt sich nicht nur durch das gehäufte Vorkommen von Anfallsleiden bei den Blutsverwandten, sondern auch durch pathologische EEG-Befunde bei Verwandten aus, die niemals die Manifestation ihres Anfallsleidens in Form eines Krampfes erlebten (LÖWENBACH 1939, LENNOX u. GIBBS 1944, 1945). POHLISCH (1950) glaubte dem athletischen und dysplastischen Körperbau selbst dort eine konstitutionell krampffördernde Bedeutung zumessen zu können, wo jede epileptische Erbanlage fehlt (Heredität + Körperbau = Krampfanlage im erbbiologischen Sinne, SELBACH 1953). Den *Anlagefaktor* sieht SELBACH (1938, 1949) aus seiner dem Vegetativum zugewandten pathophysiologischen Sicht in einer „verminderten Eigenerregbarkeit der vegetativen Zentralstellen mit absoluter Sympathikusschwäche und einem entsprechend periodisch zunehmenden, relativen Vagusübergewicht“. Die zweite Quelle bilden bestimmte im Leben eines jeden Menschen vorkommende Zeitabschnitte, ictophile Phasen (C. SCHNEIDER 1934), in denen eine größere Bereitschaft besteht, auf Schädigungen mit einem Krampf zu reagieren, so im Kindesalter. Wir werden später auf diese Frage der altersgebundenen Krampfbereitschaft zurückkommen.

1. Stoffwechselveränderungen im humoralen Bereich

Nach H. SELBACH bestehen beim Epileptiker im *Intervall* starke *Schwankungen in der vegetativen Tonuslage*. Sie nehmen vor dem Anfall noch zu.

Verschiedene Autoren kommen zu den gleichen Ergebnissen an Hand von Untersuchungen des Säure-Basen-Haushaltes. So fand BIGWOOD labile p_H-Werte im Blut. Die wesentlichen und kritischen Aufschlüsse hierüber verdanken wir DE CRINIS (1920, 1926), WUTH (1926) und GEORGI (1932—1955), die eine Tendenz zur dekompensierten Alkalose und Hypokapnie sowie zu starken Tagesschwankungen nachwiesen. Noch *vor dem Anfallsbeginn* drückt sich die zunehmende *Trophotropie* durch einen Anstieg des Körpergewichts, durch Oligurie, Wasserretention (MC QUARRIE) und Verminderung der Stickstoffausscheidung aus. Es gibt über diese Vagotropie, die wohl auch zu der Anfallshäufung im Schlaf beiträgt, eine Unzahl nicht immer einfach und gleichsinnig interpretierbarer Untersuchungen, die von H. SELBACH in seinem Handbuchartikel ausführlich besprochen wurden. H. SELBACH sieht im Anfall ein „frustranes Adaptationssyndrom", mit dessen Hilfe sich der Organismus nach Art einer Notfallreaktion (nach CANNON) wieder in das vegetative Gleichgewicht zu bringen sucht. In diesem Sinne deutet er auch die erhöhten Cholesterinwerte in den bei Epileptikern — nach WENDT — lipoidreichen und übernormal schweren Nebennieren, da das Cholesterin als Grundstoff für die bei den unspezifischen Stressreaktionen erforderlichen Nebennierenrindenhormonen dienen könnte. Der einseitig ausgerichtete Zell- und Gewebsstoffwechsel wird von H. SELBACH auf eine konstitutionelle Steuerungsschwäche des sympathischen Systems mit relativem Vagusübergewicht bezogen. Diese Labilität gibt die Mittel in die Hand, durch Unterstützung der einen oder der anderen Stoffwechselkomponente einen Krampf zu provozieren (Hyperventilation, Insulin, Cardiazol, Flickerlicht). Es ist hierbei sowohl durch einen vagotropen als auch durch einen sympathicotropen Anstoß möglich, das labile vegetative Gleichgewicht in eine extreme Vagotonie zu drängen, die als erste Anfallsphase nach dem Kipp-Schwingungsgesetz eine dissimilatorisch-sympathicotone Reaktion in Form des tonischen Muskelkrampfes nach sich zieht.

Gewisse Bedenken gegen eine Überbewertung der Vagotonie als konstitutionelles Signum der Epileptiker werden allerdings durch die klinische Erfahrung nahegelegt, daß dem Körperbau nach nicht die normalerweise eher zu vagotonen Ausgangslagen neigenden Leptosomen, sondern gerade die Dysplastiker überwiegen. Die bei „Vagotonikern" üblichen Klagen über Vasolabilität, ihre Tendenz zu Allergien oder zu Migränen werden bei robusteren und undifferenzierten Epileptikern im allgemeinen vermißt. Dies spricht aber nicht gegen die präparoxysmale Vagotropie oder gar gegen die zweifellos extrem sympathicotone Situation im Krampf.

Einzelne Komponenten dieser Stoffwechselverschiebungen wurden besonders eingehend untersucht und blieben auch nicht ohne Einfluß auf die Klinik, so die von MC QUARRIE nachgewiesene *präparoxysmale Wasserretention.* MC QUARRIE fand während dieser Periode eine überschießende Kaliumausscheidung bei Kochsalzretention. Seine Annahme, daß die gesteigerte Wasserbindung durch eine Lecithinanreicherung bei Sinken des Serumcholesterins bedingt sei, blieb nicht unwidersprochen. KRASTELJEWSKAJA u. NEWSKY beobachteten sogar einen Cholesterinanstieg. Die Diurese setzt nach WEINLAND schon vor dem Anfall ein; ein Zusammenhang zwischen Gewichtszunahme — die bei der Wasserretention anzunehmen wäre — und Anfallshäufung besteht nach PETTE nicht. Die Labilität des Wasserhaushaltes konnte STUBBE bestätigen. Eine gewisse Stütze für die Ansicht von MC QUARRIE bietet auch das diagnostische Hilfsmittel des provokatorischen Wasserstoßes. Besonders in seiner von JANZ (1937) inaugurierten Form des Tonephin-Wasserstoßes bildet er einen allerdings recht unphysiologischen und in seiner Spezifität fragwürdigen Reiz. Eine weitere Stütze für MC QUARRIES Ansicht gibt die Erfahrung, daß während der Gravidität, bei der eine Neigung zu Wasserretention und Hypoglykämie bekannt ist, die Krampfbereitschaft erhöht ist (BURNETT 1949). Die Wirkung der Wasserretention auf die Krampfbereitschaft sieht ENGEL darin, daß, da eine gesteigerte Cholesterinämie die Zellen abdichte, bei dem präparoxysmalen Absinken des Cholesterinspiegels eine Permeabilitätserhöhung der Zellmembranen eintrete. Derartige erregbarkeitssteigernde *Änderungen der Membraneigenschaften* wirken sich aber auf die Zellpotentiale ebenso aus wie die Schwankungen des Serummineralgehaltes, die u. a. von FRISCH bestätigt wurden. HÖRBER nahm sogar an, daß die Übererregbarkeit der Nervenzellen bei Epileptikern eine Funktion des Quellungszustandes der Zellkolloide ist. Merkwürdigerweise fand KEITH (1935) den Wassergehalt des Hirngewebes unter Pitressin nicht verändert. Ein Mittel, der Wasserretention entgegenzusteuern, ist der Versuch, die vielfach bestätigte *präparoxysmale Alkalose* (GEORGI) durch entsprechende Maßnahmen in eine Acidose zu überführen.

Dieser theoretischen Forderung kommt eine Erfahrung der Volksmedizin entgegen, wonach Fastenkuren sich günstig auf die Anfallsfrequenz auswirken. Das von GUELPA u. MARIE 1911 empfohlene Fasten führt nach KARGER (1926) sowie LENNOX u. COBB (1928) zu einer *Ketose*. Acidose und Ketose können mit einer von WILDER (1921) und PETERMANN (1925) empfohlenen, z. B. in der holländischen Königin-Emma-Klinik „Meer en Bosch" noch heute mit Erfolg angewendeten ketogenen, fettreichen, kohlenhydrat- sowie eiweißarmen Kost erreicht werden. Eine derartige konsequent durchgeführte Diät stellt allerdings hohe Anforderungen an Küche, Pflegepersonal und auch an die Patienten. Die sonst im Intervall bevorzugte und präparoxysmal ausgeprägte Alkalose führt schließlich nach LENNARTZ zu einer cerebralen Durchblutungsverringerung und Vasoconstriction. Auf die Bedeutung dieser vasculären Reaktionen, die ihrerseits ebenso eng verknüpft sind mit dem CO_2—O_2-Verhältnis wie dieses mit den Mineralverschiebungen, insbesondere der Alkalireserve, werden wir gleich eingehen. Dies ist um so notwendiger, als die Stoffwechseluntersuchungen zwar für das präparoxysmale Stadium eine Fülle von Material ergaben, für den Krampf selbst aber keine wesentlichen Aufschlüsse erbrachten, während hier die Durchblutungsverhältnisse an Bedeutung gewinnen. Festzuhalten ist nur, daß die präparoxysmale vegetative Labilität mit ihrer Neigung zur Vagotropie im Krampf ihre Wende erfährt: Unmittelbar *vor dem tonischen Krampf* kommt es zu einem starken *Blutdruckabfall*, zur *Bradykardie* und zur *Apnoe*. SELBACH sieht in dieser ersten Phase des Vollschocks eine Erregungssteigerung des Vagus, die besonders im Abortivschock deutlich wird. Sie kann bei Ausbleiben der sympathischen Reaktion bedrohlich werden (Apnoe!).

In der sich anschließenden *paraoxysmalen Phase* setzt mit dem Krampf die *sympathicotone Gegenregulation* schlagartig ein. Mit dem Zusammenpressen der Muskulatur, aber nicht nur als Folge desselben, steigt der Blutdruck jäh an, die Bradykardie schlägt in Tachykardie um, beides mitunter schon vor der Muskeltonisierung. Sowohl v. SANTHA als auch PENFIELD sahen nach 4—10 sec eine starke Mehrdurchblutung der grauen Substanz, die durch v. SANTHA auf das Überangebot an CO_2 und den übrigen Stoffwechselabbauprodukten zurückgeführt wurde. Im Krampf wird neben O_2 gesteigert Glucose verbraucht, so daß es verständlich scheint, daß KUBO (1953) im Cortex nach dem Schock eine *Glykogenverarmung* feststellen konnte. Diese Abnahme des Glykogengehaltes der nervösen Substanz wurde im Insulinkrampf von TAKAHASHI, KERR und GHANTUS bestätigt.

Beim experimentell ausgelösten Krampf sinken außerdem 1—2 sec nach dem elektrisch nachweisbaren Einsetzen der Krampfentladungen der Acetylcholin- und der Kreatinphosphorsäuregehalt des Hirngewebes. Das *Absinken der Kreatinphosphate* auf die Hälfte (im Rattenversuch DAWSON u. RICHTER 1950) geht dem Absinken des O_2-Partialdruckes, also der Erhöhung des O_2-Verbrauches, um einige Sekunden voraus. HEALD schließt daraus, daß die Erhöhung des O_2-Verbrauches eine Folge der erhöhten Zell- und Stoffwechseltätigkeit ist und daß nicht etwa im Sauerstoffmangel primär die wesentliche Ursache der Krampfentladung zu suchen ist.

Das ebenfalls *im Krampf absinkende Acetylcholin* liegt im Hirngewebe normalerweise in inaktiver, gebundener Form vor, synthetisiert durch Cholinacetylase, wobei zur Umsetzung Adenosintriphosphorsäure notwendig ist. Im Experiment wird durch den elektrischen Reiz in das Hirngewebe freies Acetylcholin abgegeben, das allerdings rasch abgebaut wird (Übersicht bei HEALD). Im Krampf sinkt nach 1—2 sec der gesamte Acetylcholingehalt stark ab, wird nach 10—12 sec aber resynthetisiert. Vor dem Ende der Resynthese können keine weiteren Krämpfe ausgelöst werden. Offenbar ist ein *normaler Acetylcholingehalt* also *Voraussetzung der Krampfentladung*. Eine nähere Differenzierung der Verhältnisse gelang TOWER (1955) an Hand von Untersuchungen an operativ entnommenen epileptogenen Herden. Dieses Gewebe zeichnete sich in vitro durch die Unfähigkeit aus, gebundenes Acetylcholin zu resynthetisieren, während freies Acetylcholin resynthetisierfähig blieb. Herabgesetzt war in den Schnitten auch die Fähigkeit, Glutaminsäure und K-Ionen aus der Nährflüssigkeit aufzunehmen und zu speichern. Durch Zusatz von l-Asparagin l-Glutamin oder Adenosinphosphat ließen sich diese Defekte ausgleichen. Es handelt sich hierbei also um den pathophysiologisch bedeutungsvollen Nachweis einer physiologisch-chemischen Anomalität bei Fehlen morphologisch nachweisbarer Schädigungen und um das Erkennen eines Weges, wie diese Fehlleistung zumindest in vitro beseitigt werden kann.

Wesentliche Beobachtungen verdanken wir auch der Berliner Pharmakologischen Arbeitsgruppe von HERKEN, die sich in zahlreichen Arbeiten mit den Problemen des Stoffwechsels im Krampf und dem Wirkungsmechanismus der Antikonvulsiva befaßt hat. Mit Hilfe der Papierchromatographie und Ionenaustauschverfahren konnten sie die Verschiebung in den Hirnnucleotiden während des Anfalls und während der Hypoxie untersuchen. Bei zentraler Erregung durch Cardiazol, durch das Cholinesterasegift Hintacol (Paraxone) oder Scillirosid wie bei zentraler Hypoxie infolge Atemstillstand durch Bernsteinsäure-Monocholinesterchlorid sahen COPER, HERKEN u. KORANSKY gleichsinnige Veränderungen bei den säurelöslichen Nucleotiden. Di- und Triphophate des Adenosins, Guanosins und Uridins nahmen im Anfall ab, während die Monophosphate ebenso wie die Riboside und Nucleobasen nicht entsprechend anstiegen. Verknüpfte man die Krampfauslösung mit vorhergehender antikonvulsiver Behandlung durch Hexachlorcyclohexan, so blieben die Nucleotidverschiebungen ebenso wie der motorische Krampfanfall aus, obwohl im EEG Krampfströme auftraten. Sobald aber der motorische Anfall ablief, setzten auch die Nucleotidveränderungen ein. Von besonderem Interesse ist, daß die Hypoxieveränderungen nach Atemstillstand völlig denen in bzw. nach dem Krampf glichen. Zentrale Erregung und Sauerstoffmangel verursachen also in gleicher Weise Nucleotidverschiebungen, wahrscheinlich unter Bildung von Polynucleotiden. Auf das Zustandekommen des Anfalls selbst erlauben die Untersuchungen, auf die wir später nochmals zurückkommen werden, jedoch keinen Schluß.

Auf die Frage, welche Veränderungen die Hypoxie am Zellkern hinterläßt, werden wir nicht eingehen. Encymchemische und elektronenmikroskopische Untersuchungen haben hier zwar schon wesentliche Aufschlüsse erbracht, doch sind die Untersuchungsergebnisse noch zu unvollständig, um hier in die pathogenetischen Betrachtungen mit einbezogen werden zu können.

Bei den klinisch zu beobachtenden, nicht künstlich ausgelösten Krämpfen spielt das *Ansammeln der Stoffwechselschlacken* in der dem tonisch-klonischen Krampfabschnitt folgenden postparoxysmalen Phase sicher eine große Rolle. Das Blut wird hierin von den Endprodukten des Muskelstoffwechsels überschwemmt. Bei Ende der paroxysmalen Phase finden sich nach OLSEN u. KLEIN (1947) vermehrt Milchsäure, Adenosin, Diphosphat und organische Phosphate im Hirngewebe. Die Funktionen der Blut-Liquor-Schranke sind nach SPIEGEL u. ADOLF (1945) eindeutig gesteigert. Die Eiweißrelationen normalisieren sich langsam unter Zunahme der Globuline. Die Verminderung des Plasmavolumens, der Anstieg der Extracellularflüssigkeit und die Konzentrationszunahme der Plasmaeiweißwerte sind dabei nach H. SELBACH als Folgen der unter relativer Hypoxie ablaufenden Muskelarbeit anzusehen. Bei experimentellen Krämpfen unter Curareschutz sind diese Zeichen wesentlich geringer ausgeprägt (AUERSWALD 1950). Über eine überschießende Hyperglykämie spielt sich der Blutzuckergehalt auf normale Werte ein, ebenso das Serumcholesterin. Die vegetative Labilität weicht einer sich langsam auspendelnden relativ ausgeglichenen Tonuslage. Deren erneutes Labilwerden kündet den nächsten Anfall an.

2. Hirndurchblutung

Wir haben in dem bisherigen Überblick über die humoralen Verhältnisse den Sauerstoff und die Kohlensäure ausgeklammert, obwohl sie zu den entscheidenden Faktoren gehören, die eine Alkalose oder Acidose bedingen. Sie sind aber ebenso eng verknüpft mit der *Steuerung der Hirndurchblutung*, der wir uns jetzt zuwenden wollen.

Die im *Intervall* vorherrschende Situation der *Sauerstoffversorgung* des Gehirns ist wenig erforscht. SELBACH glaubt lediglich die Ansicht vertreten zu können, daß beim Epileptiker infolge eines Anlageschadens die Eigenerregbarkeit der stoffwechselregulierenden Zentralstellen vermindert ist. Im Dienste dieser Regulation steht die Atmung. Das „mächtigste Regulans der Hirndurchblutung“ (SCHNEIDER 1953) ist dabei die Kohlensäure, während der neurogenen Regulation der Hirngefäße praktisch keine Bedeutung zukommt. Die Senkung des cerebralen Gefäßwiderstandes ist dabei nach SCHIEVE u. WILSON (1953) eine spezielle Wirkung der CO_2 und erst in zweiter Linie auf den Blut-p_H zurückzuführen. Der CO_2-Gehalt im Blut des Epileptikers ist nun nach H. SELBACH im Intervall zeitweilig abnorm niedrig. Da nach GIBBS,

LENNOX u. a. eine CO_2-Verminderung die zentrale Durchblutung herabsetzen und eine kompensatorische Vasoconstriction bewirken kann (LENNARTZ), wird es verständlich, daß ein derartig veränderter Intervallstoffwechsel unter Umständen nicht ohne Einfluß auf die Krampfauslösung ist. Man braucht nur an die provozierende Wirkung der Hyperventilation zu denken, um den Einfluß des CO_2-Gehaltes und der Alkalisierung von Blut und Gewebe auf das zu erkennen, was wir als Krampfschwelle bezeichnen. SCHNEIDER (1953) wies nach, daß durch Hyperventilation die Hirndurchblutung auf die Hälfte absinken kann. Es ist verständlich, daß andererseits CO_2-Zufuhr den Anfallsausbruch verhüten kann (LENNOX u. COBB). Es gibt allerdings kein einfach reziprokes Verhältnis von CO_2 und O_2 (so wenig wie zwischen Vagus und Sympathicus). Nach EXNER (1948) setzt der Anfall in Phasen steigenden O_2-Verbrauchs ein, jedoch nur, wenn gleichzeitig der CO_2-Gehalt des Gewebes ansteigt bzw. die CO_2-Ausscheidung sich vermindert. Eine CO_2-Vermehrung im arteriellen Blut konnte von GIBBS, LENNOX u. GIBBS (1947) präparoxysmal beobachtet werden. Die *Bedeutung der Hypoxie für die Krampfauslösung* — schon früher von KAUFMANN postuliert — wird vor allem diskutiert, seitdem RUHENSTROTH-BAUER u. NACHTSHEIM bei ihren Unterdruckversuchen an Kaninchen die Anfallsauslösung beobachteten und mit der Hypoxie in Verbindung brachten. Die Bedeutung des O_2Mangels konnte auch in jüngerer Zeit noch von KREINDLER demonstriert werden, der bei experimentell hervorgerufener fokaler Epilepsie Anfälle stets dann beobachten konnte, wenn er hypoxische Bedingungen schaffte. Man kann sich dabei auch erinnern, daß bei vielen, gerade der genuinen Epileptiker die Anfälle bevorzugt in der Nacht auftreten, zu einem Zeitpunkt also, in dem der Organismus, speziell die Nervenzellen, nach WÖHLISCH in einem Zustand der O_2-Schuld sind, die während des Schlafes gedeckt werden soll (wogegen allerdings nach SCHNEIDER der über den ganzen Tag sehr konstante O_2-Verbrauch des Gehirns spricht). Trotzdem glauben wir mit KORNMÜLLER und H. SELBACH nicht, daß ein akuter O_2-Mangel die letztauslösende Ursache für den Anfallseintritt darstellt. Die oben erwähnten Experimente über das Absinken des Acetylcholingehaltes, das dem Abfall des O_2-Partialdruckes vorausgeht, sprechen jedenfalls gegen die primär auslösende Wirkung des Sauerstoffmangels. Diese Beobachtung ist deshalb von so großer Bedeutung, weil man annehmen darf, daß die Veränderungen in der Hirndurchblutung erst Folge des Wechsels im O_2- und CO_2-Gehalt des Hirngewebes sind. Damit bietet sich ein neues Argument in der alten Streitfrage, ob die Anfälle durch eine *Gefäßconstriction* eingeleitet werden. SPIELMEYER hatte dies angenommen und sich dabei auf Operationsbeobachtungen am eröffneten Schädel gestützt, die von HORSLEY, FOERSTER, HARTWELL und KENNEDY sowie LERICHE gemacht worden waren. Diese Hirnchirurgen hatten über ein präparoxysmales Abblassen der Hirnoberfläche berichtet, blieben darin allerdings nicht unwidersprochen. Besonders PENFIELD, vorher schon in Deutschland der neurochirurgische Altmeister KRAUSE, wandten sich gegen diese Ansicht.

Im Gegenteil, PENFIELD beobachtete im Krampf und postparoxysmal (was auch von FOERSTER beschrieben wurde) eine Steigerung der Hirndurchblutung, die innerhalb der krampfenden Hirnpartien — ohne daß präparoxysmal oder im Anfallsbeginn ein Abblassen vorangegangen wäre — 4—10 sec nach der ersten Krampfbewegung einsetzte. Was bioptisch beschrieben wurde, konnte experimentell durch Anwendung von Thermoelektroden bestätigt werden. In den beim Krampf nicht erregten Hirnpartien ließ sich manchmal eine vorübergehende Verminderung der Durchblutung nachweisen. Wenn der Anfall zu einer längeren Apnoe führte, veränderten sich die Durchblutungsverhältnisse alarmierend: Das Blut wurde dunkel-cyanotisch, die Venen füllten sich extrem und ihre Wand begann durchlässig zu werden (bei derartigen peristatischen Zuständen entstehen hierdurch wahrscheinlich hämodynamisch bedingte Ödeme, SCHOLZ). Die Pulsation der Pialgefäße konnte dabei aufhören, um erst bei Ende des Anfalls wieder kräftig einzusetzen, wobei die Hyperämie soweit gehen konnte, daß die Venen arterielles Blut enthielten. Nach sehr heftigen Anfällen beobachteten PENFIELD u. JASPER, daß einzelne Pialarterien sich bis zu 20 min kontrahierten, so daß kleinere Rindenpartien eine gewisse Zeit anämisch blieben. Diese *Gefäßreaktionen*, die auch MEYER u. PORTNOY (1959) beobachteten, sind offensichtlich nicht die vorausgehende Ursache, sondern die Begleiterscheinung bzw. die Folge des Krampfes. Insofern hat sich die Ansicht von PENFIELD gegenüber der von SPIELMEYER durchgesetzt. Unberührt hiervon bleibt aber die Frage, ob die von SPIELMEYER, später auch von SCHOLZ vertretene Auffassung richtig ist, daß die Gefäßreaktionen und Durchblutungsschwankungen Ursache bestimmter morphologischer Schäden (z. B. der Ammonshornsklerose) sind, die von SCHOLZ als „Krampfschäden" bezeichnet wurden. An dieser Frage entzündete sich eine weitere wissenschaftliche Auseinandersetzung, die noch in jüngster Zeit von dem Physiologen M. SCHNEIDER wiederaufgenommen wurde. Sie konzentriert sich auf das Problem, ob die von klinischer und morphologischer Seite geäußerte Annahme richtig ist, daß es im Gehirn Vasoconstrictionen im Sinne eines Angiospasmus mit nachfolgender Ischämie überhaupt gibt. Bevor wir zu den von PENFIELD u. a. beobachteten Durchblutungsstörungen am Hirngewebe, speziell an den Pialgefäßen, zurückkehren, sei daher ein kurzer Blick auf die *Pathophysiologie der Hirndurchblutung* gerichtet. Sie ist in Deutschland in den letzten Jahren durch die Schulen von OPITZ und SCHNEIDER, durch NOELL, GÄNSHIRT und u. a. Mitarbeiter M. SCHNEIDERS, denen auch wir in unserer Darstellung folgen werden, eingehend erforscht worden. Was dabei über die Auswirkungen der Anoxie bekannt wurde, gibt — selbst wenn man die Hypoxie als Ursache der Krampfauslösung nicht in den Vordergrund rückt — wesentliche Aufschlüsse auch über die Pathophysiologie des epileptischen Krampfes, da es in dessen Ablauf zweifellos zu hypoxischen Stoffwechselbedingungen kommt.

Die Hirndurchblutung wird nach M. SCHNEIDER durch verschiedene Faktoren beeinflußt:

1. Auf der Gewebsseite durch den CO_2- und den O_2-Druck.

2. Auf der Blutseite durch den Blutdruck, den CO_2-Partialdruck und die verschiedene Viscosität des Blutes.

3. Auf der Gefäßseite durch den autonomen Tonus der Gefäßmuskulatur, durch den nervösen Tonus und durch die Wandelastizität.

Wie schon erwähnt, wird die Hirndurchblutung in erster Linie durch den CO_2-Gehalt reguliert. CO_2-Drucksenkung vermindert die Durchblutung, CO_2-Anreicherung steigert sie. Sinngemäß gilt dies auch für Alkalose und Acidose. Extreme Änderungen des osmotischen Druckes, wie SCHALTENBRAND u. BAILEY sie experimentell durch Injektion hyper- bzw. hypotoner Lösungen in die Carotis erzielten, beeinflussen darüber hinaus Hirnvolumen und Durchblutung. Ein Absinken der Durchblutungsgröße auf 50 bis 60% der Norm — zugleich Grenze der Regulierungskraft durch die CO_2 — bringt das Hirngewebe an die kritische Grenze des O_2-Mangels. Ein reines Absinken des O_2-Druckes bleibt dagegen zunächst noch ohne Einfluß auf die Hirndurchblutung. Diese steigt erst, wenn die kritische Hypoxieschwelle erreicht ist und zwar dann schon im Sinne einer Notfallreaktion.

Bei raschem Absinken des Blutdruckes sinkt die Durchblutung auf längere Strecke parallel, bis sie einen kritischen Punkt erreicht hat. Von diesem ab setzt aber anstatt der bisherigen, der Blutdrucksenkung parallelen Senkung der Durchblutung eine Dilatation der Gefäße ein, die das Gewebe in eine kritische Stoffwechselsituation bringt. Sinkt der Blutdruck langsam ab, so sinkt die Durchblutung bis zu einem Druck von 60 bis 70 mm Hg langsam und parallel, unter 60 mg Hg aber schnell und dabei gewebsschädigend. Steigt der Blutdruck, so nimmt die Durchströmungsgröße keinen ganz parallelen, rein dem Poiseullieschen Gesetz folgenden Verlauf: Der Gefäßwiderstand hemmt die Durchströmung bis zu einem Punkt, an dem der Eigentonus der Arterienwand überwunden ist. Von hier ab vermehrt sich die Durchströmung überschießend — über den Grad der Blutdruckerhöhung hinaus. Wir begegnen damit dem Phänomen des *Vasomotorentonus* —, dem Ausgangspunkt strittiger Fragen. Vorauszuschicken ist, daß die Arterien des Gehirns im Verhältnis zu den Körperarterien ziemlich muskelschwach sind, was wohl mit der geschützten Lage in der Schädelkapsel zusammenhängt, die stärkere Druckschwankungen normalerweise nicht zuläßt. Die Frage, ob diese Gefäßwandmuskulatur nervös erregbar ist, ist umstritten. COBB sowie FORBES u. WOLFF und CHOROBSKI u. PENFIELD hatten in mehreren experimentellen Arbeiten 1928—1938 eine Wirkung von Sympathicus- bzw. Vagusreizung auf die Größe der Pialarterien beobachtet und daraus auf eine nervöse Erregbarkeit der Gefäßwandmuskulatur geschlossen. Diese Untersuchungen konnten später nicht, von BEITKER jüngst aber doch bestätigt werden (GUARDJIAN, WEBSTER u. a. 1958). M. SCHNEIDER vertritt die Meinung, daß im Gegensatz zu den Gefäßen des übrigen Körpers die Hirngefäße durch nervöse Impulse nicht beeinflußbar sind. Operative oder pharmakologische Angriffe auf den Grenzstrang und auf die vegetative Innervation übten keine Wirkung auf den Tonus der Hirngefäße aus. Da Hypoxie und Hyperkapnie den Gefäßtonus herabsetzen und die Durchblutung steigern (damit auch den Liquordruck), hält auch BERNSMEIER es für unwahrscheinlich, daß eine Ischämie zum Angiospasmus führt. Die von verschiedener Seite (PENFIELD, MCNAUGHTON, STÖHR jr.) beobachtete Durchsetzung der Gefäßwände mit Nervenfasern, die die durch klinische Erfahrungen unterbaute Annahme stützte, daß der Tonus der Hirngefäße nerval gesteuert würde, läßt sich nach M. SCHNEIDER nicht für die Annahme einer nervalen Tonussteuerung verwenden, da es sich bei diesen Fasern um sensible, afferente Leitungsbahnen handelt oder um Fasern, die der Koordination autonomer Constriktionen der glatten Muskulatur dienen. Nur eine Möglichkeit des cerebralen Angiospasmus hält M. SCHNEIDER für bisher zumindest noch nicht ausschließbar: daß nämlich bei plötzlichen Blutdruckanstiegen der Gefäßtonus so beansprucht und gereizt wird, daß auch nach dem Abebben der Druckwelle eine Tonusvermehrung in der Wand zurückbleibt, die sich in einer längere Zeit überdauernden Vasoconstriction ausdrückt. Ein Beweis für diese Möglichkeit fehlt bisher. Die andere von M. SCHNEIDER zugegebene und experimentell bewiesene Entstehungsart eines Angiospasmus ist die durch mechanische Verletzung der Gefäßwand, z. B. durch Glaswolleembolie (H. W. SCHMIDT) sowie durch Berührung oder elektrische Reizung der Gefäßwand (ECHLIN, RASMUSSEN, kritisch hierzu GUARDJIAN u. a.). ECHLIN sah den adäquaten Reiz in der Dehnung der Gefäßwand bzw. im gesteigerten Gefäßinnendruck. Mittels eines der Gefäßwand aufgesetzten Spiegels beobachteten VAN HARREVELD und STAMM (1952) bei elektrophysiologischen Untersuchungen über die vasculären Begleiterscheinungen der sogenannten spreading depression ein gemeinsames Auftreten von Verlangsamung bzw. Erniedrigung des Elektrocorticogrammes, Abnahme der corticalen O_2-Konzentration und einer Constriction der Rindengefäße. Auf der anderen Seite stehen z. B. die Versuche von H. W. SCHMIDT: Dieser konnte zeigen, daß bei der Füllung der Hirngefäße durch Röntgenkontrastmittel wechselnder Konzentration erst dann Kreislaufstörungen einsetzen, wenn gleichzeitig durch Stärkeembolisierung eine zusätzliche Durchblutungsstörung gesetzt wird. Es treten jedoch auch dann keine Angiospasmen, sondern lokale Dilatationen mit Strömungsverlangsamung bis zum Stillstand auf. DENNY-BROWN (1951), der sich ebenfalls gegen die Überbewertung des Angiospasmus in der Klinik ausgesprochen hatte, lieferte andererseits einen experimentellen Beitrag zugunsten der angiospastischen These: Er injiizierte unter starkem Druck retrograd physiologische Kochsalzlösung, wodurch das Blut aus Venen, Capillaren und Hirnarterien herausgepreßt wurde. Nach Beendigung der Injektion strömte das Blut zunächst normal zurück. Nach kurzer Zeit bildeten sich an den beteiligten Arterien aber Spasmen mit nachfolgenden Zirkulationsstörungen aus (zit. n. ZÜLCH, der das Für und Wider des Angiospasmus 1959 gegeneinander abgewogen hat).

Wenn derartige unphysiologische Reize auch beim Epileptiker nicht vorliegen und also zur Erklärung evtl. Vasospasmen nicht herangezogen werden dürfen, so bleibt doch zu bedenken, ob nicht evtl. die Blutdruckschwankungen im Anfall in Analogie zu diesen Druckversuchen einen adäquaten Reiz zur nachdauernden Tonisierung der Gefäßwand abgeben können. Ob die hier nur bestimmte, oft sehr kleine Gefäßabschnitte betreffende Ischämie mit lokalen Unterschieden in der O_2-Versorgung zusammenhängt, muß noch offen bleiben. Man könnte jedenfalls bei der Annahme, daß lokale passagere Gefäßwandverengerungen durch plötzliche Schwankungen des Wandinnendruckes entstehen, daruf verzichten, die fragwürdige nervale Steuerung in Anspruch zu nehmen.

Von morphologischer Seite (SCHOLZ und Mitarbeiter, KÖRNYEY, jüngst NOGUCHI, MORI u. SHIMAZONO) wurde zugunsten des Angiospasmus Ergebnisse der *Gefäßdarstellung durch Benzidin* im histologischen Schnitt angeführt, auf dem man beim experimentell ausgelösten Elektroschock neben erweiterten Gefäßabschnitten Rindenpartien mit anämischen Herden sieht. Diese Benzidinfärbungen stehen im Einklang mit anderen histologischen Färbungen, insbesondere mit dem Befund kleinherdförmiger Zellausfälle im Rindenzellbild, worauf wir später eingehen werden. M. SCHNEIDER hält ihren Aussagewert als Äquivalentbild aber für zweifelhaft. Zugunsten der Methode sprechen aber doch die Korrelation der Bilder mit klinischen und elektrophysiologischen Beobachtungen: DRESZER u. SCHOLZ (1939) sowie SCHOLZ u. JÖTTEN (1951) sahen mit der Benzidinmethode lokale Ischämien in der grauen Hirnsubstanz noch $^3/_4$ Std nach Krampfende und eine Abhängigkeit dieser Gefäßreaktionen von der Häufigkeit der elektrisch ausgelösten Krämpfe. Auch vom EEG her kennt man ja das Überdauern der postparoxysmalen Veränderungen in Abhängigkeit von der Anfallsfrequenz (JUNG), besonders nachhaltig am Status epilepticus zu demonstrieren, bei dem sich eine klinische Parallele in der nach jedem Anfall sich steigernden Benommenheit bietet. Wie man gleichwohl im einzelnen die Genese der Durchblutungsstörungen in und nach dem Krampf deuten will — sicher ist jedenfalls, daß Zirkulationsstörungen bei Hypoxie und im Krampf vorkommen und daß dementsprechend das Hirngewebe vorübergehend in seiner Versorgung Not leidet. Verschärfend können sich derartige Durchblutungsschwankungen auswirken, wenn — wie beim gesteigerten Hirndruck — die Durchströmungsgeschwindigkeit herabgesetzt ist (SCHIEFER) oder die Viscosität des Blutes zugenommen hat. Hierzu seien noch SCHADE sowie FRISCH u. FRIED (1926) zitiert, die bei Epileptikern eine erhebliche Steigerung der Wasserbindungsfähigkeit sowie des kolloidosmotischen Druckes mit Anstieg des Albumin-Globulin-Quotienten fanden. Dadurch verschiebt sich nach ihrer Ansicht innerhalb der Capillaren das Gleichgewicht zwischen arteriellem und venösem Schenkel, wobei der Umkehrpunkt gegen den arteriellen Schenkel vorrückt, so daß die Versorgung des Gewebes mit Sauerstoff und Mineralstoffen sowie die normale Flüssigkeitsdurchströmung vor allem präparoxysmal gestört werden können (zit. bei H. SELBACH).

Wir wollen damit zur *Sauerstoffsituation am Hirngewebe* und zu den *Hypoxieversuchen* der Schule von M. SCHNEIDER zurückkehren. Die morphologischen Methoden sind zur Erfassung hyp- und anoxischer Schädigungen sehr grob und ergeben erst dann Veränderungen, wenn tiefgreifende Substanzschädigungen eingetreten sind. Das pathophysiologisch viel interessantere Stadium der beginnenden Funktionseinbuße, der auch die klinisch wahrnehmbaren Störungen entsprechen, kann dagegen Dank neuer Methoden der Physiologie zumindest experimentell intra vitam erfaßt werden. Sie erlaubt auch ein Urteil über die lokal wechselnde Vulnerabilität der Zellgebiete und über die Grenzen, an denen die Zelle wegen einer Funktionsstörung ihren Normal-(Tätigkeits-)Umsatz nicht mehr auszuüben in der Lage ist, an denen sie nur noch zu einem Bereitschafts-(Grund-)Umsatz fähig ist und an denen sie schließlich den Erholungsumsatz unterschreitet, um irreversibel geschädigt zu sein —, nun bei entsprechend langer Manifestationszeit auch morphologisch erkennbar. Eine besonders elegante Methode der Funktionsuntersuchung unter wechselnden Durchblutungsbedingungen stellt der von GÄNSHIRT und Mitarbeitern angewandte sogenannte „encéphale isolée“ (BREMER) dar. Hierbei wird von einem gesunden Spendertier aus der isolierte Kopf eines anderen Tieres über eine Carotisanostomose durchblutet. Das abfließende Venenblut wird dem Spendentier reinfundiert. Blutdruck, Durchströmungsgröße, O_2- und CO_2-Gehalt und andere Faktoren lassen sich hierbei beliebig variieren. Mit dieser Methode konnte demonstriert werden, daß eine Ischämie schwerere Schäden setzt als eine reine Hypoxämie. Dies drückt sich auch durch eine Verlängerung der Erholungszeit (Zeitpunkt vom Ende der Hypoxie bis zum Wiedererlangen der vollen Funktion) aus (OPITZ u. LORENZEN 1951). Wichtig für die Epilepsie-Fragestellung ist die Beobachtung, daß ein, wenn auch nur vorübergehender O_2-Mangel eine überdauernde Schädigung setzt, daß also die Ausgangslage für erneute hypoxämische Belastungen geändert ist: Die Wiederbelebungszeit ist verlängert, die CO_2-Wirkung auf den O_2-Verbrauch des Gehirns ist geringer (M. SCHNEIDER 1953). GÄNSHIRT, DRANSFELD u. ZYLKA konnten 1952 zeigen, daß zwischen der Dauer der experimentell gesetzten Ischämie und der Erholungslatenz, also der Zeit vom Ende der Ischämie bis zum ersten Wiedereinsetzen der noch nicht voll restituierten Funktion, anfangs eine lineare Beziehung besteht. Sobald diese Beziehung sich ändert und die Erholungslatenz sich verlängert, ist der Zeitpunkt gekommen, an dem die ersten Ischämieschädigungen am Substrat auftreten. Die Erholungszeit, in der die volle Funktionsrestitution erreicht ist, bewegt sich bei Ischämien von der Dauer bis zu 3 min noch im Bereich von Minuten, beträgt nach 4minütiger Ischämie aber bereits 24 Std! Wir finden im therapeutischen Elektrokrampf wiederum eine klinische Parallele zu diesen Versuchen: Je kürzer das Intervall zwischen den Krämpfen ist, desto schwerer und länger anhaltend sind die Veränderungen im EEG (JUNG, MEYER-MICKELEIT). Im übrigen führt jede Blutdruckerniedrigung unter sonst gleichen Bedingungen der Ischämie ebenfalls zu einer Verlängerung der Erholungslatenz (GÄNSHIRT u. ZYLKA 1952), ein weiterer Beweis, wie viele Faktoren zu der endgültigen Versorgung des Gewebes mit O_2 beitragen.

Daß die *Blutdruckhöhe* von Bedeutung für die Hirnzirkulationszeit ist, konnten TÖNNIS u. SCHIEFER zeigen. Daß die Blutdruckhöhe sogar wesentlich für die Art der Gewebsschädigung ist, demonstrierten FACIO u. SACCHI (zit. n. KÖRNYEY). HEMMER konnte bei Hypoxieexperimenten durch Elektrophorese nachweisen, daß es zu einem Anstieg blutdruckwirksamer Amine kommt und zwar unabhängig von der Hypoxiedauer, was auf Regulationsversuche des Organismus weist.

Es ist interessant, daß zu demjenigen Zeitpunkt der akuten Ischämie, in dem die ersten reversiblen Funktionsstörungen auftreten, auch die O_2-Aufnahme des Gesamthirns abzusinken beginnt. Die arteriovenöse Sauerstoffdifferenz, die mit zunehmender Durchblutungsverminderung zunächst ansteigt, sinkt bei stärksten Graden des O_2-Mangels rasch ab, wobei sie den Bedarf für den Erhaltungsumsatz unterschreitet (HIRSCH, KRENKEL, SCHNEIDER u. SCHNELLBÄCHER 1955).

Setzt man im Hypoxieversuch CO_2 zu, so wird die EEG-Veränderung geringer bzw. tritt später ein. Andererseits steigert eine Hypokapnie die Hypoxiewirkung (JUNG 1953), was bei der Hypokapniewirkung auf die Durchblutungsgröße verständlich ist. Im Experiment kann schließlich etwas erreicht werden, was in der klinischen Praxis kaum jemals vorkommt, nämlich eine abrupte, zeitlich begrenzte, vollständige Unterbrechung der Hirndurchblutung. Hierbei zeigt sich, welch große Bedeutung der *Restdurchblutung* zukommt, die bei der ja unter klinischen Bedingungen — mit Ausnahme des Herzstillstandes — gewöhnlich unvollständigen Ischämie meist noch erhalten sein dürfte. Ohne diese Restdurchströmung verkürzt sich die Wiederbelebungszeit bedeutend (HIRSCH, KOCH, KRENKEL u. SCHNEIDER 1955). Die Restdurchströmung gewährleistet zwar nicht mehr die für die Funktion ausreichende O_2-Versorgung, wohl aber im Sinne des „*Spüleffektes*" den Strukturumsatz und den Abtransport der Stoffwechselschlacken. Eine Reihe experimenteller Untersuchungen weisen darauf hin, daß die O_2-Versorgung des Gehirns noch durch weitere Faktoren beeinflußt werden kann, die vom allgemeinen Körperzustand und der *Resistenzkraft des Organismus* abhängen. So konnte JUNG (1953) beobachten, daß schon leichte Erkältungen und Infekte der oberen Luftwege imstande sind, die Hypoxieempfindlichkeit zu verstärken. Im Experiment bestätigten SCHMIDT u. WEYLAND diese Erfahrung bei der Adrenalinnekrose des Kaninchenohres, die nur bei allgemeiner Infektschwäche gelingt (zit. bei SCHOLZ 1953). Daß Infekte, die zu einer Erhöhung der Blutkörperchensenkungsgeschwindigkeit führen, u. U. auch bei einer Verlangsamung der Blutdurchströmung eine lokale Bluteindickung durch Erythrocytenagglutination begünstigen können, diskutiert M. SCHNEIDER (1953). Diese Beobachtungen sind von Interesse für die Klinik und für die Genese der Krampfschädigungen, bei deren Besprechung wir auf den gravierenden Einfluß von Nebenkrankheiten zurückkommen werden. Der *Krampf* schafft im Hirngewebe Bedingungen, die über die Verhältnisse bei Hypoxie hinausgehen. Es treffen drei Faktorengruppen zusammen, die das Hirngewebe in eine Nähr- und Sauerstoffmangelsituation bringen:

1. Die Apnoe mit Bradykardie, die den Anfall einleiten.

2. Die „konsumptive" Gewebshypoxie durch die extreme Funktionsleistung der krampfenden Zellen.

3. Die eben besprochenen vasculären Reaktionen.

Die *Apnoe*, die auf den Laien wegen der zunehmenden Cyanose so erschreckend wirkt, schafft, vor allem wenn sie wie üblich in die heftige Muskelaktion des tonisch-klonischen Krampfes übergeht, einen jähen Anstieg der CO_2. Daß besonders hierdurch ein kräftiger Reiz für das Wiederansprechen des Atemzentrums gesetzt wird, beweisen die Erfahrungen, daß bei der therapeutischen Krampfauslösung unter Muskelrelaxantien die Apnoe verlängert, das Wiedereinsetzen der Atmung verzögert ist. Die Entwicklung von CO_2 und anderer Abbauprodukte ist hierbei durch die unterdrückte Muskelaktion wesentlich vermindert. Ist es also schon dem Auge des Betrachters offenbar, daß im Krampf der Organismus durch die gesperrte Sauerstoffzufuhr bei Apnoe hypoxämisch wird, so ist — gewissermaßen am anderen Pol des O_2-Stoffwechsels — durch experimentell-neurophysiologische Untersuchungen bekannt, daß sich die krampfende Nervenzelle extrem erschöpft (DAVIS, MCCULLOCH u. ROSEMAN). Dem verminderten O_2-Angebot tritt also ein *erhöhter O_2-Bedarf entgegen*. Der cerebrale O_2-Verbrauch während des generalisierten Krampfes ist auf das Doppelte gesteigert (SCHMIDT, KETY u. PENNES 1945, OPITZ u. SCHNEIDER). HIMWICH fand dementsprechend eine Erniedrigung des O_2-Partialdruckes im arteriellen Blut und zudem eine Verminderung der O_2-Sättigung des Hämoglobins. MICHELS und Mitarbeiter berichten über einen O_2-Sturz bis unter 50% des Ausgangswertes beim spontanen wie beim durch Cardiazol oder Strom experimentell ausgelösten Schock. Die Zirkulationsgröße fand KETY bei maximaler Hirnaktivität im Cardiazolkrampf um etwa 40% vermehrt (zit. n. LENNARTZ). JUNG (1949) berechnete an Hand des EEG die Steigerung der Energieleistung während des Krampfes auf Werte, die das 50fache der Durchschnittswerte erreichen. In einem 90 sec dauernden tonisch-klonischen Krampf kann der Energiewechsel etwa ½ Std normaler Hirntätigkeit entsprechen[1].

Es erhebt sich die Frage, ob der Organismus in der Lage ist, für diesen enormen Bedarfsanstieg genügend Sauerstoff nachzuliefern. Zu der „konsumptiven Hypoxie" in den Nervenzellen treten ja im Krampf der O_2-Mehrverbrauch der Muskulatur und die Apnoe, auf deren Bedeutung KÖRNYEY nachdrücklich hinweist —, beides Faktoren, die die O_2-Mangelsituation noch verstärken (GÄNSHIRT). Alles deutet darauf hin, daß im Verlaufe des Krampfes im Gehirn eine hypoxische Mangelsituation entsteht. Offenbar gibt es dabei aber, zumindest zwischen den experimentell auslösbaren generalisierten Anfällen, noch gewisse Unterschiede, sah doch C. F. SCHMIDT bei Cardiazolschock eine Erhöhung des O_2-Verbrauches, beim Insulinschock eine Erniedrigung. Da der Cardiazolkrampf in der Klinik als der wirksamste und eingreifendste experimentell auslösbare Krampf bekannt ist, kann man schließen, daß der erhöhte O_2-Verbrauch die Mangelsituation offenbar verschärft.

In einer grundlegenden Versuchsreihe konnten GÄNSHIRT, POECK, SCHLIEP, VETTER u. GÄNSHIRT 1959 zeigen, daß im experimentellen Elektrokrampf der O_2-Verbrauch auf das Doppelte gesteigert ist, daß es aber im allgemeinen nicht zu einem O_2-Mangel kommt. Der O_2-Mehrbedarf des krampfenden Gehirns kann durch zwei Mechanismen ausgeglichen werden: Erstens — und zwar auch bei Ausschaltung des Muskelkrampfes — durch eine Blutdruck- und damit durch Durchblutungssteigerung, wodurch auch der Spüleffekt verbessert wird und die a.-v. D_{O_2} sich nicht vergrößert, zweitens durch eine erhöhte O_2-Utilisation, die an der Vergrößerung der arteriovenösen Sauerstoffdifferenz zu erkennen ist. Bei einem ungeschädigten Kreislauf erfolgt die Regulation durch Durchblutungssteigerung, und zwar sowohl vasoaktiv durch Gefäßdilatation als auch druckpassiv durch eine Blutdrucksteigerung. Die Einengung der arteriovenösen Sauerstoffdifferenz spricht hierbei gegen eine O_2-Mangelsituation — zumindest in den Anfangsstadien des Krampfes. Erst gegen Ende des Krampfes können die krampfenden Rindenbezirke in einen O_2-Mangel geraten, vor allem, wenn der Blutdruck wieder abzusinken beginnt. Nur im Präkollaps zeigt sich eine Steigerung der O_2-Utilisation. Die vermehrte Ansammlung von Stoffwechselschlacken bei vermindertem Spüleffekt ist hierbei wahrscheinlich gravierender als der O_2-Mangel.

Diese Versuche GÄNSHIRTS geben wesentliche Aufschlüsse über die Krampfpathophysiologie, vor allem hinsichtlich von Durchblutung und O_2-Versorgungslage des Gesamthirns. Eine gewisse Reserve muß der Morphologe allerdings all denjenigen Methoden gegenüber äußern, die sich auf eine Messung der gesamten Hirndurchblutung beschränken, da man nach SCHOLZ annehmen kann, daß bei scheinbar erhaltener Gesamtdurchblutung einzelne Gefäßabschnitte sich doch in einer Mangelsituation befinden.

Lokale ischämische Bezirke oder Stasebezirke mit Gefäßdilatation können durch Öffnung arteriovenöser Shunts kompensiert werden, so daß die Summenformel der Gesamtdurchblutung irreführt.

Im Krampf führt nun nicht nur die Hypoxie bzw. Ischämie zu Substratschädigungen. Zumindest bei Häufung der Krämpfe treten zusätzlich noch *Schrankenstörungen* auf. So beobachteten POETZL u. SCHLOSSER im Krampf ein Piaödem. OSWALD u. SCHNEIDER (1952, 1953), BECKER u. QUADBECK (1952) sowie SMALL u. WOOLF halten die Hypoxie für den auch die Permeabilitätssteigerung der Bluthirnschranke begünstigenden Faktor. EICH u. WIEMERS (1950) sahen dagegen bei langanhaltender Anoxie keine Schrankenstörungen, wohl aber bei Durchblutungsstop eine Blutverklumpung intra vitam. Die unterschiedlichen Ergebnisse bei vielen Autoren sind sicher zum Teil darauf zurückzuführen, daß das früher meist als Indicator verwendete Trypanblau ein für die Fragestellung ungeeigneter Farbstoff ist. Das von BROMAN, BECKER sowie von QUADBECK u. HELMCHEN angewandte Astraviolett FF oder das von BAUER

[1] HEYCK leitete bei einem Patienten nach Cardiazolprovokation einen klinisch latent bleibenden, nur durch Krampfpotentiale im EEG nachweisbaren Anfall ab. Hierbei zeigte trotz zehnfacher Steigerung der elektrischen Aktivität die gleichzeitig gemessene arterio-venöse Sauerstoffdifferenz eine relativ geringgradige Steigerung, die unmittelbar nach der Cardiazolinjektion und bereits vor dem Auftreten der Krampfpotentiale zu messen war. HEYCK bezweifelt auf Grund dieser Beobachtung die Berechtigung, aus der Steigerung der elektrischen Aktivität auf einen gesteigerten Hirnstoffwechsel zu schließen.

u. LEONHARDT bevorzugte Geigyblau zeigen dagegen schon leichte Schrankenstörungen an. Diese treten bei Hypoxie, vor allem aber bei Alkalose und bei einer Acidose auf, wie sie im Krampf durch den Milchsäureanstieg entsteht. Jedes Ödem hemmt aber nach GREENFIELD (zit. bei GÄNSHIRT) die O_2-Diffusion und trägt seinerseits also dazu bei, die O_2-Versorgung im Gewebe zu erschweren. Die Permeabilitätssteigerung, die im Cardiazolschock dem Krampfbeginn unmittelbar folgt, hält nicht länger als 15 min an (BAUER u. LEONHARDT). QUADBECK u. HELMCHEN untersuchten 1958 eigens die Schrankenpermeabilität in ihrer Beziehung zum Krampfgeschehen. Sie beobachteten im Tierexperiment — ähnlich wie LEE u. OLSZEWSKI bei Versuchen mit radioaktiv markierten Albuminen — einen Schrankenzusammenbruch während des Anfalls und erklärten ihn einmal durch die Schwankungen des p_H von Blut und Gewebe während des Anfalls. Darüber hinaus fanden sie aber bei epileptischen Ratten eine Verminderung des Hexosamingehaltes im Hirnstamm, gedeutet als „schon vor dem Auftreten der Krämpfe bestehendes Defizit einer für die Schrankenfunktion wesentlichen Substanz". Als Stütze dieser Anschauung verwendeten QUADBECK u. HELMCHEN die Erfahrung, daß die Reifung des Hirngewebes, der Schrankenfunktion und die Entwicklung des Hexosamingehaltes parallel gehen und daß Pharmaka, die die Blut-Hirnschranke abdichten, antikonvulsiv wirken. Sie glauben ferner, mit ihren Ergebnissen Gedanken von H. u. C. SELBACH unterbauen zu können, wonach die Muskelaktion im Krampf, ja selbst das Räkeln durch verstärkte Glykolyse zur Milchsäureausschüttung führe. Damit unternimmt ihrer Meinung nach der Organismus einen Versuch zur Stabilisierung der Schrankenverhältnisse. Die Permeabilitätssteigerungen betreffen aber nun — und das ist für die Beurteilung der Krampfschäden das Interessante — nicht alle Hirnteile gleichmäßig. So besitzt die Hippocampusformation eine besondere Disposition zur Schrankenstörung (BROMAN 1950). Ob hieran spezielle Vascularisationsverhältnisse (UCHIMURA) die Schuld tragen, ist ungewiß. Man kann eher daran denken, daß *chemoarchitektonische Feldunterschiede* ihren Einfluß auch hierauf ausüben. Gerade das Ammonshorn zeichnet sich durch eigenartige Unterschiede in der Fermentverteilung aus: MASKE sah als erster bei Anwendung der als Zinkindicator anzusprechenden Dithizonmethode eine elektive Anfärbung des Ammonshornes. FLEISCHHAUER u. HORSTMANN erweiterten die Kenntnisse, indem sie nachwiesen, daß die Anfärbung speziell das Feld h_3 und die Fascia dentata betraf. In weiteren Untersuchungen konnte FLEISCHHAUER (1959) zeigen, daß diese Felder sich nicht nur in ihrer seit VOGT und ROSE bekannten Cytoarchitektonik, sondern auch noch bei anderen Fermentreaktionen von den Feldern h_1 und h_3 unterscheiden. Die sauere Phosphatase ist in h_2 angereichert, ebenso die Acetylcholinesterase, und die mit der Gewebsatmung zusammenhängende Succinodehydrogenase. FLEISCHHAUER diskutiert bereits, daß sich hierin wahrscheinlich unterschiedliche Atmungsgrößen der Zellfelder abzeichnen, die möglicherweise erklären, warum in den Cyanversuchen A. MEYERS die Felder h_1 und h_3 stärker geschädigt wurden als h_2. Es ist dies die Verteilung, die wir unter allen Hypoxiebedingungen wiederfinden und ebenso — wie zu zeigen sein wird — bei den Krampfschäden. Die Sonderstellung des Ammonshorns taucht bei der Besprechung der Epilepsie immer wieder auf, sei es bei der erhöhten morphologischen Vulnerabilität, bei der eigenartigen Vascularisation, sei es durch die Besonderheit der elektrophysiologisch nachweisbaren Entladungen, denen wir uns nun zuwenden.

3. Elektrophysiologie

Die *Elektrophysiologie des Krampfes* kann hier ebenfalls nur bruchstückweise behandelt werden. Es werden dabei — unter Anlehnung an die Auffassungen der Jungschen Schule — nach Möglichkeit diejenigen Fakten berücksichtigt, von denen aus Brücken zur Pathogenese und zur Morphologie geschlagen werden können.

Das *mittlere Erregungsniveau des Gehirns*, das sich im normalen Grundrhythmus des EEG ausdrückt, ist ein Zustand, den der Körper offenbar mittels verschiedener Kompensations- und Bremsmechanismen festzuhalten bestrebt ist. Der Krampf stellt nach JUNG u. TÖNNIES ein Versagen dieser Bremsmechanismen dar. Durch entsprechende Reizstärken kann ihr Zusammenbruch experimentell erzwungen werden. Bevor wir im einzelnen auf das eingehen, was die experimentelle Neurophysiologie uns an Erkenntnissen über die Grundlagen des Epileptiker-EEG erbracht hat, soll das typische Bild skizziert werden, das die übliche Hautableitung des EEG vom Anfallsablauf gibt.

Der spontane oder durch Hyperventilation ausgelöste große Anfall beim Epileptiker wurde bereits von BERGER im EEG abzuleiten versucht, was aber infolge der starken Muskelpotentialeinstreuungen und der Bewegungsartefakte nur sehr unbefriedigend gelang. JASPER sowie KORNMÜLLER u. JANZEN leiteten Krampfteile ab, doch litten die Kurven unter den früher noch unvollkommenen Ableitetechniken. Eine bessere Möglichkeit, wenn auch nicht den spontanen Beginn des Anfalls, so doch dessen Ablauf im EEG zu verfolgen, bot der Elektrokrampf, vor allem, seitdem man durch Muskelrelaxantien die Störfaktoren beträchtlich reduzieren konnte. MEYER-MICKELEIT gab 1949 eine ausführliche Schilderung der Anfallsstadien. Dem Reiz folgt je nach Reizstärke eine verschieden lange Latenzzeit (bis zu 10 sec, gewöhnlich 1—3 sec Dauer). Nach einer elektrophysiologisch von der Norm noch wenig unterschiedenen Latenzzeit nehmen Amplitude und Frequenz der α-Wellen zu. Es heben sich hohe Krampfwellen langsam immer deutlicher aus dem α-Rhythmus heraus. Der klinisch sichtbare Krampf setzt in dem Augenblick ein, in dem diese schnellen hohen Krampfwellen (spikes) die Präzentralregion erreichen. Diese Krampfwellen wandern in einem Teil der Fälle vom bifrontalen Reizpunkt aus über präzentralparietal nach occipital, beginnen also mit einem deutlichen Focus, während in einem anderen Teil der Fälle ein Krampfherd fehlt und sich statt der Krampfwellen ähnlich wie beim Abortivschock große langsame δ-Wellen zeigen. Die Latenzzeit dauert bei diesen meist älteren Patienten bis zu 30 sec, um dann erst in den eigentlichen Krampfanfall zu münden. Normalerweise geht dem tonischen Anfall eine tiefe Inspiration voraus, der die durchschnittlich 15 sec dauernde tonische Phase folgt, die sich im EEG, wie gesagt, zunächst durch Steigerung der Amplitudenhöhe der α-Wellen, dann durch Übergang in große steile Krampfwellen darstellt. In einer Übergangsphase erscheinen frontal 4—5/sec-Wellen, die sich aus den tonischen Krampfpotentialen herauszuheben beginnen. Diese „Klonuswellen" gewinnen innerhalb von 5—15 sec die Herrschaft über alle Ableitepunkte und zeigen sehr hohe Amplituden, also eine große Spannungsproduktion. Im *klonischen Krampfstadium* nehmen die Pausen zwischen den klonischen Entladungen immer mehr zu, bis der Krampf nach durchschnittlich 30 sec mit einem plötzlichen Abbrechen der Krampfpotentiale und einer völligen Entladungsruhe für 20—40 sec endet. Die Hirnrinde krampft also im tonischen Stadium kontinuierlich, im klonischen mit zerhacktem Rhythmus. Während im tonischen Krampf die einzelnen Hirnregionen unabhängig voneinander krampfen, deutet die Generalisierung und Synchronisation der Klonuspotentiale auf ein gemeinsames Steuerungszentrum. Tierexperimentelle Untersuchungen von JUNG ergaben, daß dieses „Klonuszentrum" wahrscheinlich im Caudatum zu suchen ist. Der fronto-präzentrale Beginn des Anfalls wurde nicht nur beim Elektrokrampf mit bifrontal angelegten Elektroden, sondern auch beim Cardiazolkrampf beobachtet, entspricht also wohl einer dort höheren Krampfneigung, möglicherweise als Ausdruck der engen frontothalamischen Bahnenverbindung. Diese Betonung findet sich auch im EEG des Epileptikers.

Derartige EEG-Ableitungen im Krampf ergeben gewisse Hinweise auf den Erregungsablauf, auf die Höhe des Energiewechsels und auf die Korrelationen von klinisch wahrnehmbarem Krampfgeschehen und den hirnelektrischen Phänomenen. Über die Vorgänge innerhalb der verschiedenen Zellformationen geben sie aber so wenig Aufschluß wie zum Beispiel die Kety-Schmidtsche Methode der Hirndurchblutungs-Messung über die spezielle Blutversorgung bestimmter Hirnpartien.

Um den „globalen Effekt" (PETSCHE), den das Routine-EEG uns von den Erregungsvorgängen im Gehirn vermittelt, zu analysieren, bediente PETSCHE sich seines „Toposkopes", das Aussagen über den örtlichen Ablauf der Wellen über das Gehirn ermöglicht. Er fand hiermit, daß die Wellen als elektrische Felder aufgefaßt werden können, „die kraft ihrer Intensität imstande sind, die Hirnsubstanz wie ein homogenes Medium zu durchlaufen und die durch anatomische Grenzen in ihrer Ausbreitung keineswegs gehemmt werden müssen". Die hochfrequenten Wellen breiten sich hierbei schneller aus. Daß die cytoarchitektonischen Felder ohne Verzögerung überschritten werden, spricht auch nach MAGUN gegen axonale, dendritische Erregungsleitungen. Die Felder sind mit einem Durchmesser von 10—50 cm und — für den Bereich der α-Wellen — mit einer Wandergeschwindigkeit von 1—5 m/sec zu denken (PETSCHE u. MARKO). (FOITL u. PETSCHE sprechen 1959 von einer Feldgröße von 107 cm.) Die Wanderwellennatur gilt auch für den Großteil der im Anfall auftretenden („hyper"-)synchronen

Aktivität. Die Synchronisierung erklärt sich PETSCHE dadurch, daß anfangs ein Reiz in einem Kollektiv von Neuronen eine maximale Erregung schafft, die sich in einem „Chaos hochfrequenter Entladungen" ausdrückt, das im EEG durch Makroelektroden nicht zu erfassen ist. Durch die neuronalen Beziehungen bilden sich unter den einzeln feuernden Neuronen langsam „Gruppen, die möglicherweise durch geeignete Hintereinanderschaltung der Zellelemente höhere Spannungen erzeugen als die Nachbarschaft und dadurch diese in denselben Schritt der Entladung zwingen". Ein derartiges „Synchronisationsnest" zwingt schließlich durch rein elektrotonische Rekrutierung die Nachbarschaft, in seinen Tritt einzufallen. Die jeweilige Zone maximaler Erregung wandert nun weiter. Sie läuft meist vom Ort niederer zum Ort höherer Amplitude und baut sich durch Rekrutierung solange auf, bis die Bedingungen hierfür so ungünstig werden, daß das Feld zusammenbricht. Durch Mikroelektrodenableitungen lassen sich die einzelnen Zellentladungen, ihre Steigerung zu Neuronenschauern und ihre Synchronisierung in Entladungsgruppen erfassen sowie deren Beziehung zu den im EEG erscheinenden Makrowellen verfolgen. Der Grad der Synchronisierung der Neuroneneinzelentladungen ist nach PETSCHE proportional der Amplitude der Anfallswellen im EEG.

Ein Modell für den krankhaften epileptischen Anfall bieten die Krämpfe, die nach lokaler Applikation von Strychnin auf die Rindenoberfläche entstehen können. Die durch Strychnin erhöhte Erregbarkeit äußert sich darin, daß sensorische Reize, die auch normalerweise zu einer im EEG ablesbaren Reaktion führen, wesentlich intensiver und rascher beantwortet werden. Die Latenzzeiten zwischen peripherem Reiz und corticaler Reaktion werden unter Strychnin abnorm verkürzt (CHANG). Schließlich kommt es zu spontanen Entladungen, die sich auch im EEG durch die sog. Strychninspitzen ausdrücken (ADRIAN und MORUZZI). Da eine pharmakologische Beeinflussung der Synapsenfunktion die Ausbreitung des Strychnintetanus nicht beeinflußt, schließt BREMER, daß synaptische Übertragungen auch hierbei keine große Rolle spielen. Nach JANZEN, MAGUN u. BECHER verhalten sich die einzelnen Rindenpartien auf Strychninreizung verschieden: Die Reizung der area striata führt sehr früh zu Anfällen mit rascher Generalisierung der Erregung, während die Präzentralregion diese Generalisierungstendenz vermissen läßt und es hier zu stundenlang anhaltenden Einzelentladungen kommen kann.

Mit anderer Methodik wurde von JUNG und seinem Arbeitskreis festgestellt, daß der Temporallappen und vor allem die Ammonshornregion auf experimentelle Reizung hin eine besondere Bereitschaft zu Krampfentladungen besitzen. Durch multiloculäre Tiefenableitungen konnte JUNG außerdem nachweisen, daß bei Elektrokrämpfen im *Ammonshorn* sehr frühzeitig Krampfspitzen auftreten, daß sie dort auch länger überdauern und daß es bei Abortivschock hier zu isoliert ablaufenden Krampfwellen kommen kann. Eine andere Hirnregion, das *Caudatum*, spielt nach diesen Untersuchungen — wie wir schon erwähnten — im klonischen Teil des Krampfes eine besondere Rolle. Im Rhythmus des Muskelklonus zeigen sich hier synchrone große Wellen, deren Erscheinen mit dem Einsetzen deutlicher Hemmungsphasen in der motorischen Rinde, z. T. auch im Thalamus einhergehen („Uhrwerksstadium"), deren Krampfentladungen bis dahin in der tonischen Krampfphase wesentlich schnellere Frequenzen aufwiesen. Aus der Amplitudengröße und Frequenz kann der *Energiewechsel* in mV/sec berechnet werden. Er steigt am höchsten in der Großhirnrinde, der sich in absteigender Reihe der Thalamus, das Caudatum und das Tegmentum anschließen. JUNG (1950) glaubt, daß diese Reihenfolge wahrscheinlich eine Funktion der Zelldichte und Zellart der verschiedenen Grisea ist. Einigermaßen konstant bleibt der Energieaufwand lediglich im *Kleinhirn*, das schon einen sehr hohen Ausgangswert aufweist. Es behält während des Krampfes seine Eigenaktivität mit schnellen, unregelmäßigen 30—170/sec-Wellen weitgehend bei, die lediglich durch langsamere, dem Großhirnrinden-Rhythmus folgenden Wellen überlagert werden, ohne aber echte Hemmungsphasen zu zeigen. Die postkonvulsive Ruhepause, die in allen Großhirnregionen nachweisbar ist, fehlt ihm. Dieses relative Unbeteiligtsein des Kleinhirns, das sich auch im O_2-Mangelexperiment zeigt, ist um so erstaunlicher, als die Kleinhirnrinde nach neuropathologischer Erfahrung besonders vulnerabel gegenüber O_2-Mangel ist und — wie zu zeigen sein wird — nicht selten Krampfschäden erkennen läßt. Die Hypothalamus- und Hirnstammstrukturen nehmen an den Krampfentladungen zwar teil, bieten aber einen geringergradigen Energiewechsel und geben nach JUNGS Untersuchungen keinen Hinweis auf eine aktivierende oder steuernde Funktion im Krampf. *Beziehungen zwischen Hirnstamm und Rinde* wurden aber von verschiedenen Seiten beschrieben (zuerst wohl 1859 von SCHRÖDER VAN DER KOLK).

Sie drängten sich schon angesichts der EEG vieler Epileptiker auf, in denen man auffallend synchrone große Wellen über der vorderen Schädelhälfte sieht, die auf einen gemeinsamen Ursprung schließen lassen, der in den Thalamushirnstammstrukturen zu suchen ist. SOMMER schrieb 1881 (!): „Der Reiz habe seinen Angriffspunkt, an dem er die Hebel zur Überwindung des Widerstandes ansetzt, im vasomotorischen Zentrum für das Gehirn." Wir begegnen in diesem Satz der Bremsfähigkeit, dem Zentrum des Reizangriffs und der Bedeutung des Vasomotoriums als dreier noch heute wesentlicher Gedanken zur Krampfgenese. PENFIELD spricht von einem *„centrencephalic integrating system"* im oberen Hirnstamm und nimmt an, daß bei einem bestimmten Epilepsietyp (der sich mit verschiedenen Vorbehalten mit unserem Begriff der genuinen Epilepsie decken läßt) hier die anfängliche Reizbildung erfolgt, um im Gegensatz zu den cortical entstehenden Anfallsarten vom Hirnstamm aus in die Rinde überzugehen. Die Beziehungen zwischen Cortex, Thalamus und hypothalamischen Regionen wurde unter verschiedenen Bedingungen von GELLHORN und Mitarbeitern, DUSSER DE BARENNE u. MCCULLOCH, BERGER sowie MAGOUN besonders eingehend erforscht. GELLHORN bezeichnet den Hypothalamus als Schrittmacher der corticalen Aktivität. Während er dem *Hypothalamus* eine aktivierende Wirkung auf die Rinde zumißt, die ihrerseits auf den Hypothalamus eine hemmende Wirkung ausübe, kommen andere Untersucher zu abweichenden Ergebnissen, eine Tatsache, die angesichts der komplizierten und bisher nur bruchstückweise aufgeklärten Voraussetzungen der normalen elektrischen Hirntätigkeit nicht zu verwundern braucht (Übersicht bei MÜLLER-LIMMROTH u. CASPERS 1956).

Unter der Wirkung der am Hirnstamm angreifenden Narkotica tritt z. B. nach CASPERS frühzeitig eine Hemmung der reticulären Aktivität auf, mit der ein Anstieg der corticalen Erregbarkeit Hand in Hand geht. Offenbar wird durch die Hirnstammnarkose eine Pedalwirkung auf die Rinde aufgehoben. Erst mit steigender Narkosetiefe wird mit dem unmittelbaren Angriff des Narkosemittels an der Rinde auch deren Erregbarkeit gehemmt. Umgekehrt führt eine Reizung der reticulären Hirnstammstrukturen zu einem Absinken der corticalen Krampferregbarkeit der Rinde. Hierin äußert sich offenbar ein physiologischer Krampfschutzmechanismus, der bei starken Erregungen des Hirnstamms durch sensorische oder sensible Reize zur Erregbarkeitssenkung der Rinde führt, eine Beobachtung, für die auch die klinische Erfahrung Parallelen gibt.

Handelt es sich hierbei um einen Krampfmechanismus, der auf dem Wege von Bahnverbindungen zwischen verschiedenen Hirnstrukturen entsteht, so gibt es darüber hinaus einen wahrscheinlich noch größere Bedeutung besitzenden Hemmungsmechanismus innerhalb der verschiedenen Hirnstrukturen, der durch *spezifische Stabilisierungswirkungen bestimmter Neurone* bedingt wird. Die Tatsache, daß die jederzeit maximal entladungsfähigen Neurone nicht ständig zu einer „Explosion des synaptischen Pulverfasses" (JUNG u. BAUMGARTNER) führen, ist nur durch dauernd wirksame Bremsungsfaktoren zu erklären. Schon 1950 äußerten JUNG u. TÖNNIES, daß nicht eine Steigerung der Erregbarkeit, sondern das „Versagen der normalerweise vorhandenen bremsenden Hirnmechanismen" die epileptischen Phänomene verursache. JUNGS Arbeitskreis hat sich der Frage dieser Bremsmechanismen eingehend zugewandt und kam unter Verwendung der Mikroelektrodentechnik, die schon von ECCLES und MORUZZI mit Erfolg angewendet worden war, zu wesentlichen Erkenntnissen: An der optischen Rinde ließen sich verschiedene Neuronentypen (A—E) nachweisen, die auf Lichtreize oder Verdunklung unterschiedlich reagieren, wobei die Antwort jedes Neuronentyps mit reziproken Veränderungen, Aktivierung der einen also mit Hemmung der übrigen Neurone verknüpft ist. Eine Ausnahme machen nur die die Hälfte aller Neuronen ausmachenden sog. A-Neurone, die auf die verschiedenen Reize nicht reagierten, sondern ihre gleichmäßige Entladungsart unbeeinflußt beibehielten. Sie bilden dadurch ein „mächtiges stabilisierendes System, das nach afferenten Reizen eine Totalentladung des Cortex verhindert. Zusammen mit den lichtbeeinflußbaren Neuronen entsteht so ein homöostatisches Regulationssystem, indem sich jeweils Aktivierung und Hemmung der B-E-Neurone einerseits, stabilisierende Grunderregung der A-Neurone andererseits die Waage halten. Das System erhält die Rinde auch bei außergewöhnlicher Reizbelastung in einem mittleren Erregungsniveau" (JUNG u. BAUMGARTNER 1955). Diese Verhältnisse am optischen Cortex bieten ein Modell, wie die Erregungsvorgänge auch in den übrigen Hirnregionen zu denken sind. Die normalen Rhythmen bilden demnach durch geregelte Abwechslung der tätigen Nervenzellen ein Stabilisationssystem, dessen Zusammenbruch Voraussetzung der Entstehung von Krampfströmen sein muß. Daß diese

Annahme richtig ist, ließ sich durch verschiedene Versuche beweisen. Jedem Reiz folgt ein sog. Entladungsanhang mit einer oder mehreren im allgemeinen langsamen Wellen, in denen JUNG u. TÖNNIES (1950) den Ausdruck der Kompensations- und Bremsungsabsichten des Nervengewebes sehen. „Eine Krampfauslösung ist erst bei einer Reizfrequenz möglich, in der die Reize so schnell aufeinanderfolgen, daß der Entladungsanhang abgeschnitten und dadurch der Bremsungsversuch durch die langsamen Wellen verhindert wird." KORNMÜLLER stellte die Hypothese auf, daß dieses Nachpotential Ausdruck der neurosekretorischen Aktivität von Satellitenzellen der Nervenzellen sei. Solange noch bremsende Regulationsvorgänge des Gehirns mit langsamen Wellen wirksam bleiben, wird die Erregbarkeitssteigerung der Einzelelemente gezügelt, einzelne Neurone können abnorme Entladungen zeigen, aber die Gesamtstruktur läßt nur langsame Wellen und keine Krampfentladungen erkennen (JUNG 1953). Die langsamen Wellen des spike-and-wave-Komplexes treten allerdings erst von den Amphibien ab auf (SERVIT).

Es erhebt sich die Frage, ob für den Krampf überhaupt eine krankhafte *Erregbarkeitssteigerung* durch Schwellenerniedrigung Bedingung ist oder ob man nicht eigentlich stattdessen mit einem Versagen der Bremsmechanismen zu rechnen hat. Testreize während eines im Gange befindlichen Krampfes werden nicht mit einer verstärkten, sondern mit einer abgeschwächten, verkleinerten Entladung beantwortet, was für eine eher verminderte Erregbarkeit spricht. Lediglich die Reizausbreitung ist durch Wegfall der Bremsung erleichtert. Läuft der Krampf erst einmal, so folgt er unbeeinflußbar seinen eigenen Gesetzen. Während schon leichte physiologische Reize den Normalrhythmus verändern, gelingt es im Krampf selbst durch kräftige elektrische Reizung nicht, in den autonomen Krampfablauf einzugreifen (JUNG und TÖNNIES).

Was vorausgehen muß, um den Bremsmechanismus zu stören und die unphysiologischen Erregungen zum Anfall anwachsen zu lassen, ist durch alle diese Untersuchungen noch nicht erklärt. Ein Mechanismus, dem wir früher schon wiederholt begegneten, nämlich der *O_2-Mangel*, bietet sich auch hier wieder an. Aus der allgemeinen Neurophysiologie ist bekannt, daß artieller O_2-Mangel zunächst die Membranpotentiale vermindert, zu einem Katelektrotonus und damit zu einer Übererregbarkeit führt, um erst später beim Übergang in totale Anoxie eine Unerregbarkeit zu bedingen, da nach der Entladung die Wiederherstellung des Membranpotentials ausbleibt. Im Zentralnervensystem geht der Übererregbarkeit noch eine kurze Phase der verminderten Erregbarkeit voraus (KIRSTEIN 1951). Die Empfindlichkeit des Großhirns gegenüber O_2-Mangel ist entsprechend seinen komplizierten Synapsenstrukturen wesentlich größer als die des peripheren Nerven, an dem die Grundversuche vorgenommen wurden. Die O_2-Empfindlichkeit zeigt außerdem, wie früher erwähnt, örtliche Unterschiede. Die abnorm schnellen Neuronenentladungen in bestimmten Stadien der Hypoxie hängen nach JUNG (1953) offenbar mit einer vermehrten Krampfbereitschaft zusammen. GÄNSHIRT u. ZYLKA (1952) fanden nach zweiminütiger Ischämie ebenfalls ein präkonvulsives Stadium mit vermehrter Synchronisation und Spannungsaktivierung, wie SUGAR u. GERARD (1938) sowie ALTMANN u. SCHUBOTHE (1942) dies zuerst beschrieben hatten. Es treten in diesem Durchgangsstadium partieller Hypoxie aber keineswegs in jedem Fall Krämpfe auf. Oft bleibt es beim Erscheinen langsamer Wellen im EEG. Zur Erklärung dieser langsamen Frequenzen denkt JUNG (1953) daran, daß sie Ausdruck einer Sparmaßnahme sein könnten. Der Krampf tritt im Anoxieexperiment nach CREUTZFELDT, KASAMATSU u. VAZ-FERREIRA (1957) nicht in der Aktivierungsphase des Cortex, sondern gerade im Stadium der elektrischen Ruhe ein. Er ist offensichtlich subcortical entstanden und ist nicht mit dem üblichen epileptischen Anfall vergleichbar. Es erscheint hiernach unwahrscheinlich, daß Hypoxie allein eine wesentliche Bedingung der Anfallsauslösung bei Epileptikern ist. Es müssen wahrscheinlich andere Faktoren hinzutreten, die den Zusammenbruch des homöostatischen Regulationssystems der Erregungsbremsung herbeiführen.

Eine andere Frage ist, ob die Hypoxie, die zweifellos während des Krampfes auftritt, so weit gehen kann, daß der Krampf an der Anoxie ersticken und sein Ende finden kann. Schon während des Anfallsablaufes deutet der *Übergang von der tonischen in die klonische Phase* auf eingreifende Umstellungen, die es nahelegen, daß eine Nähr- und Sauerstoffverarmung die klonische Phase herbeiführen. Gegen diese Annahme spricht die auch im Klonus fortgesetzt hohe Energieproduktion (MEYER-MICKELEIT 1949). BELFRAGE untersuchte 1952 das Problem. ob O_2-Mangel oder CO_2-Anreicherung an der Umstellung vom Tonus zum Klonus Schuld tragen. Er fand eine individuell sehr verschiedene Empfindlichkeit des Zentralnervensystems gegenüber CO_2-Überschuß und dementsprechend eine individuell verschiedene Dauer und Ausprägung der tonischen Phase. Als wesentliches Moment der Tonusbeendigung spricht er die CO_2-Anreicherung und nicht den O_2-Mangel an. Die schon erwähnte Schrittmachertätigkeit des Caudatums im Klonus (JUNG) deutet darauf hin, daß es sich im Klonus um eine nicht durch Erschöpfung, sondern durch aktive Umschaltung bedingte andersartige Entladungsart handelt. Auch GASTAUT und FISHER-WILLIAMS vertreten in ihrem Handbuchartikel die Meinung, daß das Thalamus-Caudatumsystem im Klonus die tonischen Entladungen aktiv hemme und unterbreche, was allerdings nicht mit einer wiedergefundenen Bremsfähigkeit erklärt werden darf (JUNG). Daß eine zunehmende Sauer- und Nährstofferschöpfung als ursächlicher Faktor mitspielen kann, wird durch die Beobachtung von RUF (1950) nahegelegt, der durch O_2-Atmung und Adrenalingaben die klonische Phase wieder in eine tonische überführen konnte. Man sollte die O_2-Erschöpfung aber nicht zu sehr betonen, denn selbst das *Ende des Anfalls* ist nicht durch Erschöpfung erklärbar. Endet der Krampf plötzlich und wird er von einer postkonvulsiven Ruhe gefolgt, so ist dies offenbar die *Folge einer aktiven Hemmung* der Erregungen: Es besteht in der postkonvulsiven Ruhephase keineswegs eine elektrische Unerregbarkeit (JUNG und TÖNNIES). Diese Beobachtung deckt sich mit den oben erwähnten Untersuchungsergebnissen von COPER, HERKEN u. KORANSKY, wonach selbst bei starker elektrischer Entladung noch über die Hälfte des Adenosintriphosphorsäure-Gehaltes erhalten ist (noch bei einem Gehalt von etwa 20% lassen sich Cardiazolkrämpfe auslösen!). Erst nach mehreren, in kurzen Abständen aufeinanderfolgenden Krämpfen tritt ein Zustand echter Erschöpfung auf, der nun im EEG nicht durch völlige Ruhe, sondern durch unregelmäßige kleine Schwankungen gekennzeichnet ist (MEYER-MICKELEIT). Bei derartiger Anfallshäufung verkürzt sich die Dauer des einzelnen Krampfes. Die Wiederherstellung des normalen EEG-Rhythmus, die einer Normalisierung der Bremsfähigkeit entspricht, kann nach 3—4 in eintägigem Abstand aufeinanderfolgenden Schocks bereits mehrere Tage lang auf sich warten lassen (CREMERIUS u. JUNG). Sie ist wahrscheinlich nicht auf eine überdauernde Erschöpfung, sondern auf eine Schädigung der neuronalen Bremsmechanismen zurückzuführen. Von Interesse ist, daß der Klonus im Verlaufe der Phylogenese erst bei den Reptilien auftritt, während vorher nur ungeordnete, von Spontanbewegungen oft nur schwer unterscheidbare Bewegungsstürme vorkommen (SERVIT).

Wir haben diesen Überblick gegeben, weil es uns wichtig erscheint, nicht nur die eigentlichen Krampfschäden, auf die wir jetzt eingehen werden, zu beschreiben, sondern weil auch die genetischen Bedingungen, unter denen die Krampfschäden entstehen, verstanden werden sollen.

Fassen wir einige Hauptpunkte dieser pathophysiologischen Vorbemerkungen zusammen, so ergibt sich, daß beim Epileptiker eine erhöhte vegetative Labilität vorliegt, die wahrscheinlich in der präparoxysmalen Periode eine Tendenz zur Vagotropie aufweist. Veränderungen des Cholesterinspiegels und Veränderungen in der Kolloidstruktur stehen in Beziehung mit einer präparoxysmalen Wasserretention. Sie beeinflussen wahrscheinlich die Membranpotentiale und damit die Erregbarkeit der Nervenzellen. Diese werden normalerweise durch Bremsmechanismen in einem stabilen, mittleren Erregungsniveau gehalten, das beim Epileptiker aus noch unbekannten Gründen nicht eingehalten werden kann. Im Anfall sinkt anfangs parallel zu der immensen Stoffwechselsteigerung der synchron entladenden Nervenzellen der Kreatinphosphorsäuregehalt ab. Die Nucleotidbestandteile verschieben sich und mit der in Verbindung mit Apnoe und Muskelaktion einsetzenden Hypoxie setzen tiefgreifende Durchblutungsänderungen ein. Durch plötzliche Blutdruckschwankungen entstehen wahrscheinlich lokale Wandtonisierungen, die zur Ischämie bestimmter Hirnregionen führen. Verschlimmernd kann sich hierbei die Liquordrucksteigerung auswirken. Unter Umständen treten zu den hypoxischen Schädigungen Schrankenstörungen hinzu. Der tonische Krampf geht mit zunehmender CO_2-Anreicherung in die klonische Phase über. Der Anfall endet durch aktive Hemmung und nicht durch O_2- oder Nährstofferschöpfung. Diese Faktoren treten nur bei wiederholten und sehr intensiven Krämpfen in den Vordergrund, um dann auch wesentlich länger anhaltende Veränderungen im EEG zu hinterlassen. Innerhalb des Gehirns gibt es örtliche Unterschiede in der Krampfbereitschaft und im Energiewechsel, wobei das Ammonshorn besonders schnell auf Krampfreize reagiert, die Großhirnrinde und der Thalamus aber einen besonders hohen Energieverbrauch haben.

Wir können aus diesen Stichworten schließen, daß bei den Fragen nach der Ursache der Krampfschäden folgenden Punkten besondere Aufmerksamkeit gezollt werden sollte:

1. Der Chemoarchitektonik, die wahrscheinlich das zu präzisieren vermag, was O. VOGT als Pathoklise bezeichnete.
2. Den Stoffwechselveränderungen, insbesondere den Schwankungen im O_2- und CO_2-Gehalt im Verlaufe des Krampfes.
3. Der cerebralen Durchblutung.
4. Der mechanischen Irritabilität durch Druckverschiebungen und besondere örtliche Beziehungen bestimmter Hirnregionen zu Dura und Knochen, ein Punkt, auf den wir bisher noch nicht eingegangen sind.

4. Krampfwirkungen auf das Hirngewebe

Der Gedanke, daß der epileptische Anfall nicht nur Folge einer cerebralen Gewebsschädigung sein kann, sondern seinerseits Gewebsschädigungen hervorzurufen vermag, wurde in aller Klarheit erstmals 1882 von PFLEGER geäußert, später mit Hinblick auf die Ursache frühkindlicher Hirnschädigungen 1888 von OSLER, 1892 von SACHS. PFLEGER hatte die auf BOUCHET u. CAZAUVIELH (1825) zurückgehenden Sklerosen am Ammonshorn an 300 Sektionsfällen von Epileptikern und Nichtepileptikern untersucht und war zu dem Schluß gekommen, daß es wahrscheinlich sei, „daß eine Ernährungsstörung durch Änderung in der Art und Weise der Zirkulation des Blutes während und nach dem epileptischen Anfall bei eigentümlicher Anordnung und Lage der Blutgefäße des Ammonshorns vorliege." BRATZ, dem wir eingehende Untersuchungen über die Ammonshornschädigungen verdanken, lehnte diesen Gedanken einer Entstehung der Sklerose während oder nach dem Krampf wie die Mehrzahl seiner Zeitgenossen ab. In vorsichtiger Form hatte aber schon MEYNERT 1868 die Meinung geäußert, „daß durch gewisse physiologische Beziehungen das Ammonshorn bei der durch ganz fernliegende Erkrankungen bedingten Epilepsie miterkranken müsse". Diese Auffassung erhielt durch die jüngsten neurophysiologischen Arbeiten eine sehr aktuelle Bedeutung.

Die Arbeiten, die am eindringlichsten die Bedeutung des Krampfes für die Entstehung der Ammonshornsklerose betonen, stammten von SPIELMEYER. Er fußte dabei auf ALZHEIMER, der in seinem Referat 1907 ausführte, daß die Ammonshornveränderungen „nicht als Ursache der Epilepsie, sondern nur als eine Nebenerscheinung der epileptischen Degeneration" aufzufassen sind. Die Erwägung, die Epilepsie mit Ammonshornsklerose als eigene Gruppe herauszuheben, hatte SPIELMEYER schon 1924 als falsch zurückgewiesen. Im gleichen Jahre diskutiert er aber noch die Möglichkeit, daß die Ammonshornveränderungen nicht Folge der Anfälle, sondern Ausdruck eines Anschwellens des epileptischen Prozesses sind. In jeder weiteren Arbeit tritt der Gedanke eines selbständigen, morphologisch faßbaren Prozesses zugunsten der Annahme der „Krampfschädigung" zurück. Die Auffassung SPIELMEYERS setzt sich nun rasch durch und erfährt in dem großen Übersichtswerk von KRAUSE u. SCHUMM (1931) ihre praktische Anwendung durch die Untergliederung der bei Krampfkranken vorkommenden morphologischen Veränderungen in „dem Krampf vorausgehende und nachfolgende Befunde". Die Auffassung von der Sekundärnatur der Ammonshornsklerose und anderer Gewebsschäden wurde von SPIELMEYER darauf gestützt, daß die gleichen Veränderungen sowohl bei genuiner als auch bei symptomatischer Epilepsie vorkommen (VOLLAND; MALAMUD; SCHOLZ), ja sogar in großem Umfang auch bei anderen, ohne Krämpfe verlaufenden Krankheiten (welche Einschränkung von neueren Kritikern der Spielmeyerschen, keineswegs so isoliert auf die Epilepsie bezogenen Thesen vielfach übersehen wurde). Ihre Zuordnung zum Krampfgeschehen baute sich besonders auf Beobachtungen verschiedenster Stadien der Sklerose auf. Es ließen sich — vor allem nach terminalem Status epilepticus (WOHLWILL 1931) — eindeutige zeitliche Beziehungen zwischen Anfallszeitpunkt und Alter der geweblichen Veränderungen herstellen. Die genaue Erforschung dieser Zeitverhältnisse und damit der Nachweis der Abhängigkeit der Schäden vom Krampfgeschehen verdanken wir neben SPIELMEYER vor allem seinem Schüler SCHOLZ. Dieser faßte 1951 in einer Monographie alle Argumente zusammen, die zugunsten der „Krampfschädigungen" sprechen. Er demonstrierte dabei die Qualität der Gewebsveränderung, auf die wir gleich zu sprechen kommen werden, und die charakteristische topistische Verteilung der Gewebsschäden, die beide zusammen in Kenntnis der Anamnese den Schluß auf die Krampfschädigung erlauben. Neben der Ammonshornsklerose waren ja schon von ALZHEIMER 1907 die Chaslinsche Randsklerose und regressive Veränderungen der Rinden-Nervenzellen mit begleitenden Gliareaktionen beschrieben worden. Auch SPIELMEYER erwähnt bereits 1924 Zellveränderungen verschiedenen Alters in der Groß- und Kleinhirnrinde. Systematisch beschäftigte sich aber erst SCHOLZ 1933 mit den Schädigungen in der Großhirnrinde und im Thalamus und ihrer Abhängigkeit vom Krampf. Vorangegangen waren Arbeiten MINKOWSKIS sowie v. BRAUNMÜHLS (1929, 1930) über Veränderungen an den unteren Oliven, die aber noch nicht als Krampffolge gedeutet wurden. Schon DUGNET (1865) und CHASLIN (1889) haben Olivensklerosen bei Epileptikern erwähnt. Gefolgt wurden sie 1937 von Untersuchungen von BRAUMÜHLS über Schäden am Nucleus dentatus und 1938 von einer Arbeit über die Genese des Status marmoratus (SCHOLZ, WAKE u. PETERS). Die Kenntnis der Rindenveränderungen erlaubte es SCHOLZ, in Weiterführung der Gedanken von SACHS (1927) nun auch großräumige Rindenmarkssklerosen bis zur Ausdehnung von lobären Sklerosen und Hemisphärenatrophien als Krampfschäden zu deuten, wozu das Bindeglied zu den disseminierten Rindenschädigungen durch eine Arbeit von JANSEN, KÖRNYEY u. SÆTHRE geschaffen wurde.

Es war eigentlich nur folgerichtig, daß aus dem Wissen heraus, daß morphologisch nachweisbare Krampfschäden vorkommen, der weitere Schluß gezogen wurde, daß die Krämpfe mit ihren nachfolgenden Schädigungen ihrerseits pathoplastisch auf den weiteren Verlauf der Epilepsie wirken. REDLICH hatte diesen Gedanken schon 1909 ausgesprochen und er ist seitdem nicht mehr aus der Diskussion verschwunden (in letzter Zeit z. B. SANO u. MALAMUD, KAJTOR, NAGY u. VELOK und BAMBERGER und MATTHES). Es sei nicht verschwiegen, daß gegen diese These der Krampfschädigung in jüngster Zeit Angriffe geführt wurden, welche die vielfachen Begründungen dieser These übergehen und statt dessen eine sicher diskutable pathogenetische Deutungsmöglichkeit der Ammonshornschädigung in vereinfachender Weise in den Vordergrund rücken. Ausgangspunkt sind Gedankengänge von PENFIELD, wonach es bei der Geburt durch die Verschiebungen der kindlichen Schädelknochen und die erheblichen Druckschwankungen unter der Geburt zu Quetschungen von Hirngewebe und Gefäßen gegen den freien Tentoriumrand kommt. Nach PENFIELD sollen hierdurch Gliosen in den medialen Temporallappenanteilen und speziell im Gyrus hippocampus entstehen können. Wir werden auf diese Frage bei der Besprechung der sog. Temporallappenepilepsie ausführlich zurückkommen. Auf einem der Temporallappenepilepsie gewidmeten Symposium in Washington 1955 kam man über die Genese der Ammonshornsklerose zu Schlüssen, die von GASTAUT 1957 folgendermaßen formuliert wurden: "Thes (four) papers showed in fact that generalized convulsions were not sufficient to cause, in an animal, diffuse lesions or sclerosis of the cornu Ammonis, which did occur, on the other hand, when one induced experimentally a local ischemia with or without epileptic seizures". Über die Ammonshornschädigungen heißt es dann noch: "These were considered by the schools of Montreal and Marseille to be due to an ischemia secondary to vascular compression in the course of an intracranial hypertension occuring during or after birth, while MALAMUD and NORMAN believed them to be due to an anoxie occuring during the epileptic seizures, adhering to the theory of SPIELMEYER and SCHOLZ".

Diese Zitate beweisen, daß die Diskussion über die Berechtigung, von sekundären Krampfschäden sprechen zu können, keineswegs der Vergangenheit angehört, daß vielmehr, im Gegensatz zu den meisten deutschsprechenden und englischen Autoren, von GASTAUT und PENFIELD die Spielmeyerschen und Scholzschen Thesen einer Kritik ausgesetzt wurden, die es gerechtfertigt erscheinen läßt, die Spielmeyerschen Gedanken einer erneuten und zwar durch größere Zahlen unterbauten Untersuchung zu unterziehen, wie dies hier unternommen werden soll.

Wir erwähnten, daß nach SCHOLZ Topik und Qualität der Gewebsschädigungen den diagnostischen Weg weisen. Die *Topik* der Krampfschädigungen entspricht derjenigen, die bei akuten ischämischen Gewebsschädigungen beobachtet werden kann. In Mitleidenschaft gezogen sind — nach dem Grade der Schädigung — das Ammonshorn, Kleinhirnrinde, Thalamus und Großhirnrinde, Striatum, untere Oliven und Nucleus dentatus (SCHOLZ).

Eine für Krampffolgen spezifische *Qualität* der Gewebsschädigungen gibt es selbstverständlich nicht. Dennoch kehren seit den ersten histologischen Untersuchungen von CHASLIN, SOMMER, PFLEGER, BRATZ und HAJOS in den Schilderungen immer wieder gleiche Schädigungsformen der Zellen und des Gewebes wieder, die in ihrer Kombination doch eine gewisse Spezifität besitzen, zumindest hinsichtlich ihrer Genese. Diese drückt sich schon in der Bezeichnung der häufigsten Degenerationsform der Nervenzelle bei Krampfschäden aus, der sog. *„ischämischen Zellveränderung"* (SCHRÖDER 1907, 1910, SPIELMEYER 1922) Abb. 3a). Wie der Name sagt, trifft man sie vor allem bei solchen Prozessen, bei denen mit Wahrscheinlichkeit Ischämien die Ursache der Gewebsschädigung bilden. Im Nisslbild bietet sich ein verschmälerter, oft dreieckiger, scharfkantiger Zelleib mit ungefärbtem Plasma und mit einem zusammengeklumpten oder zu Körnchen zerfallenden Kern, der den Farbstoff stark angenommen hat (SPIELMEYER) (Abb. 4). Eine gute Hilfe zur Auffindung ischämischer Zellveränderungen bietet die HE-Färbung, bei der der homogen gefärbte Plasmaleib dieser Zellen (daher auch als „homogenisierende Ganglienzellveränderung" bezeichnet) eine oft nur leicht getönte, häufig aber sehr kräftige Eosinophilie gewinnt (HUSLER u. SPATZ). Derartige Zellveränderungen konnten schon 6 Std nach Absperrung des zugehörigen Gefäßgebietes bzw. nach einem Krampf nachgewiesen werden (SPIELMEYER 1922). Im allgemeinen wird man mit einer notwendigen Manifestationszeit von 15—24 Std rechnen müssen (SCHOLZ 1949). Stirbt der Patient also während eines einmaligen Status epilepticus, so vermißt man unter Umständen jede Gewebsschädigung, da die Manifestationszeit zur Ausbildung der histologisch nachweisbaren Gewebsschädigung zu kurz war. Die ischämisch veränderten Zellen halten sich nach SCHOLZ 4—5 Tage lang, um dann abzublassen und zu „verdämmern", durch echte Neuronographie entfernt (Abb. 3b u. 4) oder gelegentlich auch durch Imprägnation mit Kalksalzen gewissermaßen mumifiziert zu werden. Möglicherweise sind die ischämischen Zellveränderungen, denen wahrscheinlich kolloidchemische Gerinnungsvorgänge zugrundeliegen (SCHOLZ), bis zu einem gewissen Grade reversibel. Auf die Entwicklung der ischämischen Zellveränderungen nehmen nach LINDENBERG u. NOELL (1956) die Stoffwechselbedingungen im Gewebe zum Zeitpunkt des Todes Einfluß. Selten trifft man neben der ischämischen Zellveränderung nach einem Krampfstatus auch die sog. *schwere Zellerkrankung* NISSLS an.

Ist die ischämisch veränderte Zelle zugrunde gegangen, so ist dieser Untergang oft kaum wahrnehmbar, sofern es sich um vereinzelte, disseminierte Ausfälle — z. B. in der Großhirnrinde — handelte. Eine derartige disseminierte *„elektive Parenchymnekrose"* (SCHOLZ) ist nur dem Geübten erkennbar. Häufig findet man aber *herdförmige* Ausfälle — nicht selten deutlich gefäßgebunden — oder Ausfallbezirke, die einer Rindenschicht folgen (*laminäre* Ausfälle) oder ohne Rücksicht auf die Cytoarchitektonik einen Streifen der Rinde betreffen (*pseudolaminäre* Ausfälle). Die typischste Stelle für solche Ausfallsbezirke ist der Sommersche

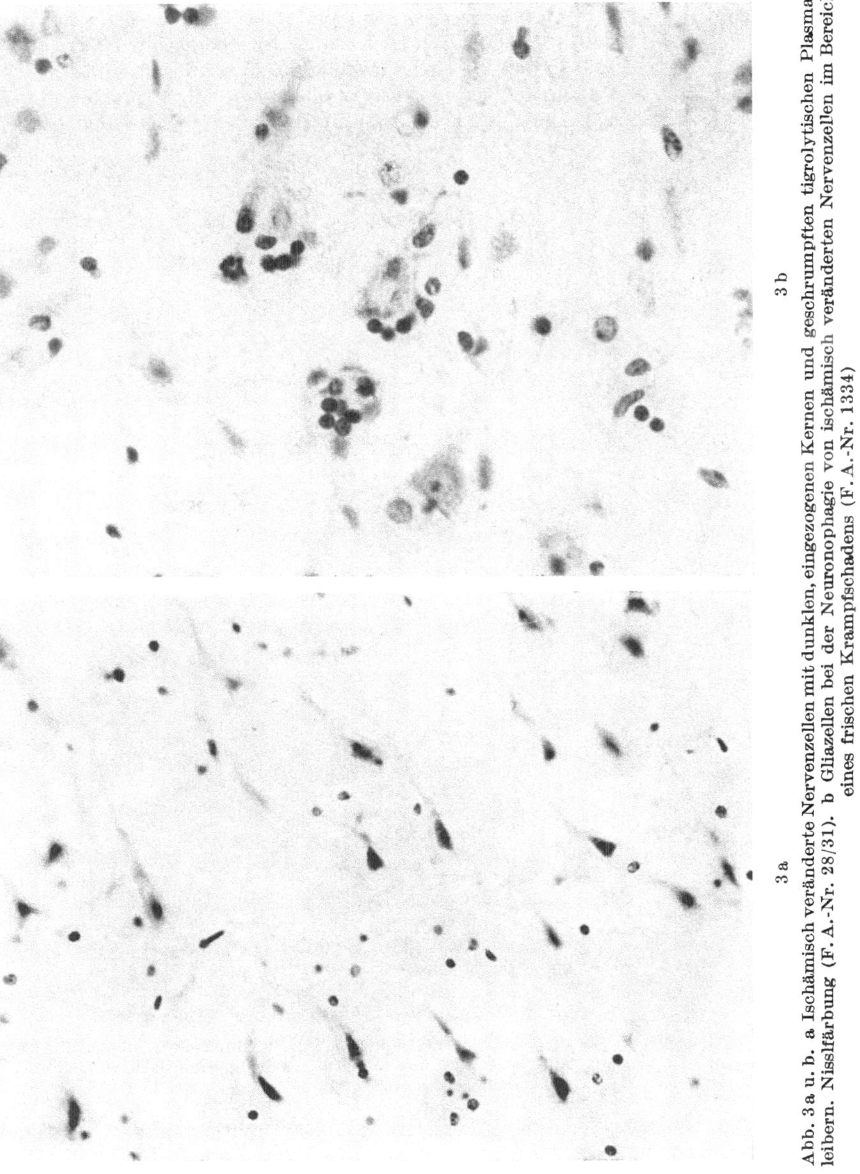

Abb. 3a u. b. a Ischämisch veränderte Nervenzellen mit dunklen, eingezogenen Kernen und geschrumpften tigrolytischen Plasmaleibern. Nisslfärbung (F. A.-Nr. 28/31). b Gliazellen bei der Neuronophagie von ischämisch veränderten Nervenzellen im Bereich eines frischen Krampfschadens (F. A.-Nr. 1334)

Sektor des Ammonshorns (s. unten und Abb. 8). Beschränken sich die Folgen der ischämischen Zellveränderung auf die Zellnekrose mit Abblassung der Zellen, so sprechen wir mit SPIELMEYER (1928) von einer *Erbleichung*, da derartige Bezirke sich bei der Nisslfärbung in der Rinde durch die Zellverarmung hell abheben. Für alte, vernarbte Ausfallbezirke sollte diese Bezeichnung dagegen nicht verwendet werden.

Wir kommen damit zu den die Nervenzellschädigung begleitenden *Gliareaktionen* und zu den *reparatorischen Vorgängen*. Die Gliazellen sind nach SCHOLZ gegenüber Sauerstoffmangel relativ unempfindlich, weswegen die Ischämie ihre Folgen vorwiegend an den Nervenzellen hinterläßt. Auf den Untergang derselben reagiert aber die *Mikroglia*, der die Abräumfunktion anvertraut ist. Eine Mesodermreaktion fehlt dagegen in der Rinde, da die Marksubstanzen und das gliöse Interstitium nicht angegriffen wurden. Die Mikrogliazellen zeigen nach BODECHTEL u. MÜLLER (1930) 12—15 Std nach Einwirkung der schädigenden Noxe eine Schwellung und Vermehrung, nach 30—45 Std eine Umwandlung zu Körnchen- und Schlauchzellen. Es bilden sich Neuronophagien aus und mitunter erkennt man im Fettpräparat Lipoidtröpfchen in den Körnchenzellen und den ebenfalls auftretenden Stäbchenzellen (Abb. 5). Die

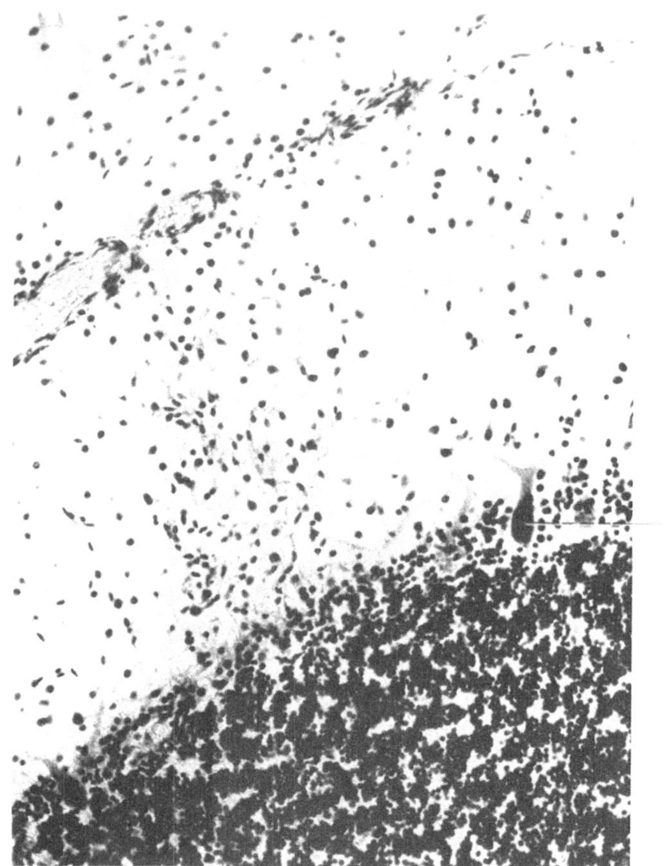

Abb. 4. Homogenisierende (ischämische) Veränderungen einer Purkinjezelle (×). An der Stelle einer zugrunde gegangenen Purkinjezelle sieht man eine lebhafte Gliawucherung (Gliastrauchwerk). Nisslfärbung (F. A.-Nr. 357/35)

Makroglia ist hierbei erst in zweiter Linie beteiligt, gereizt wohl durch die Veränderungen in der Gewebsstatik, möglicherweise auch durch die geänderten Verhältnisse an der Blut-Hirn-Schranke. Dies gilt nicht nur für die lokal begrenzten Gewebsschäden, sondern auch für das ganze Großhirn, wo man eine Vermehrung und Verdichtung der Gliafasern an allen Grenzflächen, vor allem an der Glia-Pia-Membran findet. Diese nach ihrem ersten Beschreiber CHASLIN benannte *Randsklerose* ist wahrscheinlich eine Folge der erheblichen Druckschwankungen des Gehirns während des Krampfes, die als spezifische Reize auf die Faserbildung der Astrocyten wirken (BRAND 1941, SCHOLZ). Lokal bilden sich im Bereich der Parenchymnekrosen ebenfalls vermehrt Astrocyten mit deutlicher Faserverdichtung (Abb. 6). Wenn die Nervenzellreste abgeräumt sind und die Mikroglia sich wieder in ihren Ruhestand zurückbegeben hat, führt diese Faservermehrung der Astrocyten zu einer Schrumpfung und Vernarbung des Gewebes, die bei entsprechender Ausdehnung der Schädigung schon durch den tastenden Finger als Sklerosierung wahrnehmbar ist. Am deutlichsten erscheint diese Verhärtung im Ammonshorn. Auf diese Art und Weise können — worauf wir später eingehen werden — ganze Rindenabschnitte, Lappen, ja Hemisphären atrophisieren (Abb. 22). Die rein gliös-sklerotische Atrophie mit Nekrose des Parenchyms bildet auch hierbei das Charakteristikum des alten Krampfschadens (SCHOLZ). Häufig sind die Parenchymuntergänge aber so geringfügig und disseminiert, daß je nach dem Alter der Schädigung nur die zellige und faserige Gliareaktion den Weg zur genetischen Klärung der Gewebsschädigung weist.

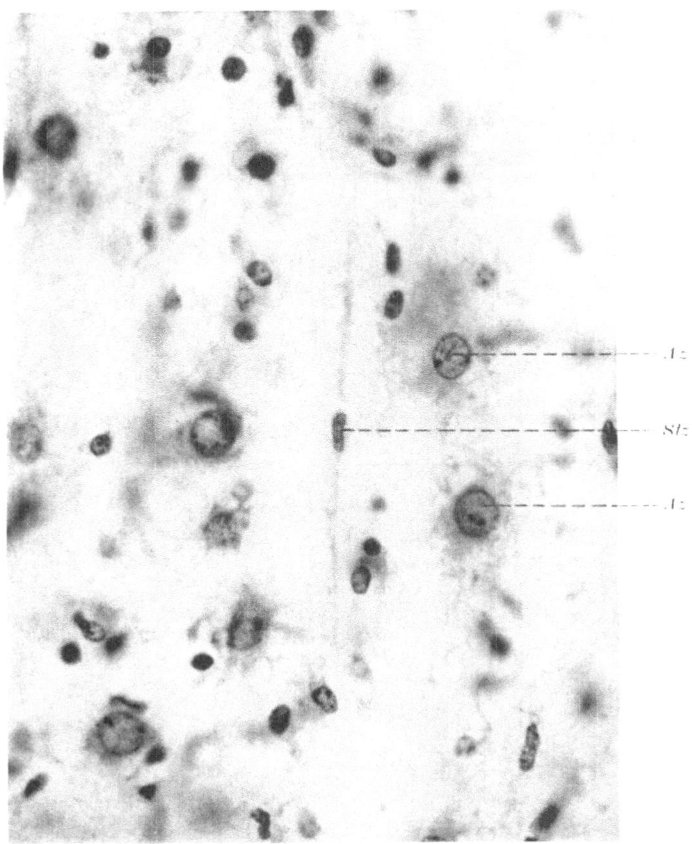

Abb. 5. Frische Gliareaktion mit Bildung eines Gliarasens aus gemästeten Astrocyten (*Az*) und einer Stäbchenzelle (*Stz*). Kind mit 9 Tage lang anhaltenden Krämpfen nach Strangulation. Nisslfärbung (F.A.-Nr. 239/49)

Das hier beschriebene Bild der elektiven Parenchymnekrose mit angemessener Gliareaktion sollte nirgends nennenswert überschritten sein, sofern man die Gewebsveränderung nach Qualität und Topik als Krampfschaden oder besser allgemein gesagt als ischämisch bedingt ansprechen will (SCHOLZ u. HAGER). Dennoch können auch intensivere Schädigungen vorkommen, wenn die Krampfstatus ungewöhnlich heftig sind, sich — z. B. bei symptomatischer Epilepsie — zusätzliche Noxen hinzugesellen oder sofern bestimmte Altersstufen z. B. die Ausbildung von Ödemen begünstigen. Ein nicht zu eiweißreiches *Ödem* allein schädigt nach SCHOLZ (1949) die Nervenzellen nicht. Es greift dagegen das Myelin an und führt zu deutlichen Gliareaktionen bis zu vollständigen Gewebsnekrosen (H. JACOB). Sofern sich im Status ischämisch-hypoxische Schädigungen mit ödematösen kombinieren, sind nach SCHOLZ die Nervenzellen meist schon elektiv durch die Ischämie geschädigt, bevor das Ödem die benachbarten Marksubstanzen angreift. Erweichungen, Blutungen, Cystenbildungen und ähnliche gemischte gliös-mesodermale Defekte, wie z. B. PREISWERK (1949) sie beschrieb, gehören nicht mehr zum Typ der Krampfschädigung.

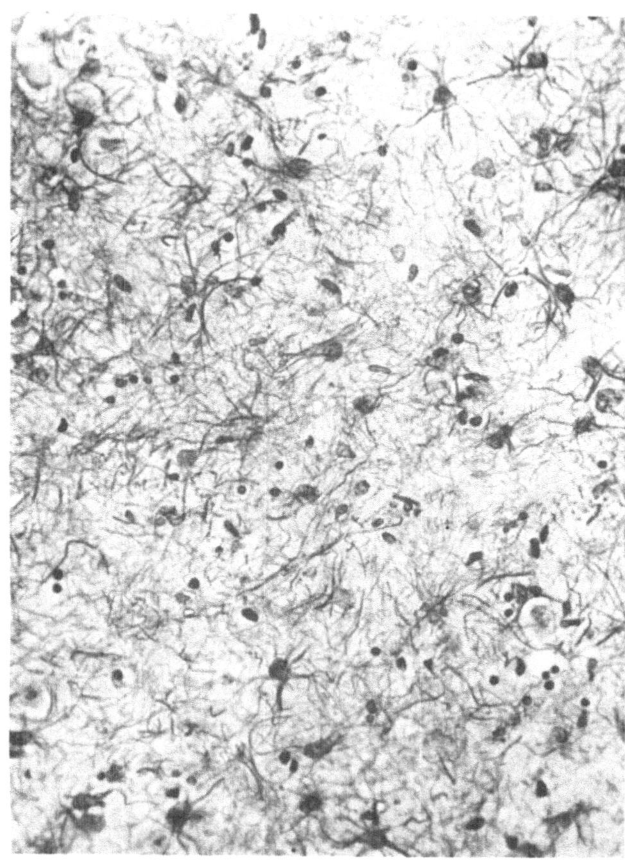

Abb. 6. Starke Proliferation faserbildender Astrocyten im Bereich des Endblattes eines Ammonshornes, in dem die Ganglienzellen nach einer Krampfserie weitgehend zugrunde gegangen sind. Gliafaserdarstellung nach HOLZER (F. A.-Nr. 19/56)

Die genannten Gewebsreaktionen, die auf der elektiven Parenchymnekrose beruhen und eine charakteristische Schadensverteilung zeigen, wurden in ihren verschiedenen Stadien am gründlichsten von SCHOLZ (1949) untersucht. Er schuf durch Sammlung bezeichnender Einzelfälle die Brücke zwischen den frischen Zellveränderungen und Erbleichungen bis zu den großräumigen Ulegyrien und konnte durch diese Stufenleiter zeitlich verschieden alter Gewebsschäden die Krampfgenese auch der alten Veränderungen wahrscheinlich machen, deren Entstehungsbedingung bis dahin oft unklar geblieben war. Es handelt sich — um dies nochmals zu sagen — um Befunde, die in gleicher Weise bei kryptogenen bzw. genuinen und bei symptomatischen Epilepsien vorkommen und die nicht als Ursache des Anfallsleidens angesprochen werden dürfen. Die Ursachen der symptomatischen Epilepsien werden wir in der folgenden Besprechung der Krampfschäden zunächst vernachlässigen, werden sie aber am Ende der Arbeit darstellen.

Die Veränderungen, die aus unserer Sicht heraus als Krampffolge angesprochen werden müssen, werden im allgemeinen auf den tonisch-klonischen, generalisierten Anfall bzw. auf den Status epilepticus bezogen. Wir werden bei unseren eigenen Fällen in der jetzt folgenden Aufschlüsselung auch zuerst die Fälle mit typischem Grand mal behandeln und erst anschließend die Jacksonanfälle, Dämmerattacken und anderen Anfallsformen. Wenn wir in Zukunft kurz von „Krampfschäden“ sprechen, so meinen wir Veränderungen, die dem eben geschilderten morphologischen Bild entsprechen. Es soll aber, um Mißverständnissen vorzubeugen, nochmals betont werden, daß es sich hierbei nicht um für Krämpfe spezifische Veränderungen handelt, sondern nur um Schäden, denen offenbar ein gemeinsames pathogenetisches Prinzip zugrunde liegt, die aber auch bei Nichtepileptikern, z. B. bei Rh-Encephalopathien (HAYMAKER), bei Mediastinaltumoren (KELLNER), bei Erstickungen (OPPERMANN u. ORTHNER), Paralytikern, Herzkranken oder Strangulierten vorkommen. Wir werden zeigen, inwieweit eine genaue histologische Analyse — z. B. des Ammonshorns — in der Lage ist, nicht selten die wahrscheinlichen Krampffolgen von senilen und paralytischen Veränderungen zu differenzieren.

Bei der Darstellung unserer Untersuchungsergebnisse haben wir darauf verzichtet, auf die in der alten Literatur mehrfach wiedergegebenen Beobachtungen von *Mikrodysgenesien* wie z. B. der Verlagerung von Nervenzellen in das Marklager oder auf die zum Teil traubenförmige Anhäufung von neuroblastenähnlichen Zellformen in der Rinde einzugehen, die erstmals von BEVAN-LEWIS u. TURNER, von GERSTMANN und auch von SCHOLZ geschildert wurden, auf die aber noch in jüngster Zeit z. B. JERVIS (1954) und KRAMER (1957) hinwiesen. KRAMER demonstrierte zwei Fälle von „genuiner“ Epilepsie, die lange Jahre anfallsleidend waren, bis sich ein Hirntumor entwickelte. Die morphologisch nachgewiesenen Entwicklungsstörungen wurden ebenso wie die Tumorentstehung auf eine gemeinsame dysontogenetische Wurzel zurückgeführt. KRAMER verweist in diesem Zusammenhang auf LUND (1952), der unter 960 Tumorfällen in 3,7% eine hereditäre Belastung mit Epilepsie fand. Bei unserem Material betrug sie 2,4% — eine Zahl, die u. E. nicht ausreicht, wie STEINER (1910) eine erhöhte Epilepsiebelastung im Sinne einer gemeinsamen dysontogenetischen Anlage anzunehmen. Von Interesse ist aber eine jüngst erschienene Arbeit von JANZ u. NEIMANIS. Die Autoren fanden in einem Fall von Impulsiv-Petit mal und Aufwach-Grand mal, also einer nach MUSKENS besonders reinen Epilepsieform, heterotope Nervenzellen in den Kleinhirnmarkstrahlen im Sinne einer Migrationshemmung, ferner ungewöhnlich hyperplastische Subependymzellen. JANZ u. NEIMANIS warfen die Frage auf, ob diese Zeichen einer Migrationsstörung etwas mit dem Manifestationstermin des Impulsiv-Petit mal zu tun haben.

Wir haben mangels ausreichender Befundberichte davon Abstand nehmen müssen, die krankhaften *Veränderungen an den Körperorganen* zu besprechen, obwohl die miliaren Nekrosen und Schwielen, die GRUBER u. LANZ sowie NEUBUERGER und später VOLLAND am Herzmuskel fanden, ebenso wie die von SINGER beobachtete Labyrinthschädigung darauf hindeuten, daß sich an den Körperorganen unter Umständen ähnliche Prozesse abspielen wie am Gehirn.

Erwähnt seinen aber die Untersuchungen über das *Hirngewicht der Epileptiker*. In der älteren Literatur finden sich seit ECHEVERRIA mehrfach Angaben darüber, daß das Hirngewicht bei Epileptikern überdurchschnittlich hoch sei. 10% der Gehirne wiegen bei GANTER über 1400 g. Die Extremwerte von 2170 g wurden von WIGLESWORTH u. WATSON gemessen. Eine Bestimmung des Durchschnittsgewichtes bei einem größeren Material von Epileptikergehirnen wird — worauf SCHOLZ hinweist — durch die Beimengung von Gehirnen erschwert, die durch die Grundkrankheit oder als Folge des Anfallsleidens Gewebsverluste erlitten, die das Hirngewicht vermindern. Auf der anderen Seite muß berücksichtigt werden, daß nach SCHALTENBRAND vor und nach dem Anfall, besonders nach einem Status epilepticus, die Gehirne eine Schwellung aufweisen, die sich luftencephalographisch durch eine bemerkenswerte Verschmälerung der Subarachnoidalräume nachweisen läßt. Wir mußten eine zu große Altersstreuung vermeiden und beschränkten uns daher bei der Bestimmung des durchschnittlichen Hirngewichtes auf die Fälle kryptogener Epilepsie und schlossen die Kinder- und Greisenhirne (unter 10 bzw. über 60 Jahre) aus. Das *Durchschnittsgewicht* der verbliebenen 47 Gehirne beträgt 1384 g. Es liegt damit im Rahmen der von H. VOGT, v. BISCHOFF und SPANN angegebenen Normalwerte. Unsere die Norm überschreitenden Maximalwerte betrugen 1635 und 1650 g. Die Kranken mit kryptogener Epilepsie, die hier allein zu berücksichtigen waren, zeigten im Durchschnitt demnach ein der Norm entsprechendes Hirngewicht. Alle derartigen Gewichtsbezeichnungen besitzen aber nur einen begrenzten Wert, da ihr Verhältnis zu der Schädelinnenraumgröße nicht angegeben wurde (REICHARDT).

D. Eigene Untersuchungen

1. Histopathologische Befunde an Gehirnen von Epileptikern mit generalisierten tonisch-klonischen Anfällen

Unter unserem Gesamtmaterial von 2243 Gehirnen befinden sich 435 Gehirne von Epileptikern. 376 dieser Kranken litten unter großen Anfällen, 97 hiervon auch an Status, weitere 14 davon erlitten angeblich nur einen Status, keine vereinzelten Anfälle. Da die vorliegenden anamnestischen Unterlagen keine Gewißheit boten, daß früher nicht doch hin und wieder einzelne Anfälle aufgetreten waren, haben wir diese 14 Fälle nur zu einigen Untersuchungen herangezogen (jeweils vermerkt). Meist beschränkten wir uns auf die 362 *Grand mal-Fälle* mit ausreichend gesicherten klinischen Daten.

Wir erwähnten nun bereits, eine welch große Bedeutung dem Manifestationsalter in der Entstehung der Krampfschäden zukommt. Stirbt ein Patient während seines ersten Anfalls, so kann man nicht damit rechnen, daß er morphologisch faßbare Folgen dieses Anfalles davongetragen hat. Es würde daher falsche Verhältnisse ergeben, wollte man bei der Beurteilung der prozentualen Häufigkeit der Krampfschäden auch jene Fälle mitberücksichtigen, die nur terminale oder ganz vereinzelte Anfälle erlitten haben (wie eingangs ausgeführt, zählen wir zu den 77 „terminalen“ Anfällen auch diejenigen 24 Fälle, die nur 1 bis 3 Anfälle im Leben durchmachten, ohne dies künftig eigens zu vermerken). Es ist also notwendig, von den 362 Grand mal-Fällen die 77 Fälle mit terminalen Anfällen abzuziehen. Es bleiben 285 Fälle für die Untersuchung übrig. Die Berechtigung zur Ausgliederung der terminalen Fälle erweist sich schon, wenn man vergleicht, in welcher Häufigkeit Veränderungen vom Muster der Krampfschäden bei beiden Gruppen vorkommen.

Von den 285 Grand mal-Fällen besitzen 173 Krampfschäden (60,7%), von den 77 „terminalen“ Fällen besitzen 10 Krampfschäden (13,0%).

a) Terminale Anfälle

Als Ursache der *terminalen Anfälle* deckte die morphologische Untersuchung folgende Krankheiten auf:

Entzündliche Prozesse	27
Ödeme und Schrankenstörungen	13
Kreislauf- und Gefäßkrankheiten	14
Tumoren	6
Hirnverletzungen	2
Thrombosen	4
Sonstiges (z. B. Leukodystrophie, Morbus Schilder, Pilzvergiftung, Morphinismus, Sturge-Weber, Mikrogyrien, Pubertas praecox u. a.)	11

Auffallend ist der große Anteil entzündlicher und mit Ödembildung einhergehender Prozesse.

Wir haben oben dargestellt, daß 6 Std in der Regel zwischen Gewebsschädigung und Tod vergehen müssen, bis man erwarten kann, ischämische Nervenzellveränderungen zu sehen. H. JACOB sah allerdings bei Strangulierten mit einer geringen Zeitspanne zwischen Strangulationsbeginn und Tod (er rechnet mit ½ Std) leichte Gewebsveränderungen, die es möglich erscheinen lassen, daß selbst terminale Krämpfe noch geringe Schäden hinterlassen. Dennoch wird man im allgemeinen mit solchen nicht zu rechnen brauchen. Um so beunruhigender ist die Feststellung, daß doch 10 unserer 77 Fälle mit terminalen bzw. vereinzelten Krämpfen (letzteres trifft für 24 Fälle zu) derartige Gewebsschäden aufweisen. Dieser Befund ließe die Deutung dieser Gewebsschäden als Krampffolge fragwürdig erscheinen, allerdings nur, wenn man sich nicht bewußt bliebe, daß das obengeschilderte Schädigungsmuster nicht elektiv durch Krämpfe, sondern durch jede mit ischämisch-hypoxischen Kreislaufstörungen einhergehende Noxe hervorgerufen werden kann.

Tatsächlich liegen bei diesen 10 Fällen pathogenetische Bedingungen vor, die es wahrscheinlich machen, daß die Gewebsschäden nicht — oder zumindest nicht nur — Folge der Krämpfe, sondern auf Noxen zu beziehen sind, die ihrerseits dazu in der Lage sind, das unspezifische Krampfschadenmuster hervorzurufen, so Narkosezwischenfälle, Eklampsie oder ähnliches. Ohne diese zusätzlichen Faktoren hätte der Krampf wahrscheinlich keine Gewebsschädigung hervorgerufen.

Ein Status epilepticus nach einem Curare-Narkosezwischenfall mit längerem Atemstillstand führte zu schweren Zellausfällen in Ammonshorn, Rinde, Kleinhirn, Pallidum und Oliven. Der Krampf spielt dabei gegenüber der langanhaltenden Asphyxie eine wahrscheinlich geringe Rolle in der Genese der Parenchymnekrosen. Zweimal lagen Gefäßwandveränderungen vor (luetische Meningoencephalitis, Periarteriitis nodosa), so daß die Krampfischämie eine bereits in Mitleidenschaft gezogene Hirndurchblutung antraf. Dasselbe gilt für einen Morbus Bürger, der mit Elektroschock behandelt worden war und bei dem sich ein totaler Ammonshornausfall fand. Bei einer progressiven Paralyse mit zwei Anfällen in der Anamnese sind die

Ausfälle in Rinde und Ammonshorn wahrscheinlich überhaupt krampfunabhängig, sie wurden aber doch hier dazugezählt. Zwei Fälle von Keuchhustenencephalopathie, je eine Vaccinations- und Masernencephalitis zeigten neben Ammonshornausfällen eine Störung der Blut-Hirn-Schranke. Dasselbe zeigte ein in extenso von MERIWETHER, HAGER u. SCHOLZ publizierter Fall: Ein siebenjähriges Kind hatte mit 1 und mit 3 Jahren Diphterieserum gespritzt bekommen, beim zweitenmal unter Auftreten einer Serumkrankheit. Wegen eines verdächtigen Halsbefundes erhielt es mit 7 Jahren nochmals Diphterieserum gespritzt. 1½ Std später wurde es bewußtseinsgetrübt, cyanotisch, schließlich asphyktisch. Unter dem Verdacht auf ein Glottisödem wurde intubiert. Bei der Klinikaufnahme wirkte der Zustand sehr bedrohlich, besserte sich am folgenden Tage aber, um sich am dritten Krankheitstage erneut rapid zu verschlechtern, wobei choreoathetotische Bewegungen auftraten. Die Mutter beobachtete einen Anfall. Das Kind wurde stuporös und verfiel langsam in das Bild einer Enthirnungsstarre. Es starb am 21. Krankheitstag. Morphologisch fanden sich Erbleichungen des Sommerschen Sektors, des ganzen Striatums, geringer auch des äußeren Pallidumgliedes, begleitet von einer beginnenden Glia- und Gefäßreaktion. Im Mark bestand eine Ödemnekrose. Sicher spielt der Krampf bei diesem Fall für die Entstehung der Gewebsschäden kaum eine Rolle.

b) Verteilung der Krampfschäden

Wenden wir uns nun den *285 Fällen mit häufigeren großen Anfällen* zu. 173 oder 60,7% besitzen Schäden, die hier nun nicht durch krampfunabhängige Noxen erklärt werden können wie bei den eben genannten terminalen Krämpfen, sondern die den Krämpfen selbst zur Last gelegt werden müssen. Die Schäden verteilten sich folgendermaßen auf die verschiedenen Hirnregionen:

Ammonshorn . . .	112	(39,6%)
Übrige Großhirnrinde	89	(31,2%)
Kleinhirn	78	(31,8%)
Thalamus	54	(18,9%)
Oliven	22	(7,7%)
Striatum	7	(2,5%)
Pallidum	6	(2,1%)

Bevor wir auf die Einflüsse der Anfallshäufigkeit auf die Entstehung der Krampfschäden und auf die Wirkungen der Krampfschäden auf die Lebensdauer der Epileptiker eingehen, seien die Schäden am Ammonshorn, an der Großhirn- und Kleinhirnrinde näher betrachtet, da sich hierbei interessante pathogenetische und diagnostische Probleme ergeben.

c) Krampfschäden am Ammonshorn

Fast 40% unserer 285 Epilepsiefälle besaßen Schäden am Ammonshorn (Abb. 7, 8 u. 15). Unsere Untersuchungen beschränkten sich dabei auf die Durchmusterung der üblichen Frontalabschnittebene. Unser Prozentwert ist daher als Mindestwert zu betrachten, der sich bei der Anwendung von Stufenschnitten durch die Ammonshörner beider Seiten wahrscheinlich erhöhen würde. Die Tatsache, daß unser Material den Zeitraum von 15 Jahren umfaßt und nicht vollständig selbst untersucht werden konnte, bringt es außerdem mit sich, daß nur bei einem Teil der Fälle die Ammonshörner beider Seiten für die Auswertung herangezogen werden konnten. Auch unter diesem Gesichtspunkt sind die tatsächlichen Krampfschäden am Ammonshorn wahrscheinlich häufiger, als es nach unseren Prozentsätzen erscheint. Diese Einschränkungen müssen berücksichtigt werden, wenn man unsere Zahlen mit denen anderer Autoren vergleicht:

ALZHEIMER (1907)	50—60%	von 63 Fällen
BRATZ (1920)	50%	von 70 Fällen
BRATZ u. GROSSMANN (1923)	58,9%	von 34 Fällen
SPIELMEYER (1927)	80%	von 126 Fällen
MEYER u. BECK[1] (1955) . .	60%	von 20 Fällen
MOREL u. WILDI (1956) . .	20,5%	von 78 Fällen
CORSELLIS (1957)	24,6%	von 64 Fällen
PEIFFER (1960)	39,6%	von 285 Fällen

In diese Zusammenstellung wurden nur diejenigen Autoren aufgenommen, die sich auf histologische Untersuchungen stützen, nicht also die Klassiker BOUCHET, BERGMANN, PFLEGER, HEMKES, SOMMER usw., die mit ihren Prozentangaben nur von der sicht- und tastbaren Atrophie bzw. Sklerose des Ammonshorns ausgingen. Vergleicht man die Prozentwerte, so konzentrieren sie sich auf die Werte um 50 bis 60%. Auffallend ist der niedrige Wert von 20,5% bei MOREL u. WILDI. Wir werden später zeigen, daß hieran wahrscheinlich der hohe Altersdurchschnitt des Materials Schuld trägt. Das andere Extrem — SPIELMEYER mit 80% — ist wohl darauf zurückzuführen, daß in dieser Zahl gleichzeitig auch die Kleinhirnveränderungen enthalten sind, der Wert sich also gar nicht nur auf die Ammonshornschädigung bezieht. Unser Prozentsatz liegt in der Mitte und dürfte insofern ausreichend fundiert sein, als er sich auf das größte Ausgangsmaterial stützt.

Bezüglich der *Seitenverteilung* der Ammonshornveränderungen hatten BRATZ u. LEUBUSCHER schon 1906 darauf hingewiesen, daß sich bei etwa der Hälfte der Fälle die Sklerose nur einseitig findet, und zwar — bei symptomatischer Epilepsie — auf der Seite des Herdes. Wir können diese Feststellungen bestätigen. Auch bei nur kleinen Herden wie z. B. einem kaum bohnengroßen Angiombezirk an dem medialen Temporallappenpol (Abb. 21, S. 113) fand sich eine ausschließlich gleichseitige Veränderung. Bei der genetischen Deutung dieser herdgleichseitigen Schädigung wird man daran denken müssen, daß ein begleitendes Hirnödem zur Drucksteigerung, zu Massenverschiebungen und sekundär zu Kreislaufstörungen mit Minderdurchblutung der geschädigten Hemisphäre führen kann. Durch die Untersuchungen von LINDENBERG, auf die wir später zu sprechen kommen werden, wissen wir, daß gerade die Hippocampusgegend derartigen Massenverschiebungen besonders ausgesetzt ist.

Eine Aufschlüsselung der Schädigungen nach den verschiedenen cytoarchitektonischen Feldern (s. Abb. 8) und nach den Beziehungen zu Anfallshäufigkeit, Manifestationsalter u. ä. wurde von MOREL u. WILDI sowie CORSELLIS vorgenommen. In unserem Material verteilten sich die Schädigungen folgendermaßen:

Totalausfall	3	Subiculum	17
Sommerscher Sektor	79	Körnerschicht . . .	17
Endblatt	49	Ohne Prädilektion .	24
Resistenter Bandteil	27		

[1] MEYER u. BECK sowie CAVANAGH u. MEYER lenkten die Aufmerksamkeit auf die Veränderungen im Nucleus amygdalae. Wir konnten diese Region nicht mehr bei so vielen Gehirnen untersuchen, daß es sinnvoll gewesen wäre, sie hier statistisch auszuwerten.

Die Gesamtzahl ist wegen der Kombination verschiedener Feldausfälle größer als die Fallzahl von 112.

Unsere Aufstellung bestätigt die von SOMMER erstmals an Hand eines histologisch untersuchten Falles festgestellte erhöhte Vulnerabilität des Feldes h_1. Interessant ist, daß der „resistente Bandteil" (SPIELMEYER) — das Feld h_2 — keineswegs so resistent ist, wie man gewöhnlich anzunehmen geneigt ist. Im Vergleich zu den Angaben der alten Literatur ist bemerkenswert, daß wir bei 37 Fällen

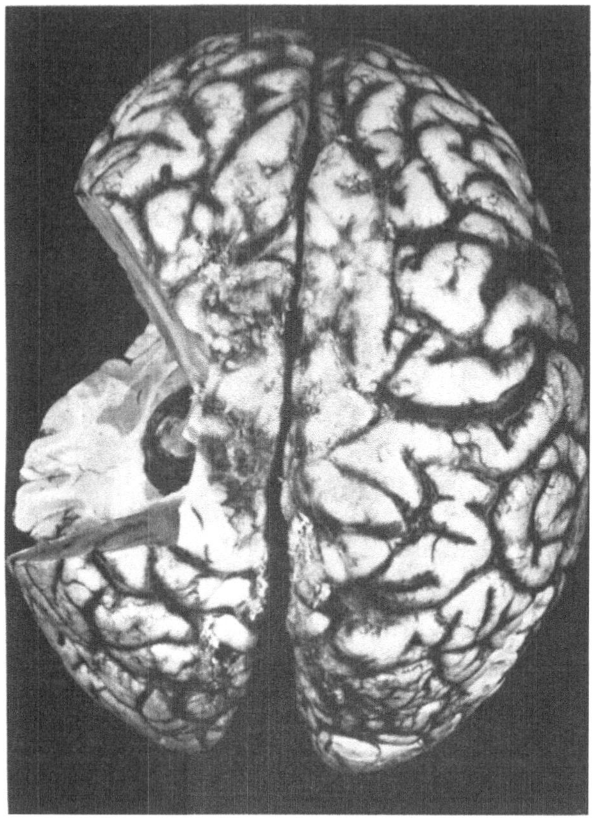

Abb. 7a. Präparation der Hippocampusformation. Blick von dorsal zur Erläuterung der Keilexcision. In der Tiefe an der Medialseite des Temporallappens das von Plexus bedeckte Schläfenhorn des Seitenventrikels mit dem Ammonshorn.

bereits makroskopisch bzw. durch Tasten die Atrophie oder Sklerose des Ammonshornes nachweisen konnten (12,9%).

Feldausfälle sind verhältnismäßig selten; im allgemeinen handelt es sich um eine mehr oder weniger ausgeprägte Lichtung des Nervenzellbestandes, die die Feldgrenzen auch überschreiten kann, meist aber doch eine deutliche Feldbetonung erkennen läßt.

Besonders in Anbetracht der sorgfältigen Untersuchung von MOREL u. WILDI ist es notwendig, diese bei Epileptikern gewonnenen Zahlen mit einer größeren Zahl von Nichtepileptikern zu vergleichen. MOREL u. WILDI hatten ja bei Nichtepileptikern in 41%, bei Krampfkranken aber nur bei 21,8%[1] Ammonshornschädigungen gefunden, womit ein entscheidendes Argument gegen die ischämisch-vasale Genese dieser Veränderungen gegeben wäre. Wir zogen daher *zum Vergleich 1881 Sektionsfälle* von Patienten heran, die nicht an Anfällen gelitten hatten. Von diesen besaßen 177, also 9,4%, Ammonshornveränderungen (gegenüber 30,6% bei unseren Krampfkranken). Bevor wir auf die Ursachen dieser Diskrepanz zwischen unserem Material und dem von MOREL u. WILDI eingehen, sei

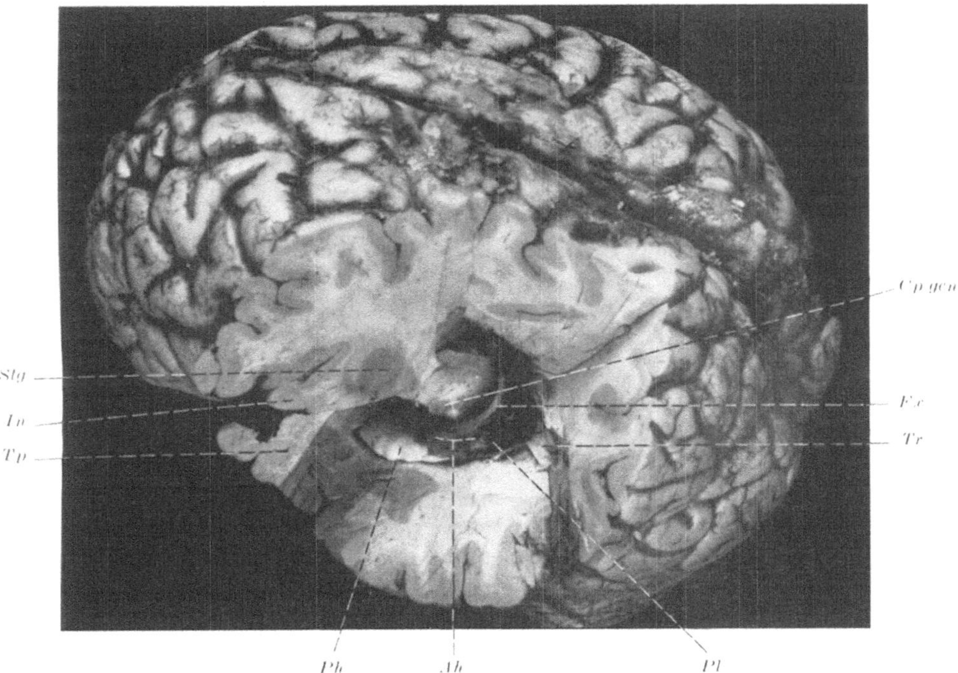

Abb. 7b. Präparation der Hippocampusformation. Blick von hinten oben. Bei *Ph* liegt der Pes hippocampus, dem sich occipitalwärts die dem Unterhorn zugewandte Fläche des Ammonshornes (*Ah*) anschließt, die von Plexus chorioideus (*Pl*) bedeckt ist. Vom Ammonshorn ziehen die zum Corpus mamillare verlaufenden Bahnen durch die Fornices (*Fx*), die sich hier medialwärts zur Lyra zusammenschließen. Am Trigonum (*Tr*) sieht man den Übergang zum Hinterhorn und zur Cella media des Seitenventrikels. *Cp gen* = Corpus geniculatum laterale, *Stg* = Putamen und Pallidum, *In* = Inselrinde, *Tp* = Temporalpol

ein Blick auf die Ursachen erlaubt, die bei den 177 Nicht-Epileptikern wahrscheinlich für die Entstehung der Ammonshornschädigung verantwortlich zu machen sind. Man kann die 177 Fälle in mehrere Gruppen aufteilen, denen verschiedene genetische Prinzipien zugrunde liegen:

a) Sauerstoffmangel (10 Fälle) (2 Morbus coeruleus, 1 CO-Vergiftung, eine Amniongeburt, 1 Spättod nach Strangulation, 4 Fälle von Kernikterus, 1 dekompensiertes Herzvitium).

b) Frühkindliche, circumnatale oder fetale Hirnschädigungen (14 Fälle) (5 Fälle von Littlescher Krankheit, 1 Schwachsinn bei Zangengeburt, 7 Fälle von Idiotien, 1 Säuglingsintoxikation).

[1] MOREL u. WILDI geben 20,5% an, ausgehend von 16 Fällen von Epileptikern mit Ammonshornausfällen. Auf ihren Tabellen führen sie aber 17 Fälle, die wir mit 21,8% berechneten.

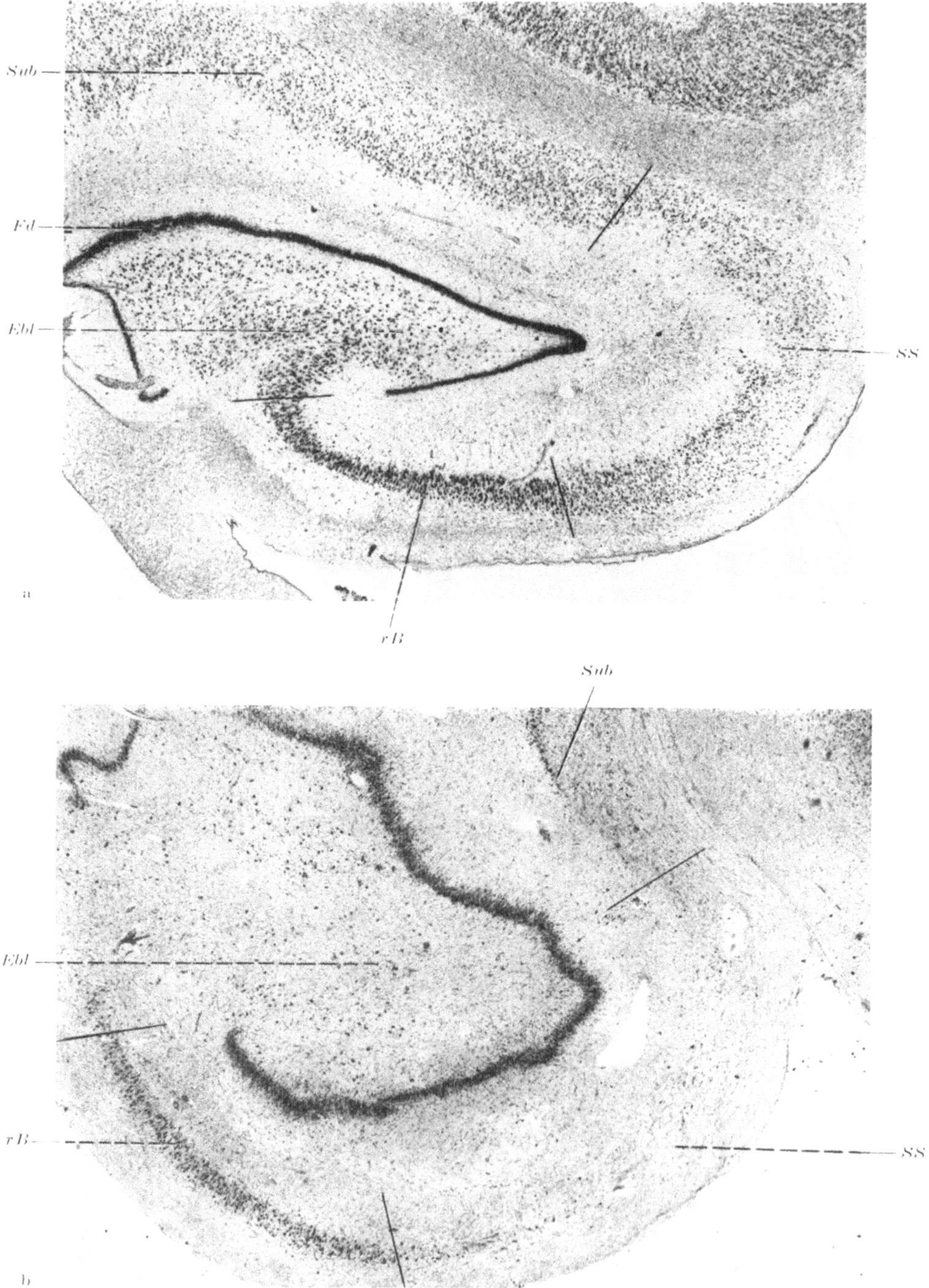

Abb. 8a u. b. Ammonshorn. a Typischer Querschnitt mit normalem Zellbild (*Ebl* = Endblatt, *Fd* = Fascia dentata, *rB* = resistenter Bandteil, *SS* = Sommerscher Sektor, *Sub* = Subiculum). Nisslfärbung (F. A.-Nr. 112/55). b Ganglienzellausfall im Endblatt und im Sommerschen Sektor bei einem Epileptiker. Nisslfärbung (F. A.-Nr. 55/49)

c) Kreislaufschäden (21 Fälle) (14 Arteriosklerosen, 2 Fälle von Morbus Bürger, 1 Myelitis necroticans, 4 unklare, diffuse Kreislaufstörungen).

d) Entzündungen (48 Fälle) (23 progressive Paralysen, 2 Lues cerebrospinalis, 2 juvenile Paralysen, 13-Meningoencephalitiden, 4 metastische Herdencephalitiden, 2 Virusencephalitiden, 1 Hirnabsceß, 1 Fall von multipler Sklerose).

Ein Teil der Meningoencephalitiden dürfte hier eigentlich nicht berücksichtigt werden, da die Ammonshornausfälle im Entzündungsbereich der Meningitis liegen.

e) Prozesse mit Hirndruck oder mit Schrankenstörung (6 Fälle) (4 Tumoren, 1 Urämie, 1 Hepar lobatum mit Schrankenstörungen).

f) Präsenile und senile Krankheiten bzw. Systematrophien (73 Fälle) (14 Fälle von Morbus Pick, 19 Fälle von Alzheimerscher Krankheit, 40 sonstige präsenile und senile Abbauprozesse.

g) Verschiedenes (z. T. ungeklärt) (6 Fälle) (1 Morbus Wilson, 1 unbehandelte Schizophrenie, 1 Morphinismus, 1 Pneumonie, 1 Myokardschaden, 1 temporale gedeckte Hirnverletzung).

Man kann diese Fälle ungezwungen in drei große pathogenetische Gruppen zusammenschließen:

1. Mitwirkung eines O_2-Mangels (a + b + c) . . . 45 Fälle
2. Mitwirkung einer Schrankenstörung (d + e + g) 59 Fälle
3. Senile Prozesse (f) . . . . 73 Fälle

Wir wissen durch die Untersuchung der Spielmeyer-Scholzschen Schule, daß das Ammonshorn sowohl gegenüber der akuten Ischämie (epileptischer Anfall) als auch der chronischen Hypoxie vulnerabel ist. Es ist daher nicht verwunderlich, daß sich unter den anfallsfreien Fällen dann eine Ammonshornschädigung findet, wenn eine stärkere Hypoxie das Krankheitsbild prägte. Bei diesen Fällen befindet sich die Schädigung erwartungsgemäß vorwiegend im Sommerschen Sektor. Die praesenilen und senilen Krankheiten decken sich in der Verteilung der Nervenzellveränderungen z. T. mit den ischämisch bedingten, insbesondere hinsichtlich des Sommerschen Sektors (von Braunmühl spricht geradezu von einer „senilen Ammonshornsklerose"). Darüber hinaus liegen die Akzente — ganz abgesehen von dem gesamten Schädigungscharakter mit senilen Plaques, granulovacuolärer Degeneration und Fibrillenveränderungen — aber doch anders. Das Subiculum und die übrige Rinde der Hippocampusregion sind weit intensiver betroffen als bei den ischämischen Schädigungen. Dies drückt sich auch bei unseren Fällen aus. Von den 73 senilen Krankheiten besaßen z. B. 34 Zellveränderungen im Subiculum.

Gerade der Anteil seniler Kranker bestimmt nun das Material von Morel u. Wildi. Das *Durchschnittssterbealter*, das wir aus ihren Tabellen berechneten, liegt bei 65 Jahren, das unseres Materials aber bei 28½ Jahren. Das Durchschnittsalter lag bei Corsellis mit 57 Jahren ebenfalls ungewöhnlich hoch. Im einzelnen verteilen sich die Fälle folgendermaßen auf die verschiedenen Sterbealtersgruppen:

Sterbealter	Morel u. Wildi (78 Fälle)	Unsere 285 Fälle (ohne terminalen)	Unsere 362 Fälle (mit terminalen)
0— 3	—	13,3%	16,3%
4—12	1,3%	14,0%	13,0%
13—25	2,7%	18,2%	17,4%
26—43	9,0%	28,2%	26,7%
44—59	19,2%	18,9%	18,3%
60—80	48,6%	7,4%	8,0%
über 80 Jahre	19,2%	—	0,3%

Es finden sich also beträchtliche Differenzen in der Altersverteilung der Fälle. Das Überwiegen hoher Altersklassen bei Morel u. Wildi bringt es mit sich, daß Kranke mit schweren, anfallsreichen Epilepsien selten sind. Wie sehr die Anfallshäufigkeit aber Einfluß auf die Entstehung der Krampfschäden nimmt, werden wir weiter unten zeigen. Sind in einem Ausgangsmaterial 67,8% der Patienten über 60 Jahre alt (gegenüber 8,3% bei uns), so kann man schließen, daß der Anteil genuiner Epileptiker gering ist. Diese erreichen im allgemeinen ein solches Alter nicht (s. unten). Bei dem Vergleich muß schließlich noch berücksichtigt werden, daß MOREL u. WILDI auch Fälle mit einzelnen Gelegenheitskrämpfen aufnahmen. Um diese Differenz auszuschalten, haben wir in der dritten Säule unserer Aufstellung unsere Fälle mit vereinzelten und terminalen Anfällen mit aufgeführt. Der Altersunterschied bleibt auch hierbei bestehen.

Bei dem Überwiegen alter Menschen kann damit gerechnet werden, daß unter dem Material von MOREL u. WILDI auch in höherem Maße Veränderungen zu finden sind, die vom ischämischen Prädilektionstyp abweichen. Daher sei ein Vergleich der Herdverteilung gegeben.

	MOREL u. WILDI (351 Fälle)	Unsere 362 Fälle
Feld h_1, Sommer-Sektor, HE 2α + HE 1β	138	113[1]
Feld h_2, resist. Bandteil HE 2β	35	31
Feld h_3, Endblatt, HF	18	54
Subiculum, HE 1α, HD	30	22
Hippocampus-Isocortex HC	10	—[2]

[1] Einschließlich 24 Fälle ohne Prädilektion. — [2] Nicht regelmäßig untersucht.

Die Übersicht zeigt, daß bei MOREL u. WILDI die Veränderungen im Subiculum und dem Hippocampus-Isocortex tatsächlich — wie zu erwarten — häufiger sind (das Überwiegen der Veränderungen im Endblatt ist schwer erklärbar). Dies wird noch deutlicher, wenn man den Prozentsatz der Subiculumschäden an den Ammonshornveränderungen vergleicht. Er beträgt bei:

MOREL u. WILDI (Gesamtmaterial) . . . . 31,3%[1]
unserem Epilepsiematerial 18,4%
unserem Gesamtmaterial ohne Epilepsie 34,6%

Wir hatten früher gezeigt, daß sich unter unseren Fällen ohne Krämpfe, aber mit Ammonshornveränderungen viele senile Prozesse und entzündliche Krankheiten befinden, darunter progressive Paralysen, die mit besonderer Vorliebe zu Nervenzellschädigungen und entzündlichen Veränderungen im Ammonshorn führen (MERRITT 1931). Von einem „Krampfschadenmuster" kann bei diesen Krankheiten in der Regel nicht gesprochen werden, da die jeweilige Krankheit mit ihrer entzündlichen Reaktion oder den begleitenden Plaques und Fibrillenveränderungen das Bild prägt. Die diffuse, unregelmäßige Verteilung der Kreislaufschäden bei der Arteriosklerose, die MOREL u. WILDI beschreiben, können wir bestätigen. Demgegenüber bildet die Feldverteilung bei senilen Prozessen und bei den ischämisch bedingten Kreislaufschädigungen einigermaßen charakteristische Muster (v. BRAUNMÜHL 1938). Sie treten bei MOREL u. WILDI ebenso deutlich hervor wie bei uns. Wenn die beiden Autoren bei Nichtepileptikern häufigere Ammonshornveränderungen finden als bei ihren Epilepsien, so spricht dies für den hohen Anteil seniler Prozesse, Paralysen und ähnlicher Krankheiten, der sich ja, wie erwähnt, auch in der Altersgruppierung ausdrückt. Wir sind auf die Differenzen unserer beiden Untersuchungsreihen deswegen so breit eingegangen, weil MOREL u. WILDI eine so ungewöhnlich gründliche und wertvolle Arbeit vorlegen, daß der eine

[1] Bei Einbeziehung des Feldes HC, ohne dieses (30 von 28) ergeben sich 23,4%.

Punkt, an dem wir ihren Schlüssen nicht folgen, ausführlich begründet werden mußte. Wenn MOREL u. WILDI — vor allem auf Grund des hohen Prozentsatzes der Ammonshornschäden bei Nichtepileptikern — äußern, daß die Rolle der Epilepsie bei der Entstehung von Ammonshornausfällen, sofern sie überhaupt besteht, sekundär ist, so können wir dieser Deutung auf Grund unserer Ergebnisse nicht folgen. Wir sind aber ganz ihrer Meinung, daß begleitende Hypertonien und Arteriosklerosen die Entstehung ischämisch bedingter Krampfschäden wesentlich begünstigen (s. auch CORSELLIS 1957). Für das Verständnis der Herdverteilung sind ihre Feststellungen von besonderem Interesse, wonach sich die Felder HD und HC von den übrigen Ammonshornfeldern bei Benzidinfärbung angioarchitektonisch dadurch unterscheiden, daß nur sie noch wie die normale Rinde zu den Meningen perforierende Gefäße besitzen. Wir kämen damit zu der Frage, worauf die elektive Vulnerabilität des Ammonshorns beruht. Die Beantwortung dieser Frage soll aber ebenso wie die Erörterung anderer genetischer Momente später erfolgen, wenn das Thema der temporal herniation besprochen wird.

Erwähnt werden muß aber die Feststellung von MEYER, BECK u. SHEPHERD (1955), wonach Ammonshornveränderungen vor allem bei denjenigen Patienten vorkommen, bei denen die Anfälle schon im frühen Kindesalter begannen. Sie schließen hieraus, daß Geburtsschädigungen, wie sie EARLE, BALDWIN u. PENFIELD zur Erklärung der Ammonshornsklerosen angenommen hatten, offenbar eine wesentliche Rolle spielen. CORSELLIS bestätigte das bevorzugte Auftreten der Ammonshornschäden bei Kindern mit früher Manifestation des Anfallsleidens, das übrigens schon von PFLEGER und von BRATZ u. GROSSMANN (1923) bemerkt worden war. CORSELLIS hält es für möglich, daß der im Kindesalter häufigere *Status epilepticus* ebenfalls eine Bedeutung für die Genese der Ammonshornschädigung hat. Wir versuchten der Frage nach dem bevorzugten Befall des Ammonshorns bei Kindern mit frühem Beginn des Anfallsleidens nachzugehen. Wir haben hierzu die Fälle mit Ammonshornschädigungen denjenigen ohne solche, aufgeschlüsselt nach dem Manifestationsalter, gegenübergestellt (ohne terminale Anfälle).

Manifestations-alter	Fälle mit Ah-Schädigung	Fälle ohne Ah-Schädigung
0— 3	30 + 10 mit Status = 40	48
4—12	26 + 1 mit Status = 27	29
13—18	11 + 1 mit Status = 12	17
19—35	15 + 1 mit Status = 16	31
über 36	9 + 2 mit Status = 11	35
?	7 + 1 mit Status = 8	11

Dabei ergibt sich, daß man nicht behaupten kann, daß ein frühes Manifestationsalter besonders zu Ammonshornausfällen disponiert oder daß Ammonshornschädigungen, falls man sie als Anfallsursache betrachten will, einen besonders frühzeitigen Beginn des Anfallsleidens mit sich bringen. Ein Status epilepticus in den ersten Lebensjahren begünstigt dagegen offenbar das Auftreten der Ammonshornschädigungen. Wir werden dies weiter unten bestätigt sehen, wenn wir den Einfluß der Anfallsfrequenz auf die Entwicklung der Krampfschäden betrachten. Die in der Aufstellung genannten Fälle von Ammonshornschädigung sind übrigens keineswegs alle ohne Krampfschäden. Es kommen eine Reihe von Fällen vor, die nur Klein- oder Großhirnrindenausfälle besitzen, ohne daß das Ammonshorn beteiligt wäre. Wenn dieses auch prozentual am häufigsten betroffen ist, so besagt dies nicht, daß die prozentuale Reihenfolge der Schäden beim Einzelfall eingehalten wird.

d) Krampfschäden an der Großhirnrinde

Ebenso wie der Gyrus hippocampus können auch die übrigen Rindenbezirke des Großhirns Veränderungen zeigen, die als Krampfschaden angesprochen werden müssen. Wie dort findet man disseminierte ischämische Nervenzellveränderungen, Erbleichungen und gliöse Narbenzustände, je nachdem, wie lange die Schädigung überlebt wurde. Von unseren 285 Grand mal-Fällen zeigten bei einer Routineuntersuchung der Frontal-, Temporal- und Zentral-, in vielen Fällen auch der Occipitalregion 89 Veränderungen vom Typ der Krampfschäden. Darunter befinden sich 51 Fälle, in denen sich die Veränderungen auf disseminierte, kleinherdförmige, laminäre oder pseudolaminäre Schädigungen beschränken. In 38 Fällen waren die Rindenveränderungen ausgedehnter. Sie erreichten Grade bis zur Ausbildung von Ulegyrien[1] (Abb. 11, 12 u. 13) (in 9 Fällen), lobären Sklerosen (in 19 Fällen) oder sogar Hemisphärenatrophien (in 10 Fällen). Die Frage, ob es berechtigt ist, auch diese Fälle unter die Krampfschäden einzureihen, soll erst später in einem eigenen Abschnitt beantwortet werden, da hierzu umfangreiche Vergleichsuntersuchungen herangezogen werden müssen.

Die 89 Fälle verteilen sich auf folgende Hirnregionen:

Frontal	4
Zentral	48
Temporal	1
Occipital	26
Hemisphärenatrophien	10

In den letzten beiden Posten sind die meisten der großräumigen Kreislaufschäden enthalten.

e) Krampfschäden am Kleinhirn

Auf die Veränderungen in der Kleinhirnrinde, deren leichtesten Grad die disseminiert auftretende homogenisierende Erkrankung der Purkinjezellen darstellt, hat erstmals Spielmeyer mit Nachdruck hingewiesen. Diese Form der Zellerkrankung deckt sich mit der ischämischen Zellveränderung der Großhirnrindenzellen (Scholz). Nicht mehr ganz frische Rindenschäden sind besonders gut an Hand des sog. *Gliastrauchwerks* (Abb. 4) zu beurteilen, das durch proliferierende Gliazellen gebildet wird, die sich an die Zellausläufer der zugrunde gehenden Purkinjezellen anlagern. Außer der Rinde sind auch die zentralen Kerne des Kleinhirns beteiligt, was durch von Braunmühl sichergestellt wurde. Scholz konnte in seiner Krampfschadenmonographie zeigen, daß über die disseminierte Schädigung der Purkinjezellen hinaus auch umfangreichere Schäden als Folge der Krämpfe auftreten können. Hierzu gehören Untergänge von Körnerzellen bis zum Bilde der

[1] Dieser Ausdruck wurde von Bresler (1899) geschaffen, um die Narbenbildungen (Pseudomikrogyrien) von den Fehlbildungen infolge von Anlagestörungen (Mikrogyrien) abzugrenzen (gr. ἡ οὐλή = die Narbe).

Läppchenatrophie (LIEBERS, SCHERER). Zurück bleiben nur noch die Bergmannschen Gliazellen, die den ursprünglichen Rindenverlauf anzeigen. Im extremen Fall können ganze Kleinhirnlappen oder -hemisphären atrophisch werden (SCHOLZ, COLLE, HABERLAND sowie DECHAMPS, COLLE u. HOZAY 1958), wobei die zentralen dem Mark zugelegenen Rindenabschnitte im allgemeinen stärker betroffen sind. SCHOLZ führt dies darauf zurück, daß es hier im Stadium der Blutstauung und Vergrößerung des Hirnvolumens während des Krampfes zu einer Kompression der Pialgefäße kommt, wodurch diese Gebiete ebenso wie die Windungstäler der Großhirnrinde schlechter durchblutet werden (Abb. 9). Die Schichtenvulnerabilität mit der hohen Empfindlichkeit dei Purkinjezellen ist nach SCHOLZ nur im Sinne der Pathoklise (O. VOGT) zu deuten. Diese Zellen besitzen also offenbar infolge ihrer physikalisch-chemischen Eigenschaften eine besondere Empfänglichkeit für Sauerstoffmangel. Von Interesse ist die Hypothese von HABERLAND, wonach die Kleinhirnveränderungen eine toxische Folge der Hydantoinbehandlung sei. Die Autorin erinnert dabei an die ataktischen Symptome, die bei höherer Dosierung von Diphenylhydantoin auftreten können. Dagegen sprechen allerdings die älteren Befunde.

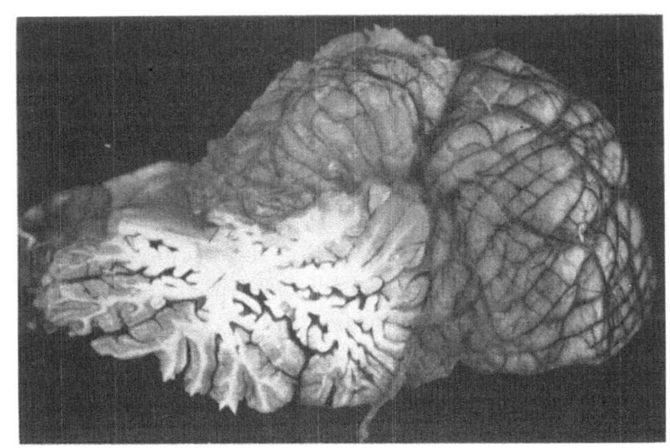

Abb. 9. Zentrale Läppchennekrose im Kleinhirn nach 3 Tage lang anhaltenden Krämpfen ab 19. Lebenstag. Normale Geburt (F.A.-Nr. 330/50)

Über die Häufigkeit von Kleinhirnveränderungen bei Epileptikern fehlen statistische Untersuchungen. Wir fanden unter unseren 285 Grand mal-Fällen bei 78 Fällen Kleinhirnveränderungen. Sie verteilen sich folgendermaßen:

Disseminierte Schädigung bzw. Ausfall der Purkinjezellen	59mal
Disseminierte Schädigung bzw. Ausfall der Dentatumzellen	19mal
Disseminierte Schädigung bzw. Ausfall der Körnerzellen	7mal
Läppchenatrophien ohne nähere Prädilektion	4mal
Läppchenatrophien zentral	4mal
Läppchenatrophien peripher	4mal
Läppchenatrophien im Wurm	2mal
Hemisphärenatrophie	5mal

Es überwiegen also bei weitem die disseminierten Zellschädigungen der Purkinje- und der Dentatumnervenzellen. Die umfangreicheren Kreislaufstörungen bis zum Grade der Hemisphärenatrophie sind dagegen selten. Inwieweit man berechtigt ist, sie als Krampfschäden anzusprechen, werden wir später bei Behandlung der lobären Sklerosen sehen.

Auf die übrigen bei Epileptikern anzutreffenden Veränderungen (Thalamus, Striatum, Pallidum, Oliven) gehen wir nicht näher ein. Abgesehen von den obengenannten Häufigkeitsverteilungen sind zahlenmäßige Aufschlüsselungen hierbei nicht vorgenommen worden. Die Zahlen wären zu klein, um Aussagen zu erlauben. Die Chaslinsche Randsklerose ist bei weitaus den meisten Epileptikergehirnen nachzuweisen. Wir führten keine Vergleichsuntersuchungen mit Normalgehirnen aus.

Die reine Aufzählung, wie häufig diese oder jene Gewebsschädigung bei Epilepsie vorkommt, besagt noch nicht viel über ihre Genese. Setzt man voraus, daß die Anfälle Schuld an der Entwicklung dieser Schäden tragen, so muß man annehmen, daß zwischen der Anfallshäufigkeit und dem Grad der Gewebsschäden lineare Beziehungen bestehen. Man dürfte annehmen, daß stärkere Gewebsschädigungen die Lebenserwartung verringern. Diese Fragen sollen nun nachgeprüft werden.

f) Beziehungen zwischen Anfallsfrequenz und Häufigkeit der Krampfschäden

Beobachtet man einen Epileptiker, der innerhalb eines Tages mehrere generalisierte Anfälle erleidet oder gar in einen Status epilepticus gerät, so gewinnt man in der Regel den Eindruck, daß die psychischen Störungen wie z. B. die Schwerbesinnlichkeit und die neurologischen Symptome sich von Krampf zu Krampf verstärken, daß z. B. ein anfangs nur unmittelbar nach dem Anfall nachweisbares Babinskisches Zeichen schließlich auch im Intervall konstant zu erhalten ist. Diesem klinischen Eindruck entspricht das EEG, in dem sich die Allgemeinveränderung während des Anfallsintervalls verschlimmert. Nach wiederholten Anfällen dauert die Zeit, bis das EEG sich wieder normalisiert, wesentlich länger als nach einem vereinzelten Anfall. Dieser schädigende Einfluß gehäufter Anfälle läßt sich auch an Hand der Sektionsbefunde nachweisen.

Wir unterteilten unsere Fälle nach der Anfallsfrequenz in folgende Gruppen: Als „*tägliche*“ Anfälle bezeichneten wir diejenigen Fälle, bei denen es mehrmals in der Woche (darunter an aufeinanderfolgenden Tagen und mehrmals an einem Tage) zu Krämpfen kam. Die Bezeichnung besagt also nicht, daß der Patient an jedem Krankheitstag einen Anfall hatte. Als „*wöchentliche*“ Anfälle werteten wir diejenigen Fälle, die im Monat mehr als zwei Krämpfe, als „*monatliche*“ diejenigen die seltenere Anfälle aufwiesen.

Die 77 terminalen und vereinzelten Anfälle haben wir von den 362 Epilepsiefällen bei der Beantwortung dieser Fragen wieder verschiedentlich abgezogen. Außerdem konnten wir 94 Fälle nicht verwerten, bei denen die Angaben über die Anfallsfrequenz zu ungenau waren.

Die Frage, ob die Häufung von Anfällen das Auftreten von Krampfschäden begünstigt, beantwortet folgende Übersicht:

		Mit Krampfschäden	Ohne Krampfschäden
127 Fälle	mit täglichen Anfällen	91 (71,6%)	36 (28,4%)
17 Fälle	mit wöchentlichen Anfällen	9 (52,9%)	8 (47,1%)
47 Fälle	mit monatlichen Anfällen	22 (46,8%)	25 (53,2%)
77 Fälle	mit terminalen Anfällen	10 (13,0%)	67 (87,0%)

Man sieht, daß tatsächlich 71,6% der Patienten mit täglichen Anfällen Krampfschäden bekamen und der Prozentsatz der Krampfschäden mit abnehmender Häufigkeit der Anfälle geringer wird. In Übereinstimmung hiermit steht die Beobachtung, daß die Ausbildung von Krampfschäden bei therapeutisch ausgelösten Krämpfen ebenfalls von der Zahl, vor allem aber von dem Abstand zwischen den ausgelösten Krämpfen abhängig ist. Eine Blockbehandlung führt daher weit eher zu Schädigungen (s. später bei Behandlung der therapeutischen Krämpfe).

Deutlicher noch sollte die größere Häufigkeit der Krampfschäden bei denjenigen Fällen zu erwarten sein, die einen Status oder mehrere zu bestehen hatten. Nach Abrechnung der 77 terminalen Einzelfälle und Status bleiben 209 Grand mal- und 76 Statusfälle. Von 209 Fällen ohne Status besitzen 121 (58%) Krampfschäden. Von 76 Fällen mit Status besitzen 52 (68,6%) Krampfschäden. Das Vorkommen von Krampfschäden häuft sich demnach, wie zu erwarten, beim Vorliegen von statusartigen Anfallshäufungen. Erwähnenswert ist hierbei auch, daß 75 der 124 Fälle mit Status epilepticus im Status starben.

Sterbealter (Jahre)	Anfallsfrequenz in Prozent		
	täglich	wöchentlich	monatlich
0— 3	100	0	0
4—12	78,3	4,3	17,4
13—25	83,0	2,1	14,9
26—43	54,2	16,7	29,1
44—59	48,3	12,4	39,3
60—80	36,9	15,6	47,5

Die Anfallsfrequenz zeigt nun in den verschiedenen Lebensaltern sehr verschiedene Verteilungen, was verständlich erscheint, da man bei frühem Tod mit schweren, deletären Krankheitsverläufen rechnen kann.

Will man aus der Häufung hoher Anfallsfrequenz im Kindesalter Schlüsse auf eine unterschiedliche *Krampfbereitschaft* in den verschiedenen Altersklassen ziehen, so sollte man anstatt des Sterbealters der Patienten das Manifestationsalter der Anfallsleiden betrachten. Dabei ergibt sich folgendes Verhältnis (die Verteilung des Manifestationsalters entspricht hierbei weitgehend den Untersuchungen von HAHN sowie von MULDER aus der Mayo-Klinik und von LANDOLT an seinem Züricher Material):

Manifestationsalter	täglich	wöchentlich	monatlich	terminal
0— 3 (72 Fälle)	47 (63,3%)	1 (1,3%)	3 (4,1%)	21 (29,3%)
4—12 (46 Fälle	28 (61,0%)	3 (6,5%)	8 (28,6%)	7 (25,0%)
13—18 (36 Fälle)	18 (50,0%)	3 (6,5%)	4 (8,7%)	11 (23,9%)
19—35 (52 Fälle)	18 (34,6%)	4 (7,7%)	13 (25,0%)	17 (34,6%)
über 36 (51 Fälle)	11 (21,6%)	5 (9,9%)	14 (26,0%)	21 (41,2%)
? (11 Fälle)	5	1	5	—

Es findet sich also tatsächlich eine kontinuierliche Reihe, nach welcher bei zunehmendem Manifestationsalter Krankheitsverläufe mit gehäuften Anfällen seltener, solche mit seltenen Anfällen häufiger werden.

Wir müssen nun zu der Ausgangsfrage zurückkehren, ob mit der Häufung der Anfallszahl auch die Krampfschäden zunehmen. Hier gibt eine Aufschlüsselung nach dem Sterbealter nähere Aufschlüsse.

Sterbealter (Jahre)	Anzahl der Patienten	Schäden (Prozent)	Anfälle täglich	wöchentlich	monatlich
0— 3	21	80,9	17 (80,9%)	—	—
4—12	23	73,9	14 (60,9%)	1 (4,3%)	2 (8,7%)
13—25	47	68,0	28 (59,6%)	1 (2,1%)	3 (6,4%)
26—43	48	52,2	14 (29,2%)	2 (4 2%)	9 (18,7%)
44—59	33	58 6	12 (36,3%)	3 (9 1%)	4 (12,0%)
60—80	19	63,6	6 (31,6%)	2 (10,3%)	4 (21,1%)

Die Aufstellung bestätigt zunächst, daß *Krampfschäden bei täglichen Anfällen häufiger* vorkommen als bei seltenen. Sie gibt darüber hinaus aber auch einen Hinweis darauf, daß *Krampfschäden im frühen Kindesalter relativ öfter* vorkommen (was auch CAVANAGH u. MEYER bemerkten). Diese Feststellung erklärt sich durch die höhere Anfallsfrequenz. Ob außerdem eine spezielle *Vulnerabilität des kindlichen Hirngewebes* gegenüber Krämpfen besteht, werden wir später bei Behandlung der lobären Sklerosen prüfen.

Die merkwürdige Tatsache, daß bei der Gruppe der seltenen Anfälle der Prozentsatz der Gewebsschäden vom Muster der Krampfschäden zunimmt, ist wohl damit zu erklären, daß — wie wir dies bei Behandlung der Arbeit von MOREL u. WILDI auseinandersetzten — im hohen Lebensalter die altersbedingten Ausfälle manchmal schwer von den Krampfschäden unterschieden werden können, vor allem, wenn nur disseminierte Nervenzellausfälle im Ammonshorn vorliegen.

Bei den Fällen mit *Status epilepticus* erhebt sich nicht nur die Frage nach den Krampffolgen, sondern auch nach den Ursachen eines Status. JANZ widmete 1960 den Grundlagen des Status eine eigene Arbeit. Er kommt dabei zu dem bemerkenswerten Schluß, daß der Status bei symptomatischen Epilepsien sechsmal häufiger (9,0% von 703 Fällen) vorkommt als bei kryptogenen (1,6% von 1885 Fällen). Er fand ferner eine auffallende Bevorzugung frontaler Herde (in 80% von 152 supratentoriellen Hirntumoren) und nimmt an, daß eine allmähliche Zerstörung des Stirnhirnmarkes bis in Ventrikelnähe — meist in Verbindung mit einem Hirnödem — eine wesentliche Voraussetzung der Statusentwicklung darstellt. WHITTY (1956) hatte eine ähnliche Bevorzugung frontaler Regionen gefunden. Wir untersuchten daraufhin unsere eigenen Fälle mit Status epilepticus. Unter den 124 Fällen (einschließlich der nur terminalen Status) war 77mal die Frontalregion Sitz einer Hirnschädigung. Rechnet man von den 124 Fällen die 33 kryptogenen Fälle ab, bei denen sich keine Hirnschädigung oder nur eine solche vom Typ der Krampfschäden fand, so ist das Stirnhirn in 77 von 91 Fällen geschädigt —, eine Feststellung, die sich mit denjenigen von WHITTY und JANZ auffallend gut deckt. Für das Problem der Krampfschäden sehr interessant ist in diesem Zusammenhang ein von JANZ ausgesprochener Gedanke: Unter Zitierung von MEYER, BECK u. SHEPHERD (1955) sowie von SPERLING (1957) diskutiert er, ob die Thalamusausfälle, die viele dieser Fälle besitzen, wirklich eine Krampffolge darstellen oder ob sie nicht durch transneuronale oder retrograde Degenerationen zu erklären sind. Wir konnten an unserem Material keine genauen architektonischen Untersuchungen über die Beziehungen zwischen den zerstörten Rindengebieten, den cortico-thalamischen Bahnen und den Projektionsfeldern im Thalamus ausführen. Der Prozentsatz der Thalamusschäden unter diesen Statusfällen ist aber mit 22% nicht statistisch gesichert höher als bei den 18,9% der gesamten Grand mal-Gruppe. Vorläufig erscheint es uns wahrscheinlicher, daß die Thalamusschädigungen in der Regel Krampfschäden darstellen, wenn auch nicht ausgeschlossen werden kann, daß in Fällen mit langem Verlauf und ausgedehnten Stirnhirnschäden sekundäre Veränderungen an den Thalamuskernen auftreten.

g) Beziehungen zwischen Epilepsie und Lebenserwartung

Die Krämpfe führen in einem Prozentsatz, der von der Anfallsfrequenz abhängig ist, zu Gewebsschäden. Es erhebt sich die Frage, ob diese Gewebsschäden eine lebensverkürzende Wirkung ausüben, ob also die Epileptiker eine geringere Lebenserwartung haben. Sie soll zunächst an Hand der Tabelle 2 beantwortet werden, in der das Sterbealter mit dem Manifestationsalter der Krankheit in Beziehung gesetzt wurde. In die Tabelle 2 wurden auch die terminalen und vereinzelten Anfälle sowie die Fälle mit Status epilepticus aufgenommen.

Tabelle 2

Anfallsbeginn	Fallzahl	Sterbealter in Jahren						
		0—3	4—12	13—25	26—43	44—59	60—80	über 80
0.— 8. Tag	16	10	4	2	—	—	—	—
9.—365. Tag	64	30	17	9	4	1	—	—
2. u. 3. Jahr	29	19	3	4	3	1	1	—
4.—12. Jahr	61	—	18	16	15	9	4	—
13.—18. Jahr	35	—	—	17	13	5	—	—
19.—35. Jahr	66	—	—	13	34	17	2	—
Über 36 Jahre	71	—	—	—	20	31	19	1
Unbekannt	20	—	5	2	8	2	3	—
	362	59	47	63	97	66	29	1

Man ersieht aus der Tabelle 2, daß von 16 Kindern, die in den ersten 8 Lebenstagen unter Krämpfen erkrankten, 62,2% das 4. Lebensjahr nicht erreichten. Kein Patient wurde älter als 20 Jahre. Auch von der großen Gruppe, die ihre Krämpfe im 1. Lebensjahr (ab 2. Woche) bekamen, starben noch 46,9% vor Ende des 3. Lebensjahres. Nur 21,8% erreichten das 12., nur 7,8% überlebten das 25. Lebensjahr. Je später die Anfälle einsetzten, desto länger wird die Überlebenszeit. Dies wird auch bei Betrachtung der Abb. 10 deutlich. Hier stellt jede Säule die Krankheitsdauer eines Epileptikers dar. Sowohl das frühe Manifestationsalter der Krankheit als auch die Anfallsfrequenz verkürzen die Lebenserwartung der 160 Kranken. Nur 9 Patienten mit häufigen Anfällen wurden älter als 50 Jahre (bei Steinsieck waren 60,6% bis zum 40. Lebensjahr tot). Die später erkrankenden Patienten hatten im allgemeinen seltenere Anfälle (gestreifte bzw. schwarze Säulen). Bei den wenigen lang überlebenden Patienten, die wir zu der Gruppe mit häufigeren Anfällen zählten, hatten sich an Episoden mit gehäuften Anfällen lange anfallsarme oder -freie Perioden und Intervalle angeschlossen. Die Frage der lebensverkürzenden Wirkungen ist auf den vorliegenden Abbildungen insofern mit Vorsicht zu bewerten, als die Grundkrankheiten verschiedentlich die Lebensdauer beeinflußten. Bei der Behandlung der kryptogenen Epilepsie werden wir auf dieses Problem zurückkommen.

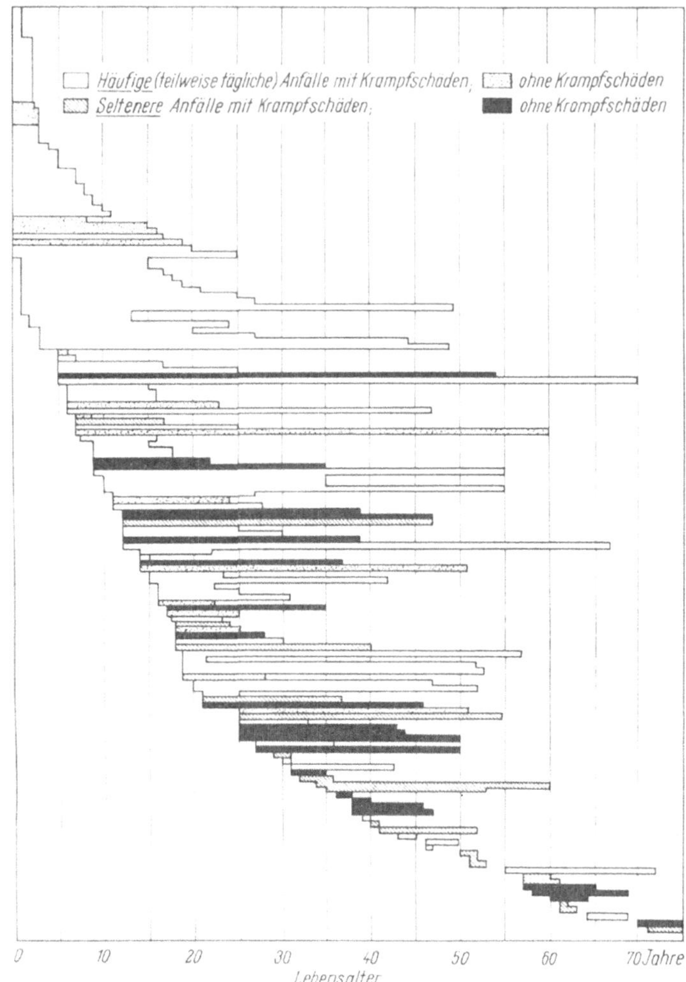

Abb. 10. Übersicht über die Dauer des Anfallsleidens bei 160 Patienten. Verkürzung der Lebenserwartung bei früher Manifestation und höherer Anfallsfrequenz (pro Patient 1 Säule)

h) Wirkungen auf das klinische Bild

Betrachten wir nun die *Wirkung der Krampfschäden auf das klinische Bild*, so werden wir in erster Linie die *Demenz* nennen müssen, die wahrscheinlich mit den disseminierten Nervenzellausfällen in der Großhirnrinde in Verbindung stehen. Dieser Gedanke ist nicht neu und wurde bereits vor der Zeit der Spielmeyerschen Untersuchungen 1898 von ALZHEIMER oder 1909 von REDLICH formuliert. REDLICHS Urteil über das Wesen der Epilepsie wirkt so modern, daß hier ein längeres Zitat gerechtfertigt erscheint: „Der epileptische Anfall ist eine eigentümliche Reaktionsweise des Gehirns, die durch verschiedene Reize, durch verschiedene Schädlichkeiten ausgelöst wird. Diese sind entweder exogener Natur oder im Organismus selbst gebildet, ihre Wirkungsweise aber vielleicht eine einheitliche. Durch gewisse Umstände, oft hereditär bedingt, dann unter dem Einfluß toxischer

Schädlichkeiten, von Schädeltraumen, Hirnerkrankungen diffuser oder umschriebener Art usw. ist die Auslösungsmöglichkeit epileptischer Anfälle erleichtert, die epileptische Reaktionsfähigkeit erhöht. Je nach der Beschaffenheit des Gehirns kommt es zu einer verschiedenen Ausbildung des epileptischen Anfalls und dadurch erklären sich die verschiedenen Modifikationen desselben. Die erhöhte epileptische Reaktionsfähigkeit des Gehirns kann eine vorübergehende sein (Auftreten vereinzelter Anfälle in einer umschriebenen Zeitperiode) oder sie ist dauernd gegeben. Zur Entwicklung der chronischen Epilepsie trägt aber noch ein zweiter Umstand bei, nämlich der, daß jeder epileptische Anfall, der wahrscheinlich mit leichten histologischen Veränderungen einhergeht, eine weitere Steigerung der epileptischen Reaktionsfähigkeit bedingt. Bei der sog. genuinen Epilepsie ist anfänglich entweder bloß eine rein dynamische Erhöhung der Erregbarkeit gegeben, oder sie ist durch diffuse oder umschriebene Erkrankungen des Gehirns bedingt, die zu verschiedenen Lebenszeiten und unter dem Einfluß verschiedener ätiologischer Momente sich entwickeln. Aber erst durch die Wiederkehr der Anfälle entwickelt sich die wirkliche Epilepsie, bei der sich infolge Ausbreitung der histologischen Veränderungen der Hirnrinde auf nicht motorische Gebiete oder, wenn sie von vornherein ganz allgemein verbreitet sind, die psychischen Erscheinungen u. a. hinzugesellen.“

Auch REDLICH fußt mit dieser Darstellung auf älteren Autoren wie z. B. DELASIAUVE, der 1855 feststellte, daß „der Blödsinn fast mit Sicherheit als eine Folge der Epilepsie zu bezeichnen“ ist. Die Abhängigkeit der Intelligenzminderung von der Anfallsfrequenz, die LENNOX nachwies, gibt eine gute Stütze für ALZHEIMERS Ansicht, daß es die disseminierten Rindenausfälle sind, die für die Demenz verantwortlich zu machen sind. Die Abhängigkeit der Krampfschäden von der Anfallsfrequenz konnten wir oben nachweisen. Sehr einleuchtend werden diese Verhältnisse auch bei der Beobachtung der Entwicklungsrückschritte und Demenzen, die gerade im Kindesalter einem Status epilepticus folgen. Der Parenchymuntergang läßt sich hierbei sogar röntgenologisch durch Luftencephalographie nachweisen (NOHA 1920), wie ein Hydrocephalus internus bei allen Epileptikern überhaupt ein häufiger Befund ist (THOM; McDONALD u. COBB 1923). Nach NOHA ist die Erweiterung der Hirnkammern abhängig von der Anfallsfrequenz (so auch LEPPIEN), wobei sich früheinsetzende Anfälle deletärer auswirken. Je länger das Intervall zwischen den Krämpfen und der Pneumencephalographie ist, um so größer ist die Wahrscheinlichkeit, eine Ventrikelerweiterung anzutreffen (LARSBY u. LINDGREN, SCHIERSMANN, zit. bei NOHA). Inwieweit die krampfabhängigen Ausfälle in den Ammonshörnern in der Lage sind, sich pathoplastisch auf die Epilepsie auszuwirken und Bilder der psychomotorischen Epilepsie, Merkfähigkeitsstörungen und u. U. sogar Züge der epileptischen Wesensänderung hervorzurufen, darauf werden wir später noch kurz eingehen. Eine derartige pathoplastische Wirkung wurde auf dem Epilepsie-Symposium in Marseille sowohl von A. MEYER als auch von DROOGLEVER-FORTUYN und SCHOLZ diskutiert. Der letztere warf auch die Frage auf, ob evtl. bestimmte psychische Eigentümlichkeiten der alten Epileptiker mit Krampfschäden im Thalamus zusammenhängen. Die epileptische Wesensänderung ist ja, wie auch ALSTRÖM an einem großen dänischen Material nachweisen konnte, keineswegs auf die idiopathische (genuine) Epilepsie beschränkt. Ein wesentliches Argument gegen eine Inbeziehungsetzung morphologischer Befunde mit epileptischer Wesensänderung liegt nur darin, daß derartige Wesensänderungen auch bei Familienangehörigen von Epileptikern beobachtet werden können, die selbst niemals unter Anfällen litten.

2. Die Ulegyrien und lobären Sklerosen

Bei der Besprechung der Krampfschäden in der Großhirnrinde und im Kleinhirn hatten wir darauf verzichtet, auf diejenigen Gewebsveränderungen näher einzugehen, die über das Maß kleinherdförmiger oder laminärer Nervenzellausfälle hinausgehen. Bei einer nicht geringen Zahl von Epileptikern trifft man aber

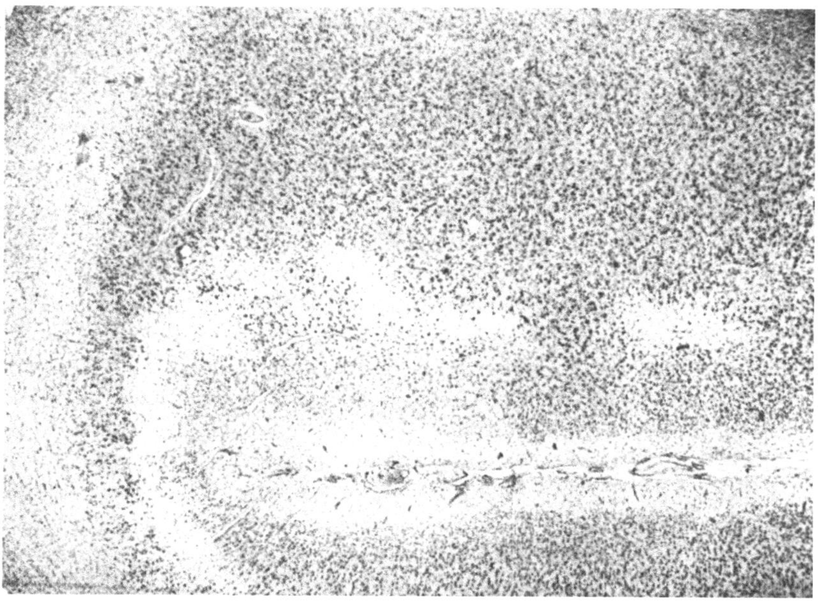

Abb. 11. Laminäre und pseudolaminäre Ganglienzellausfälle mit Gliareaktion bei einem Epileptiker. Bevorzugte Lokalisation der Krampfschäden im Windungstal. Patient hatte in den letzten Lebenswochen häufige Krampfserien. Nisslfärbung (F. A.-Nr. 228/31)

auf ausgedehntere Veränderungen, bei denen die Nervenzellausfälle ganze Windungsabschnitte, ja ganze Lappen oder gar Hemisphären betreffen (Abb. 11, 12, 13 u. 22). In der Regel findet man nur das Endbild der Narbenwindung (Ulegyrie[1]) bis zur Hemisphärenatrophie, ohne die Genese dieser Atrophie sichern zu können.

[1] In der anglo-amerikanischen Literatur ist die Unterscheidung von Ulegyrie (Narbenwindung) und Mikrogyrie (gestörte Windungsbildung) nicht allgemein üblich (z. B. PENFIELD). Wir verstehen hier unter Ulegyrie nur die unter Beteiligung von Glia und Gefäßbindegewebe entstandenen Narbenzustände, wie sie z. B. von einer frühkindlichen Mengitis hinterlassen werden können. Der Mikrogyrie fehlt die Gewebsreaktion; sie beschränkt sich auf eine mangelhafte Ausbildung oder eine Fehlbildung im Nervenzellaufbau der Rinde oder in der Windungsfurchung. Der Entwicklung von Mikro- und Ulegyrie entspricht nicht unbedingt eine unterschiedliche Ätiologie. Auch die Mikrogyrie kann „exogen“ bedingt sein. Bestimmend für das endgültige Gewebsbild ist die Determinationsperiode, in welche die Noxe fällt.

Auch für die Deutung dieser Narbenzustände gilt, daß die elektive Parenchymnekrose (SCHOLZ) mit entsprechender Gliareaktion nicht überschritten sein sollte, sofern man Krämpfe als Ursache dieser Rindenschädigung bezeichnen will. Gelegentlich treten zu dem Nervenzellausfall und der Gliafaserverdickung aber noch andere Veränderungen wie die mikropolycystische Nekrose, die Erweichung mit Mobilisierung mesodermaler Elemente, mit Bildung von Fettkörnchenzellen, Gefäßproliferationen oder Gefäßwandveränderungen hinzu. Hier wird die genetische Zuordnung der Schädigung problematisch.

Bevor wir auf Einzelheiten eingehen, sei zunächst die Frage beantwortet, ob es überhaupt wahrscheinlich ist, daß derartig großräumige Narben — von der

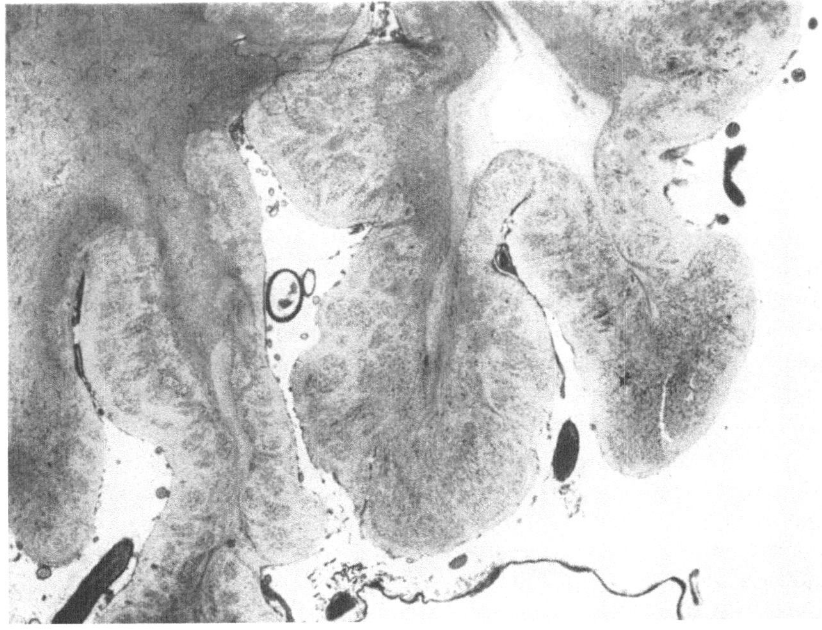

Abb. 12. Ausgedehnte Kreislaufschädigung der Rinde mit konfluierenden Erbleichungsherden. Frühstadium einer Ulegyrie. Nisslfärbung (F. A.-Nr. 8/43)

Ulegyrie bis zur Hemisphärenatrophie — Folge von Krämpfen sein können, wie SCHOB dies angenommen hatte, nachdem allerdings schon SACHS 1892 diese Möglichkeit erwog. Es sei vorweg gesagt, daß diese Frage bejaht werden kann. Den Schlüssel zum Verständnis bieten — wie SCHOLZ betonte — diejenigen Fälle, bei denen die zeitliche Beziehung von Krampf und Tod eindeutig feststellbar ist und mit denen man Reihen von Übergangsstadien von der frischen Erbleichung über die Parenchymnekrose mit Gliareaktion bis zur Fasernarbe aufstellen kann.

Als Beispiel sei der Fall 1 der Scholzschen Krampfmonographie erwähnt. Hier war es bei einem 2½jährigen Kind mit familiärer Epilepsiebelastung aus voller Gesundheit heraus zu einem Status epilepticus gekommen. Im Laufe der Krämpfe traten athetotische Bewegungen und eine schlaffe Paraparese auf. Das Kind starb 1½ Tage nach Beginn der Krämpfe. Die histologische Untersuchung ergab keine morphologischen Veränderungen, die das Einsetzen der Krämpfe hätten erklären können. Es bestanden aber ausgedehnte frische Erbleichungen über weite Teile der Großhirnrinde beider Hemisphären, von frontal nach occipital an Schwere zunehmend. Ausgespart blieb nur die Area striata. Ammonshorn, Thalamus und Nucleus dentatus zeigten gleichfalls ischämische Nervenzellveränderungen. An der Rinden-Markgrenze fand sich eine ödematöse Gewebsauflockerung, an den Orten schwerster Nervenzellveränderungen bestand auch ein frischer Myelinzerfall. Die Gliareaktion beschränkte sich auf eine leichte Progressivität der Mikroglia mit Stäbchenzellbildung.

Mindestens so eindrucksvoll ist der dritte Fall der Scholzschen Monographie: Ein 24jähriger gesunder Mann erlitt einen schweren Schädelbruch. Nach einem halben Jahr setzten epileptische Anfälle ein, die sich innerhalb von 3 Tagen zu einem zum Tode führenden Status steigerten. Die histologische Untersuchung des Gehirns ergab eine etwa 2,5 cm große Rindenverletzung mit gemischt mesodermal-gliöser Vernarbung ohne entzündliche Erscheinung. Daneben fanden sich über die ganze Großhirnrinde verstreut zum Teil komplette, zum Teil auch fleckförmige Erbleichungen, häufig gefäßgebunden. Occipital waren sie betont. Thalamus, Striatum und Kleinhirnrinde zeigten ebenfalls frische Nervenzellschädigungen. Örtlich übereinstimmend mit den fleckförmigen Erbleichungen ließen sich Ödembezirke nachweisen, die allerdings nicht die Ausdehnung der Erbleichungsherde erreichten.

Es ist leicht vorzustellen, wie bei einem längeren Überleben die narbigen Endzustände derartig umfangreicher Erbleichungen aussehen. Ulegyrien oder lobäre Sklerosen müssen die Folge sein. SCHOLZ demonstrierte an einer Reihe von Fällen auch die Zwischenstadien bis zur derben Atrophie und Sklerose, dem Endzustand. Derartige Beobachtungen sind nun keineswegs singulär: Schon bei der Erstbeschreibung der Ammonshornsklerose 1825 erwähnen BOUCHET u. CAZAUVIELH bei ihrem Fall 6 eine Hemisphärenatrophie, allerdings ohne sie in Beziehung zu den Anfällen zu setzen. Auch DUGNET beschrieb 1865 bereits Indurationen von Kleinhirn und Oliven bei Epileptikern. HUSLER u. SPATZ (1924) sowie NEUBUERGER (1925) hatten ausgedehnte frische Rindenveränderungen bei Keuchhusteneklampsie, VON BRAUNMÜHL bei puerperaler Eklampsie beschrieben. PENFIELD u. JASPER schildern klinisch den Fall eines Jugendlichen mit Demenz nach einmaligem Status epilepticus, deren Grundlage ohne Zweifel in derart ausgedehnten Rindenerbleichungen zu suchen ist, wie sie oben erwähnt wurden. Pathologisch-anatomische Beschreibungen aus jüngerer Zeit stammen von MEYER, BECK u. SHEPHERD (1955) sowie von SMALL u. WOOLF (1957). Der Fall der letztgenannten Autoren hat Ähnlichkeit mit dem dritten Fall von SCHOLZ, wobei nur die Gewebsreaktion etwas weiter fortgeschritten ist und die Markscheiden in stärkerem Grad befallen sind. SMALL u. WOOLF diskutieren die Bedeutung der Anoxie für die Entstehung der begleitenden ödematösen Veränderungen. Sie berühren dabei Gedankengänge, die auch von DENST, RICHEY u. NEUBUERGER, von MULDERS und von BIEMOND geäußert wurden. Die beiden Fälle der letztgenannten Autoren erlitten keine Krämpfe, alle drei dagegen Schädeltraumata verschiedenen Grades, der Biemondsche Fall zusätzlich einen für die Hirnveränderungen zweifellos entscheidenden Herzstillstand von dreiminütiger Dauer. Neben primär anoxischen Schädigungen des Parenchyms spielen hierbei in hohem Grade Störungen der Blut-Hirn-Schranke eine Rolle. Diese hängen ihrerseits zum Teil genetisch mit der Anoxie zusammen. Als Ödemfolge sind die Myelinveränderungen anzusprechen, die alle Fälle zeigen. Interessant ist nun der fließende Übergang der Befunde von BIEMOND und von DENST, RICHEY u. NEUBUERGER zu dem von MULDERS. MULDERS wiederum vergleicht seinen Fall mit Degenerationsprozessen, die von CHRISTENSEN u. KRABBE 1949 als „Poliodystrophia cerebri progressiva“, von FORD, LIVINGSTONE u. PRYLES 1951 als „familial degeneration of the cerebral grey matter in childhood“, von ALPERS 1931 als „diffuse progressive degeneration of the grey matter of the cerebrum", von KRAMER schließlich als „Poliodysplasia cerebri" beschrieben wurden. Es fällt auf, daß es sich bei allen diesen Fällen um Kinder oder Jugendliche handelte. Wenn es auch unstatthaft wäre, diese Fälle allein auf die begleitenden Krämpfe zu beziehen (die bei der Kontrollgruppe z. B. fehlten), so spielen doch sicher anoxische Schädigungen eine wesentliche pathogenetische Rolle bzw. drücken ebenso wie die Krämpfe den Bildern wenigstens ihren Stempel auf. Sie gehen hinsichtlich der Qualität der Gewebsveränderungen aber auch alle über das reine Bild der elektiven Parenchymnekrose und deren Folgen hinaus. Nur in Ausnahmefällen kommt dies jedoch — wie SCHOLZ betont — bei reinen Krampfschäden vor, und zwar wahrscheinlich nur bei solchen Fällen, bei denen ungewöhnlich intensive örtliche vasomotorische Störungen längere Zeit bestehen blieben. Wir werden auf die pathogenetischen Probleme der lobären Sklerosen später näher eingehen. Erwähnt sei hier noch, daß die im frühen Kindesalter entstehenden Lappenschrumpfungen sich auf die Bildung der Nebenhöhlen und der Schädelknochen auswirken (PENFIELD, NOETZEL, ZÜLCH). Über der atrophischen Windung ist der Knochen verdickt.

Vor der Diskussion unseres Materials sei nochmals betont, daß wir angesichts der bisher beschriebenen Fälle vom frischesten Stadium (SCHOLZ) über Fälle im Fettkörnchenstadium (JANSEN, KÖRNYEY u. SAETHRE) bis zu reinen Narben-Spätstadien keinen Zweifel hegen, daß Krämpfe in der Lage sind, allein so schwere Schädigungen wie lobäre Sklerosen hervorzurufen. In vielen Fällen wird es sich dabei wohl kaum um einzeitig entstandene Kreislaufschäden handeln, sondern um vielzeitig im Verlaufe des Anfallsleidens aufeinander aufgepfropfte Rindenzellausfälle.

Wir haben in der folgenden Darstellung alle diejenigen Fälle zusammengefaßt, die im Rahmen der 60,7% krampfgeschädigter Gehirne großräumige Schäden und deutliche Windungsschrumpfungen — sei es am Großhirn, sei es am Kleinhirn — aufwiesen. Lediglich die Ammonshornschrumpfungen wurden nicht hier, sondern bei der Besprechung der Ammonshornveränderungen behandelt. Aufgenommen wurden dagegen vergleichsweise auch Fälle mit Status marmoratus, da hierbei weitgehend identische genetische Bedingungen anzunehmen sind. Bei einigen Fällen war der Grad der elektiven Parenchymnekrose überschritten, es fanden sich mikropolycystische Sklerosen und Erweichungen unter Einbeziehung nicht nur gliöser, sondern auch mesodermaler Gewebsreaktionen. Alle jene Fälle wurden aber nicht berücksichtigt, bei denen die Genese derartiger Veränderungen durch begleitende Grundkrankheiten wie Traumata, Tumoren, Gefäßprozesse u. ä. erklärt werden konnte. Ganz ohne Zwang konnte die Ausscheidung der wahrscheinlich nicht krampfbedingten Sklerosen allerdings nicht erfolgen, so daß bei dem einen oder anderen der nun zu besprechenden Fälle — wie zu zeigen sein wird — eine Mitbeteiligung krampfunabhängiger Faktoren zugestanden werden muß. Es handelt sich bei diesen Fällen also in gewisser Beziehung um ein Auslesematerial derjenigen großräumigen Gewebsschäden, bei denen entsprechend den Gedankengängen von SCHOLZ daran gedacht werden muß, daß die Epilepsie eine Rolle in der Ausbildung der Hirngewebsschäden spielt.

a) Sterbe- und Manifestationsalter

Wir hoben auf diese Weise 50 Fälle (13,9%) aus den 362 Grand mal-Fällen hervor (bei GROSS u. KALTENBÄCK waren es 10% von 456 Fällen). Vergleicht man das

Sterbealter und Manifestationsalter bei den restlichen 312 Grand mal-Fällen mit den 50 „lobären Sklerosen", so zeigt sich, daß der *Beginn des Anfallsleidens* bei den letzteren wesentlich vorgerückt ist: Bei 72% der 50 lobären Sklerosen beginnt das Anfallsleiden vor Ende des 3. Lebensjahres, bei den übrigen 312 Fällen aber in nur 25%. Die Unterschiede werden deutlich auf den folgenden Übersichten. Sie zeigen die Verteilung des Manifestationsalters bei den Fällen mit lobären Sklerosen, mit sonstigen Krampfschäden, ohne solche und mit nur terminalen Anfällen.

Tabelle 3

Manifestationsalter (Jahre)	Lobäre Sklerosen	Sonstige Krampfschäden	Keine Krampfschäden	Terminale Anfälle
0— 3	36	33	23	22
4—12	12	28	15	6
13—18	1	17	13	4
19—35	1	24	26	15
über 36	—	14	27	30
?	—	7	8	—
	50	123	112	77

Die Tabelle 3 zeigt, daß der überwiegende Teil der Fälle mit lobären Sklerosen im Kindesalter beginnt, was einerseits die Frage nach der erhöhten Vulnerabilität des kindlichen Hirngewebes gegenüber Krampfschäden aufwerfen läßt, andererseits auch die Frage nach den Ursachen dieser Anfallsleiden im Kindesalter. Die Unterschiede werden noch deutlicher bei weiterer Aufschlüsselung des Manifestationsalters nach dem Anfallsbeginn zwischen dem

0.—8. Tag 2% der Grand mal-Fälle, 20% der lobären Sklerosen

9.—365. Tag 18% der Grand mal-Fälle, 42% der lobären Sklerosen

2. u. 3. Jahr 9% der Grand mal-Fälle, 10% der lobären Sklerosen.

Die Verteilung auf die jüngsten Jahrgänge und die deletäre Wirkung dieser Zustände erscheinen auch eindrucksvoll, wenn man das Manifestations- und das Sterbealter nach der 1. Lebenswoche und dem 1. Lebensjahr weiter aufschlüsselt und betrachtet, wie bald die derartig geschädigten Kinder starben (Tabelle 4).

Tabelle 4

Manifestationsalter	Sterbealter						
	0.—8. Tag	9.—365. Tag	2.—3. Jahr	4.—12. Jahr	13.—25. Jahr	26.—43. Jahr	44.—59. Jahr
0.— 8. Tag	—	1	2	6	1	—	—
9.—365. Tag	—	3	5	9	3	1	—
2. u. 3. Jahr	—	—	1	—	2	2	—
4.—12. Jahr	—	—	—	1	7	3	1
13.—18. Jahr	—	—	—	—	—	1	—
19.—35. Jahr	—	—	—	—	—	—	1

Nur 4,0% der Fälle beginnen mit ihrem Anfallsleiden nach dem 12. Lebensjahr. 56% sind zu diesem Zeitpunkt bereits gestorben, nur 18% werden älter als 25 Jahre. Besonders belastet sind diejenigen Fälle, die ihre Krämpfe im 1. Lebensjahr erlitten. Wie zu erwarten, ist die *Anfallshäufigkeit* bei diesen Fällen groß: 88,1% machten tägliche Anfälle durch, verbunden mit Status epilepticus, 67,4% hatten tägliche Anfälle ohne Status und nur 11,8% erlitten seltenere Anfälle.

Die Tatsache der Anfallshäufung verwundert nicht, hatten wir doch schon früher gesehen, daß die Anfallsfrequenz im Kindesalter höher ist. Sie entspricht hier also nur dem vorgerückten Manifestationsalter. Die Frage ist nun, was die Ursache dafür ist, daß das Kindesalter derart zu Krämpfen disponiert ist und was das kindliche Gehirn Krämpfen gegenüber so empfindlich macht. Wir gehen darauf bei der Behandlung der Fieberkrämpfe ein.

Das nächstliegende Argument ist zunächst, daß im Kindesalter eine Reihe später seltener werdender Krankheiten vorkommen, die das Gehirn in besonderem Maße schädigen und eine symptomatische Epilepsie auslösen. Dies trifft zweifellos für die Mehrzahl kindlicher Epilepsien zu, denn es erscheint wenig wahrscheinlich, daß genuine Epilepsien schon in den ersten Lebensjahren spontan beginnen, wenn auch bei Kindern mit starker familiärer Belastung die Epilepsie vereinzelt schon früh einsetzen kann. Wir werden sehen, daß sie aber in der Regel erst in der späteren Jugendzeit beginnt. Bei der Mehrzahl unserer Fälle mit frühem Beginn des Anfallsleidens liegen Schädigungen und Krankheiten vor, die eine charakteristische Beziehung zum Lebensalter erkennen lassen. Wir unterscheiden bei der Betrachtung unserer Fälle mit Ulegyrien, lobären Sklerosen und Hemisphärenatrophien

b) Pathogenetische Gruppen

α) Wahrscheinlich vor der Geburt in der Fetalzeit entstandene Schäden (Mißbildungen) (6 Fälle),

β) Geburtsschäden (13 Fälle),

γ) ätiologisch unklare frühkindliche Epilepsien (8 Fälle),

δ) ätiologisch unklare Jugendepilepsien (6 Fälle),

ε) Infektionen, Ödemschäden und Schrankenstörungen (17 Fälle).

Den Schluß auf die oben genannten Grundkrankheiten zogen wir teils auf Grund der klinisch-anamnestischen Angaben, teils auf Grund des morphologischen Befundes, wobei die Einordnung nicht immer leicht war. Bei 14 der 50 Fälle ließ sich die Ursache des Anfallsleidens nicht sicher klären. Die restlichen Fälle sind als wahrscheinlich symptomatische Epilepsien anzusprechen, bei denen aber der — wahrscheinliche — Krampfschaden das morphologische Bild prägte. Wir werden später diskutieren, ob es sich bei einem Teil der Fälle evtl. nur um Gelegenheitskrämpfe handelte, bei denen erst der Krampfschaden eine Epilepsie nach sich zog.

α) **Antenatal Geschädigte.** Als wahrscheinlich *antenatal geschädigt* faßten wir sechs Fälle auf, die morphologisch neben den Ulegyrien auch Mikrogyrien und ähnliche Mißbildungen besaßen, die den sicheren Schluß auf eine zeitlich in die Fetalperiode fallende Schädigung erlaubten. Als Beispiel seien drei Fälle stichwortartig erwähnt:

Fall 261/42. 5 Jahre altes Achtmonatskind. Normale Geburt. Vom 2. Lebenstag ab täglich vier- bis achtmal generalisierte Anfälle über einen Zeitraum von 14 Tagen. Später seltenere Anfälle. Während der Anfälle extreme Cyanose. Bei Untersuchung 2 Monate vor dem Tode Strabismus convergens, Tetraspastik, Beugekontrakturen. Idiotisch.

Hirnsektion: Leptomenigen bifrontal fibrotisch verdickt. Rechte Hemisphäre verkürzt vor allem im Bereich des Occipitallappens. Hier histologisch neben Ulegyrien zahlreiche Mikrogyrien mit versenkten Windungsanteilen. Breite Markstreifen im Putamen.

Fall 98/43. 7 Monate alt. Frühgeburt. Mikrocephalie. Mit 6 Monaten Anfälle mit anschließender spastischer Tetraparese. Kein Fixieren, Greifen oder Lachen; kann auch den Kopf nicht heben. Im Liquor Eiweißerhöhung und 54/3 Zellen.

Hirnsektion: Hirngewicht 91 g! Großhirnmasse kleiner als Kleinhirn. Hydranencephalie. An der Stelle beider Frontallappen nur zwei taubeneigroße, von verdickten bräunlichen Meningen überzogene Gebilde. Restliche Windungen stark verschmälert mit großem Hydrocephalus internus. Histologisch ausgedehnte Mikrogyrien, daneben stellenweise Narbenwindungen mit cystischer Rindendegeneration. Im Putamen nur noch einzelne Nervenzellinseln.

Fall 28/48. 8 Wochen alt. Spontangeburt aus erster Hinterhauptslage. Geburtsdauer 23 Std. Mit 3 Tagen Status epilepticus, anschließend Hemiparese rechts.

Hirnsektion: Noch keine Markreife. Stirnhirn vom übrigen Großhirn durch tiefe Furchen abgesetzt. Frontal, aber auch occipital beiderseits pathologische Furchenbildungen, außerdem Narbenwindungen, besonders im Bereich der Grenzzonen der großen Hirnarterien. Hier auch kleincystische Rindennekrosen in den Windungstälern. Leptomeningen lymphocytär infiltriert. Frische Ependymitis granularis (Meningitisfolge ?).

Dieses Nebeneinander von Entwicklungshemmung und Narbenbildung ist sehr charakteristisch für bestimmte Zeitabschnitte der Kyematogenese. Eine Schädigung trifft hierbei das bereits weiter differenzierte Gewebe neben unreiferen Abschnitten. Während die letzteren in der Weiterentwicklung gehemmt werden, wodurch Matrixzellen liegen bleiben, die Furchung unvollkommen bleibt und sich Migrationshemmungen oder Mikrogyrien bilden, kommt es bei den differenzierteren Gewebsteilen zu einer Zerstörung und Narbenbildung, die später als Ulegyrie oder lobäre Sklerose nachweisbar ist (Hallervorden). Über den zeitlichen Ablauf der Kyematogenese sind wir durch die tierexperimentellen Versuchsreihen der Schule Büchners, ferner durch die Röntgenschädigungen von Feten (Hicks), nicht zuletzt aber auch durch die Beobachtung von zeitlich definierbaren Virusinfektionen der Mutter während der Schwangerschaft orientiert. Am eindrucksvollsten ist hierbei das Gregg-Syndrom nach Rubeolen. Auch z. B. die Cytomegalie (Diezel, Born), Hepatitis, Mumps oder Poliomyelitis (Töndury) vermögen eine Fetalschädigung herbeizuführen. Eine weitere, geradezu experimentelle Schädigung wird durch die CO-Vergiftung Schwangerer hervorgerufen (Breslau und Freund, je 1859, Maresch, Hallervorden, Neubürger, Kato u. a.). Vergleichbar hiermit ist der eindrucksvolle Fall, den Sauerbrei 1957 demonstrierte: Eine schwangere Mutter ging mit ihrem Kind zur Keuchhustenbehandlung in eine Unterdruckklimakammer und gebar später ein mißgebildetes Kind.

Über die teratogenetischen Determinationszeichen, in denen derartige Schädigungen den Fet in seiner speziellen Organentwicklung stören, orientieren die auf Bourquin zurückgehenden Kalender, wie sie u. a. Dörfler, Bickenbach oder Hellbrügge vorlegten:

Gehirn:	2.—11.	Schwangerschaftswoche
Augen:	3.— 7.	Schwangerschaftswoche
Zähne:	6.—10.	Schwangerschaftswoche
Ohren:	7.—12.	Schwangerschaftswoche
Lippen:	5.— 6.	Schwangerschaftswoche
Gaumen:	10.—12.	Schwangerschaftswoche

Herz: 3.— 7. Schwangerschaftswoche
Extremitäten: 4.— 8. Schwangerschaftswoche
Bauch: 9.—10. Schwangerschaftswoche

Zu dem Problem, ob die vorgefundene Mißbildung genetisch bedingt ist oder nicht, kann der Morphologe nur auf Grund der Organuntersuchung — von Chromosomenanomalien abgesehen — kaum noch Stellung nehmen. Wie kompliziert diese Dinge sogar für den Genetiker sind, zeigen die Ausführungen von NACHTSHEIM, wonach selbst bei den experimentellen Röntgenschädigungen die Strahlendosis allein nicht entscheidet, vielmehr der individuelle Genotypus die Strahlensensibilität und die Mißbildungsrate beeinflußt (EHLING u. KROKOWSKI 1959). Genetische und peristatische Faktoren überlagern sich in gleicher Weise bei den angeborenen Herzfehlern. Zu derart fetal entstandenen Schädigungen gehören unter unseren Fällen eine Hydranencephalie, ein Balkenseptumdefekt und eine Reihe von Fällen, bei denen trotz regelrechten Geburtsvorgangs in den ersten Lebenstagen Krämpfe einsetzten oder sich neurologische Herdzeichen und Little-Syndrome wie spastische Paresen oder Athetosen entwickelten. Sterben diese Kinder nicht in den ersten Lebenstagen und im zeitlichen Zusammenhang mit den Krämpfen, so daß zwischen dem Alter der Gewebsreaktion und den Krämpfen Beziehungen hergestellt werden können, so kann es im Einzelfall schwierig werden zu entscheiden, was pränatale, was krampfabhängige Schädigung ist.

Drei dieser sechs Fälle, z. T. mit Mikrocephalie, waren *Frühgeburten*, darunter die beiden erstgenannten Mißbildungen. Wir halten es für wahrscheinlich, daß hierbei nicht die Frühgeburt das traumatisierende Ereignis darstellte, sondern daß die Frühgeburt Folge einer bereits bestehenden Entwicklungsstörung war. Wir teilen damit eine Auffassung von ZIEHEN. Die Bedeutung der Frühgeburt wird ersichtlich, wenn man liest, daß nahezu die Hälfte aller perinatal Verstorbenen Frühgeburten sind (HOSEMANN u. HALFPAP, die u. a. BICKENBACH, ESCHBACH, KIRCHHOFF, MARTIUS und NOACK zitieren). DHOM u. KAFFARNIK nennen sogar 58,9%, PHILIPP 58%, wobei er außerdem nachweist, daß sich unter den an Anoxie Verstorbenen 52% Frühgeburten befinden. Die grundlegenden Arbeiten über die Auswirkungen der Frühgeburt stammen von YLLPÖ, der z. B. unter 300 unreif Geborenen später in 7,4% Idioten oder schwere Imbezillität antraf. Frühgeborene neigen nach VEITH (1959) am 1. und 2. Lebenstag zu Ödemreaktionen, die sich sowohl im retroperitonealen Bindegewebe und der Haut als auch in Leber und Lunge zeigen, bevorzugt aber im Gehirn, wo es zur Ödemnekrose des Markes oder zum Status spongiosus der Rinde kommen kann. VEITH legt bei der Deutung der Genese dieser Ödemneigung Gewicht auf die Erkenntnis, daß das Frühgeborene, das einen sehr hohen Stoffbedarf besitzt, mit der Geburt in eine Phase relativen Hungerns eintritt, da die Placenta als Bildungsstätte fetaler Bluteiweißkörper zu einem unphysiologischen Zeitpunkt ausfällt. Auch einen Kernikterus sah VEITH bei Frühgeborenen auffallend oft. CHURCHILL (1958) fand unter spastischen Diplegien eine statistisch gesicherte Häufung von Frühgeburten.

β) **Geburtsschädigung.** Als *wahrscheinlich durch die Geburt beschädigt* bezeichneten wir 13 Kinder. Bei einem wurde 3 Tage nach der Geburt ein xanthochromer Liquor festgestellt. Viermal bestand eine starke Geburtsasphyxie, darunter einmal wegen Nabelschnurumschlingung. Bei zwei Fällen wurde eine komplizierte Zangenentbindung vorgenommen, sechsmal wurde ausdrücklich eine lange, schwere Geburt vermerkt. Als Beispiele seien einige Fälle kurz referiert, an denen man die Schwierigkeiten erkennen kann, die sich bei der Differenzierung der geburts- und krampfbedingten Schädigungen ergeben.

Fall 277/42. 11 Jahre alt. Zwillingsgeburt. Bei Geburt „scheintot". Ausführung Schultzescher Schwingungen. Trinkschwäche, die künstliche Ernährung erfordert. Mit 3 Monaten erstmals Krämpfe, die sich seitdem häufig, meist täglich wiederholten. Das Kind lernte nicht gehen und sehr schlecht sprechen. Klinikaufnahmen im Status epilepticus 9 Monate vor dem Tode. Erhebliche Beugekontrakturen, spastische Tetraparesen, Astasie und Abasie.

Hirnsektion: Hochgradige Verschmälerung der vorderen und hinteren Zentralwindungen. Status marmoratus in Putamen und Thalamus. Histologisch schwere, ausgedehnte Nervenzellausfälle in der Großhirnrinde, vor allem in der Zentralregion und in den Ammonshörnern. Status marmoratus.

Fall 164/42. 11½ Jahre alt. Achtmonatskind. 3 Tage dauernde, schwere Entbindung, aber ohne operativen Eingriff. Seit der Geburt Krämpfe und häufiges unmotiviertes Aufschreien. Anhaltende hochgradige motorische Unruhe. Athetoseähnliche Bewegungen mit dem linken Arm. Schwachsinn.

Hirnsektion: Auffallende Verschmälerung und Sklerosierung im Bereich der Versorgungsgebiete der A. calcarina beider Seiten. Hier histologisch ausgedehnte laminäre und pseudolaminäre Nervenzellausfälle, am stärksten in der 3. und 4. Schicht. Starke Gliafaserverdichtung.

Fall 218/43. 14 Jahre alt. Sehr schwere Geburt von 29 Std Dauer, anschließend 2 Tage lang bewußtlos. Mit 11 Monaten gelaufen, mit 2 Jahren gesprochen und auch sonst anscheinend normal entwickelt. Mit 16 Monaten erstmals Krampfanfälle, zuerst selten, dann häufiger, manchmal mehrfach am Tage. Seitdem geistig stark zurückgeblieben. Entwicklung eines erethischen Schwachsinns. Spricht nur wenig, ist schwer erziehbar. Neben generalisierten Anfällen eigenartige stereotype Bewegungsfolgen. Präterminal Anfallshäufung.

Hirnsektion: Ulegyrien in beiden zweiten Frontalwindungen sowie erhebliche Schrumpfung und Verhärtung beider Occipitallappen unter Betonung der arteriellen Grenzzonen. Einzelne umschriebene Kleinhirnläppchenatrophien. Histologisch ausgedehnte, teils herdförmige, teils laminäre, streckenweise auch zur völligen Verödung führende Nervenzellausfälle in der Rinde. Dazwischen streckenweise säulenartiges Erhaltenbleiben der Nervenzellen. Nervenzellverarmung im Putamen. Untergang der Purkinjezellen und Lichtung der Körnerzellen in den atrophischen Kleinhirnläppchen. Keine Cysten, keine mesodermale Organisation. An verschiedenen Pialarterien teils randständige, teils vollständige Thrombosen. In den thrombosierten Gefäßen vereinzelt Knochenmetaplasien der Wand (s. J. E. Meyer 1951, der auch einen weiteren Fall dieser Gruppe, 206/41, beschreibt).

Die drei Fälle, denen die übrigen zehn im Prinzip ähneln, zeigen die allen gemeinsamen Ulegyrien der Großhirnrinde, die einmal mehr in den Grenzzonen zwischen den drei großen Arterienstämmen akzentuiert sind, einmal bestimmte Gefäßversorgungsgebiete wie die A. calcarina betreffen, zeigen ferner den Status marmoratus oder die von J. E. Meyer oder Eicke beschriebenen Gefäßwandveränderungen. Bei den ausgedehnten Ulegyrien und lobären Sklerosen beschränken sich die Veränderungen häufig nicht auf die Rinde, sondern beziehen auch die subcorticalen Markabschnitte in die Gliose, z. T. in die Entmarkung und cystische Degeneration ein. Die von Malamud (1959) festgestellte relativ strenge Teilung in eine Gruppe mit Status marmoratus und Markveränderungen sowie eine andere Gruppe mit Rindennekrosen ließ sich bei uns nicht nachweisen.

Unsere Fälle umfassen somit einen großen Teil des Spektrums der Geburtsschädigungen, über deren genetische Faktoren hier ein kurzer Überblick gegeben werden soll, weil es für den Vergleich mit den anfallsfreien Fällen lobärer Sklerosen wichtig zu wissen ist, welche Gewebsveränderungen durch die perinatalen Schädigungen zu erwarten und wie diese pathogenetisch zu erklären sind.

Seit LITTLE 1841 die cerebrale Kinderlähmung beschrieb, entstand eine nicht mehr überschaubare Literatur zur Frage der cerebral palsy, auf deren auch nur wesentlichste Inhalte einzugehen hier nicht möglich ist. Die Bedeutung der Geburtsschädigung für die Genese der Epilepsien zeigt sich z. B. in der Übersicht, die SCHRECK 1937 über die kindliche Epilepsie gegeben hat: 64% seiner Fälle hatten Geburtstraumata erlitten. Dementsprechend begannen 59% seiner symptomatischen Epilepsien im 1. Lebensjahr. Auch bei BRIDGE (1949) hatten 84% der geburtsgeschädigten Epileptiker ihr Anfallsleiden vor dem 5. Lebensjahr begonnen. Andererseits sind bei Epilepsien, die auf Geburtsschädigungen bezogen wurden, anfallsfreie Intervalle bzw. Latenzen bis zur Dauer von 20 Jahren beschrieben worden (HIRT 1956). Den Einfluß der Steißgeburt auf die Entwicklung einer Epilepsie konnte CHURCHILL nachweisen, der sie in der Anamnese von 265 Epileptikern in 14,7% feststellte gegenüber 3,4% bei der Normalbevölkerung. Betrachtet man den Einfluß des Geburtstraumas nicht nur auf die Epilepsie, sondern auch auf schwere Schwachsinnsformen, so finden sich Prozentsätze bis zu 27% (GROSS u. KALTENBÄCK). Dieselben Autoren führten 68% aller anatomisch nachweisbarer Kreislaufschäden an ihrem 546 Fälle umfassenden Schwachsinnigenmaterial auf Geburtstrauma zurück.

Die Kriterien für das, was als *Geburtstrauma* bezeichnet werden kann, werden sehr unterschiedlich festgelegt. Wir hielten uns an BAMBERGER u. MATTHES, indem wir alle jene Fälle dazuzählten, die nach der Geburt einer Asphyxie, Neugeborenenkrämpfe oder einen blutigen Liquor aufwiesen, sofern sich nicht Anhaltspunkte für eine pränatale Schädigung finden ließen. Die Frühgeburten, die teilweise hierunter fallen, haben wir schon behandelt. Die Voraussetzungen, die zu einer Geburtsschädigung führen, können sehr mannigfaltig sein. Sie lassen sich im Einzelfall selten auf einen einzigen Faktor reduzieren. PFAUNDLER spricht daher auch von einer Ursachenkette und von der Konkurrenz mehrerer die Geburtsschädigung bedingender Momente. Die wichtigsten Faktoren sind die Anoxie und die mechanischen Verletzungen.

Wenn man von *Anoxieschäden* spricht, so muß man sich darüber im klaren sein, daß man mit dem Begriff Anoxie meist eine Hypoxie meint und daß außerdem Hypoxie wie Asphyxie (eigentlich Pulslosigkeit) einen Sammeltopf für genetisch sehr verschiedenartige Krankheitszustände darstellen. Die Kenntnis der Pathophysiologie der Sauerstoffversorgung beim Fetus und beim Neugeborenen ist in den letzten 20 Jahren von pädiatrischer und gynäkologischer Seite aus wesentlich erweitert worden (MCGREGOR 1952). BARCROFT, der den Anstoß zu diesen Arbeiten gab, sprach schon bildhaft von einem „everest in utero", da der O_2-Partialdruck in der Nabelvene so niedrig ist, daß er einer Höhe von 10000 m entspricht. Dies bedeutet aber nicht, daß die O_2-Versorgung im Fetalleben unzureichend ist. Die arteriovenöse Sauerstoffdifferenz ist gleichmäßig hoch und es wird keineswegs der ganze Sauerstoff ausgeschöpft. Die ungeschädigte Frucht hält eine Sauerstoffmangelsituation länger aus als ein Erwachsener (PHILIPP). Die *Hypoxietoleranz* sinkt allerdings mit der Dauer der Schwangerschaft. In der 30. Schwangerschaftswoche besitzt das Hämoglobin eine Sauerstoffsättigung von 70%, in der 33. Woche nur noch von 30% (WALKER u. TURNBULL). Gegen Ende der Fetalzeit nähert sich der Fetus einem Zustand beträchtlicher Hypoxie, wodurch besonders übertragene Kinder gefährdet werden. Ein Zeichen dafür, daß die Hypoxie beim Fetus die Toleranzgrenze überschritten hat, ist der Abgang von Meconium (PHILIPP). Das Neugeborene ist aber auffallend hypoxierestistent und gleicht nach OPITZ (1939) einem an Sauerstoffmangel angepaßten Lebewesen. Seine Reaktionen auf Hypoxie weichen dabei von denen der Erwachsenen ab (ROMINGER). Dauert die Geburt sehr lange oder kommt das Kind asphyktisch zur Welt, so zeigen die Sauerstoffwerte in A. und V. umbilicalis abnorm niedrige Werte (GRÜNBERGER u. HOLKUP). Die Cyanose geht dabei nach APGAR (1955) dem Grad der O_2-Sättigung parallel. Allerdings schwanken die Meßwerte der O_2-Sättigung nach GRAHAM (1958) sowie APGAR und Mitarbeiter (1955) zumindest in der ersten Lebensstunde beträchtlich. Das eigenartige Phänomen, daß das Neugeborene eine Anoxie bis zu 1 Std Dauer auszuhalten vermag, ist nach MILLER u. BEHRLE und MILLER u. SMULL (zit. bei ROMINGER 1959) dadurch zu erklären, daß es in den ersten 24 Lebensstunden hypoventiliert, da die chemoreceptorischen Reflexe erst schwach ausgebildet sind, ferner dadurch, daß die Körpertemperaturen bei niedrigen O_2-Drucken bei 33 bis 36°C liegen, also eine funktionelle Hibernation vorherrscht, in der die Stoffwechselvorgänge gedämpft sind (SJÖSTET u. ROOTH). Für die gute Hypoxietoleranz ist z. T. außerdem die geringe Ausdifferenzierung des kindlichen Gewebes verantwortlich (GRÜNBERGER u. HOLKUP). Eine gewisse Rolle spielt schließlich auch die Möglichkeit einer anaeroben Glykolyse, die allerdings nur für 10% des Energiebedarfs ausreicht (CROSS). Trotz der guten Toleranz sind perinatale Anoxieschäden aber sehr häufig. Hierzu trägt beispielsweise die Entbindungsnarkose bei, die das Ansprechen des kindlichen Atemzentrums und die Umstellung der Atmung behindert (PHILIPP 1956). CUMPSTON (1954) legt dabei Wert darauf, daß bei Mischatmung von N_2 und O_2 der O_2-Gehalt den Atmosphärendruck nicht unterschreitet. Eine reine O_2-Atmung ist andererseits gefährlich, da sie die gefürchtete retrolentale Fibroplasie mit Erblindung nach sich ziehen kann. Sie führt außerdem nach BENDA u. HOESSLY (1956) zu einer Blutüberfüllung und Steigerung der Blutungsneigung. Die spontane Umstellung auf die normale Atmung kann durch Entwicklungsstörungen gehemmt, ebenso aber auch als Folge einer echten geburtstraumatischen cerebralen Blutung gestört sein. Die Entwicklungsstörungen brauchen nicht nur cerebral lokalisiert zu sein, sondern betreffen häufig das Placentacapillarsystem, das z. B. bei Blasenmole, bei Rh-Erythroblastose oder Eklampsie geschädigt wird (HÖRMANN 1943). Die *Blutungsneigung* hängt mit dem beim unreifen Kind noch unreifen und wegen des Fehlens elastischer Fasern zerbrechlichen Gefäßsystem zusammen, das bei plötzlichen Drucksteigerungen leicht rupturiert (YLLPÖ, BISMARCK, BENDA). Anoxie begünstigt dabei durch die Liquordrucksteigerung derartige Druckkrisen, außerdem auch die Ausbildung von Thrombosen. Eine wesentliche Rolle spielten nach VEITH auch der Mangel an Gerinnungsfaktoren und die mangelnde Eiweißsynthese infolge Leberschädigung beim Neugeborenen.

Ebenso wie Frühgeburten und übertragene Geburten, sind auch *Kaiserschnittkinder* gegenüber Anoxie besonders gefährdet. Hier sind es besonders die pulmonalen Komplikationen mit der Bildung hyaliner Membranen, die die ausreichende Beatmung beeinträchtigen (PHILIPP), wozu noch kommt, daß nach POTTER beim unreifen Kind der Lungenapparat ebenfalls noch unausgereift und nicht voll funktionstüchtig ist.

In einer Reihe jüngerer amerikanischer Publikationen wurden die Beziehungen zwischen dem O_2-Partialdruck in der Geburtsphase und der geistigen Entwicklung nach 1 bis 3 Jahren überprüft. ERNHART, GRAHAM u. THURSTON stellten hierbei eine deutliche Korrelation zwischen Geburtsasphyxie und geistiger Retardierung sowie dem Auftreten neurologischer Herdzeichen fest. 1940 hatte VOEGELI in Deutschland, 1945 PRESTON ähnliche Feststellungen getroffen. Andere Autoren, so CAMPBELL, CHECKMAN u. KILPATRICK (1950) konnten keine sicheren Differenzen in der späteren Entwicklung zwischen asphyktischen und normal geborenen Kindern nachweisen. APGAR, GIRDANY u. MCINTOSH sahen nur dann Entwicklungshemmungen, wenn der Geburtsasphyxie Krämpfe gefolgt waren. Interessant ist jedenfalls, daß auch EEG-Katamnesen bei 61 Kindern mit postnataler Asphyxie 44mal pathologische Veränderungen zeigten (D'AVIGNON und KEILSON). Dies unterstreicht die Bedeutung perinataler Anoxien, die durch experimentelle Nachweise relativ guter Hypoxietoleranz nicht in den Hintergrund gerückt zu werden brauchen.

Charakteristische morphologische Anoxiefolgen sind die petechialen Blutungen, die man im Epikard in der Pleura, der Thymuskapsel, im Lungengewebe, außerdem in der harten und weichen Hirnhaut findet (GRÖNTOFT, DHOM und KAFFARNIK). Als Folge und als die Anoxie weiter verschärfender Faktor tritt häufig die Fruchtwasseraspiration hinzu. Die Venengebiete sind allgemein stark überfüllt. Je nach dem Schweregrad der Hypoxie treten Hirnparenchymstörungen bis zum Grade lobärer Sklerosen auf, wie sie in letzter Zeit z. B. von COURVILLE, NORMAN oder TOWBIN beschrieben wurden. Sie unterscheiden sich entsprechend ihrer hypoxisch-ischämischen Genese nicht von dem Muster der Krampfschäden, sofern nicht ganz reine Hypoxien vorliegen, die eher zu Pallidumschädigungen oder einem Status marmoratus führen. Meist bestehen jedoch fließende Übergänge oder besser genetische Verzahnungen der reinen Hypoxie mit *mechanischen Faktoren.* Dies gilt vor allem für die Entstehung *intrakranieller Blutungen,* wobei hierbei reifungsabhängige Varianten der Schädigungsart nachweisbar sind. Bei Unreifen überwiegen die Blutungen in die Ventrikel (YLLPÖ) oder im Zuflußgebiet der großen Hirnvenen, insbesondere der Vena Galeni, bei reifen Kindern dagegen die Falx- und Tentoriumrisse (GRÖNTOFT, Literatur bei KAFFARNIK). VEITH (1960) diskutiert, ob die starke Blutungsneigung Neugeborener nicht Folge einer Leberschädigung ist. Er fand eine starke Abnahme des basophilen Materials des Leberzellplasmas unmittelbar nach der Geburt. Die damit herabgesetzte Eiweißsynthese und der Mangel an Prothrombin, Fibrinogen und anderen Gerinnungsproteinen bringt VEITH in Zusammenhang mit der Blutungs- und Ödemneigung aller Organe. Die Reste hierbei entstehender *subduraler Hämatome* wirken sich noch weit unangenehmer als bei Erwachsenen aus, weil das Säuglingsgehirn sein Gewicht bis zum 3. Lebensmonat verdoppelt und nochmals in den folgenden 6 Monaten. Dabei können Narbenstränge die Hirnentwicklung stark stören (INGRAHAM und HEYL 1939). Duraverletzungen, die hierfür verantwortlich zu machen wären, kommen vorwiegend bei pathologischen Geburten vor (KAFFARNIK). Daß die verlängerte Geburt hierbei die schädigendste Wirkung ausübt, hatte schon LITTLE erkannt, während die Zangengeburt demgegenüber an Bedeutung zurücktritt (CORSINO u. LUGARESI 1946). Auch im EEG zeigten nur diejenigen Zangengeburten Schädigungen, die aus tiefem Querstand oder mit sonstiger Komplikation erfolgten (HEISS und LECHNER 1955). Bei unreifen Säuglingen überwiegen venöse Blutungen. Unter ROHRBACHS Fällen (1953) betrafen sie in 17,6% die Ventrikel. Am häufigsten sind aber *Blutungen im Abflußgebiet der Vena terminalis und der Vena Galeni* (SCHWARTZ 1924, 1927. SIEGMUND 1955, BENDA 1952, MALAMUD 1959). SCHWARTZ hatte dies damit erklärt, daß es hier durch Venenerweiterung zu einer stagnierenden Anoxie komme. Wesentliche Ursachen der Venenstauung sind bei komplizierten Geburten die Abflußbehinderungen in den Nabelgefäßen durch Nabelschnurumschlingung oder -zerrung, durch Krampfwehen oder auch eine Placenta praevia (SEITZ, SIEGMUND, experimentell bei WINDLE, BECKER u. WEIL 1944). SCHWARTZ machte außerdem die Druckschwankungen beim Geburtsvorgang für die Blutungen verantwortlich. SCHWARTZ spricht dabei von einer Saugglockenwirkung bei Durchtritt des Kopfes. BENEKE und KEHRER betonten demgegenüber die Bedeutung der Tentorium- und Falxrisse infolge der starken Knochenverschiebung während der Geburt. Tatsächlich fehlen leichte Blutungen dieser Art fast nie (SIEGMUND). Auch die Vena Galeni-Blutungen suchte man vielfach mechanisch zu erklären. HOLLAND (1922, 1950) und SAENGER nahmen an, daß die weite Vene an ihrer Ansatzstelle an den starrwandigen Sinus rectus einreißt, wenn die Schädelknochen stark gegeneinander verschoben werden.

In den letzten Jahren wurden auch Zirkulationsstörungen im arteriellen Bereich verantwortlich für die Ausbildung von Ulegyrien und lobären Sklerosen gemacht. Hierbei handelt es sich allerdings nicht um Blutungen, sondern um reine Minderversorgung bestimmter Gebiete. Zunächst fiel die Aufmerksamkeit auf die Anordnung der Ulegyrien entlang der *Grenzzonen der großen Hirnarterien*, wie sie beim Morbus Bürger von LINDENBERG u. SPATZ (1939) beschrieben worden war. J. E. MEYER hat Kinder mit Residualepilepsie beschrieben, die eine dementsprechend charakteristische Verteilung ihrer Herde zeigten. Handelt es sich hierbei um eine Versorgungsinsuffizienz in den schlecht capillarisierten Grenzzonen, so kommen andererseits auch Kreislaufstörungen in ganzen Arterienausbreitungsgebieten vor, sofern die Arterienstämme durch Druckwirkung eingeengt wurden. LINDENBERG beschrieb derartige arterielle Schädigungen u. a. im Bereich der A. c. posterior und der A. chorioidalis, NORMAN, URICH u. MCMENEMY (1957) an der A. cer. post. inf., ja sogar an der A. carotis int. im Bereich des Sinus cavernosus. EARLE, BALDWIN u. PENFIELD (1954) haben aus der Kenntnis derartiger druckabhängiger arterieller Kreislaufstörungen die Entstehung der Gliosen in den medialen Anteilen der Temporallappen und der Gyrus hippocampus zu erklären versucht. Diese Fragen der temporal herniation mit ihren Folgerungen für die Genese der Epilepsie werden wir bei Besprechung der Dämmerattacken ausführlicher berühren. Von Bedeutung sind sicher auch die Versorgungsstörungen des Hirnstammes und der Occipitallappen, die durch Schädigungen der A. vertebralis während des Geburtsvorganges auftreten können. YATES (1950), der besonders auf sie hinwies, beschrieb u. a. intramurale Hämatome und Thrombenbildungen an den Vertebralarterien. Abschließend sei nur noch erwähnt, daß BERTRAND u. BARGETON (1955) auch Wandveränderungen der Arterien mit Intimaproliferation bei Littlescher Krankheit fanden, die nicht wie die von EICKE beschriebenen Arterienveränderungen als Meningitisfolgen angesprochen werden konnten.

γ) Unklare frühkindliche Anfallsleiden. Die Gruppe der acht *ätiologisch unklaren frühkindlichen Anfallsleiden* unterscheidet sich von den beiden vorhergehenden dadurch, daß weder die Anamnese noch der morphologische Befund eine ausreichende Antwort auf die Frage nach der Ursache der Krämpfe zu geben vermögen. Die morphologischen Veränderungen gleichen weitgehend den vorher beschriebenen bis auf das Vorliegen von Mißbildungen. Als Beispiel seien einige Fälle skizziert.

Fall 158/43. 3½ Jahre alt. Keine erbliche Belastung. Sofort nach der normal ablaufenden Geburt Krämpfe, die sich häufig wiederholten und bis zu 5 min dauerten. Gelegentliche Status. Lernte nie sprechen, reagiert kaum. Mikrocephalie. Idiotie. Muskulatur hypoton. Beiderseits Pyramidenbahnzeichen. Astasie und Abasie. Tod im Status bei hohem Fieber.

Hirnsektion: Frontale Windungen beiderseits auffallend schmal und sklerosiert. Histologisch ausgedehnte laminäre und pseudolaminäre Zellausfälle in der Rinde mit dichtem Gliafaserfilz. Nervenzellichtungen im Thalamus.

Fall 241/41. 17 Jahre alt. Vater und Schwester debil. Großvater Trinker. Seit der anscheinend normalen Geburt häufige Krampfanfälle. Idiotie. Hochgradige Beugekontrakturen.

Hirnsektion: Stark getrübte, fibrotisch verdickte Leptomeningen, vor allem zentral. Hier, aber auch frontal uud parietal Windungsschrumpfungen. Linker Occipitallappen starr und geschrumpft, rechts etwas verschmälert. Hemisphärenatrophie links. Beide Ammonshörner sklerotisch, beide Corpora mammillaria — wahrscheinlich sekundär — stark atrophisch. Thalamusausfälle mit Zellverkalkungen.

Fall 171/42. 3 Jahre alt. Normale Geburt. Mit 3 Monaten erstmals Krämpfe von jeweils ½ Std Dauer, einmal links, einmal rechts beginnend, dabei Blickdeviation. Vorübergehend postparoxysmale Parese rechts. Im Alter von zwei Jahren im Anschluß an Luftencephalographie hohes Fieber mit Status epilepticus, der sich über eine Woche lang hinzog. Seitdem völlig idiotisch.

Hirnsektion: Starke Windungsverschmälerung und -verhärtung occipital, vor allem in den basalen Anteilen einschließlich der Area striata. Ausgedehnte Zellausfälle bis zu streckenweisen Totalverödungen, besonders in den Windungstälern. Status spongiosus dieser Rindenabschnitte. Zellausfälle im Ammonshorn und in der Kleinhirnrinde, in der man ein Gliasstrauchwerk antrifft.

Besonders der letzte Fall weist auf die bedenklichen Folgen eines schweren Status epilepticus hin. Gerade bei Kindern sieht man nach Krampfserien nicht so selten derartig erschreckende Entwicklungsrückschritte bis zur Demenz, denen mit größter Wahrscheinlichkeit ausgedehnte Krampfschädigungen der Großhirnrinde zugrunde liegen, die sich auch hier bei der Sektion nachweisen ließen.

δ) Unklare jugendliche Anfallsleiden. Bei der vierten Gruppe *ätiologisch unklarer jugendlicher Epilepsien* (6 Fälle) setzten die Anfälle später ein. Ein Teil der Fälle wird wohl zu der sog. genuinen Epilepsie gehören. Sie besitzen aber wie die bisherigen ausgedehnte Kreislaufschäden, wie der folgende Fall zeigt.

Fall 182/40. 31 Jahre alt. Mit 16 Jahren erstmals Anfälle, dazwischen Erregungszustände mit lebhaftem Angstgefühl, in denen Patient aus dem Fenster springen will. Bei der Aufnahme schwer besinnlich. Spontan-Babinski beiderseits. Kataleptische Haltungsstörungen. Erinnert an chronischen Dämmerzustand. Negativistisch, teilweise stuporös, manchmal offensichtlich halluzinierend. In der Folgezeit häufige schwere Dämmerzustände und gehäufte Anfälle.

Hirnsektion: An der Basis des linken Temporallappens und am Temporalpol oberflächliche Rindendefekte. Schizogyrien auch occipital rechts. An den Ventrikelwänden Ependymgranulationen. Atrophie der linken Kleinhirnhemisphäre mit Untergang der Purkinjezellen, geringer auch der Körnerschicht. Ausgedehnte Zellausfälle im Ammonshorn. Umschriebene, gliös gedeckte Nervenzellausfälle im Caudatum, im Nucleus anterior und Medialis thalami und im ventralen Putamen. Die Krampfschäden betreffen hier die Purkinjezellschicht des dadurch weitgehend atrophisch erscheinenden Kleinhirns, das Ammonshorn und den Thalamus, während die Rindenveränderungen wahrscheinlich Folge von Verletzungen im Anfall sind. Problematischer ist der nächste Fall.

Fall 30/47. 49 Jahre alt. Keine familiäre Belastung. Angeblich normale Geburt. Seit der Jugendzeit (etwa 6. Lebensjahr) seltene epileptische Anfälle, athetotisch-ataktische Bewegungen, „tappiger Gang". Intellektuell angeblich normal. Vom 20.—32. Lebensjahr anfallsfrei. Mit 17 Jahren wahrscheinlich bei einem Anfall schwerer Schädelunfall. Seit einer Beinverletzung mit Knochenzertrümmerung und Bewußtlosigkeit (Fettembolien?) starke Anfallshäufung und rapider geistiger Verfall. Vorübergehende Verwirrtheitszustände. Latente Hemiparese rechts. Entwicklung einer Paraspastik.

Hirnsektion: Über dem Stirnhirn verdickte, z. T. bräunlich verfärbte und vereinzelt verkalkte Meningen. Sklerose des rechten Ammonshorns. Beiderseits Status marmoratus. Es erscheint wahrscheinlich, daß der Unfall im Krampf Ursache der Meningealfibrose und -verkalkung ist. Fraglich bleibt aber die Deutung des Status marmoratus als Krampfschaden. Über die Morphologie der übrigen Fälle der bisherigen vier Gruppen orientiert eine Übersicht, die wir weiter unten geben.

ε) Infektionen, Hirnödeme und Schrankenstörungen. Unsere letzte *Gruppe mit infektiösen oder von Hirnödem bzw. schweren Störungen der Blut-Hirnschranke begleiteten Krankheiten* enthält sechs Meningitiden, eine ätiologisch ungeklärte Encephalitis (Toxoplasmose?), eine postvaccinale und eine postmorbillöse Encephalitis (s. BÜSSOW u. MEIER sowie BURMESTER). Dazu gehören ferner eine juvenile Paralyse, bei der die Differenzierung von Krampfschaden und Grundkrankheit Schwierigkeiten macht, ein Zustand nach genetisch ungeklärtem Hirnödem, eine Schrankenstörung bei schwerer Verbrennung (ähnlich wie bei N. ROTH 1941), ein Fall von Krämpfen bei Gastroenteritis, einer bei einer exanthematösen Erkrankung. Schließlich zählten wir hierzu drei Fälle von Fieberkrämpfen, deren einer bei Otitis media auftrat, während einer mit Meningismus verbunden war.

Einige charakteristische Fälle sollen wieder kurz dargestellt werden.

Fall 60/39. (Fieberkrämpfe) 5½ Jahre alt. Normale Geburt und Säuglingsentwicklung. Mit 9 Monaten im Zusammenhang mit fieberhafter Otitis media Krampfserie. Seitdem Stehenbleiben der Entwicklung. Lernte nicht sprechen, gehen oder sitzen. Spastischer Tonus der Extremitäten. Langsame, athetotische Armbewegungen. Schwere Demenz.

Hirnsektion: In beiden Großhirnhemisphären stark verschmälerte Windungen, vor allem occipital. Sichelförmige Kreislaufstörungen in den Grenzgebieten der großen Hirnarterien. Kleinhirnmark knorpelhart mit zentraler Läppchensklerose. Histologisch entsprechende Nervenzellverödungen in der Groß- und Kleinhirnrinde. Chaslinsche Randsklerose.

Fall 196/42 (Fieberkrämpfe?). 30 Jahre alt. Mit 2½ Jahren im Zusammenhang mit fieberhafter Erkrankung Anfälle mit nachfolgender Lähmung der linken Körperhälfte. Seitdem nahezu täglich Anfälle. Sehr unruhiger, hochgradig dementer Patient.

Hirnsektion: hochgradige Meningealverdickung, vor allem über der rechten Hemisphäre, die stark verkleinert ist. Der rechte Occipitallappen ist sklerotisch und zeigt ausgedehnte Ulegyrien, geringer auch temporal. Histologisch ausgedehnte Zellverödungen der Rinde, außerdem Status spongiosus und cystische Markdegeneration. Zahlreiche Thalamusnarben. Ammonshornverödung. Atrophie der Körnerzellschicht der linken Kleinhirnhemisphäre.

Fall 214/53 (Gastroenteritis). 5 Jahre alt. Normaler Geburtsverlauf. Als Säugling sehr unruhig, ununterbrochen geschrien. Mit 3 Wochen erstmals Anfälle im Zusammenhang mit einer gastroenteralen Erkrankung mit unbeeinflußbaren Durchfällen. Täglich 3—5 Anfälle. Paraspastik. Strabismus.

Hirnsektion: schwartige Verdickungen der Dura über der linken Hemisphäre. Auffallend schmale Windungen zentral und occipital. Granuläre Rindenatrophie. Occipital beiderseits Ulegyrien. Hydrocephalus internus. Histologisch schwere Nervenzellausfälle in der Occipitalrinde, geringer auch in der übrigen Rinde und im Thalamus, im Pallidum und Ammonshorn. Status marmoratus.

Ähnliche Fälle von Hirnveränderungen nach Gastroenteritis haben CROME (1952), HALLMAN, ELT u. TÄHKÄ (1956), HALLMAN, KAUHTIO, TÄHKÄ u. PIEPARI

(1956), nach Typhus POHOWALLA u. GHAI (1957) und GLANDER u. ILLERT (1958), nach Dystrophie D. MÜLLER (1953) beschrieben. Erinnert sei auch an die Untersuchungen von LANGE-COSACK und an die zwei von VEITH (1959) geschilderten Fälle mit Ammonshornschädigungen, ohne daß Krämpfe bestanden hatten.

Fall 330/50 (Exanthem). 3½ Jahre alt. Normale Geburt. Mit 19 Tagen im Anschluß an ein Exanthem Krämpfe. Das Kind krampfte mit kurzen Unterbrechungen 3 Tage lang. Mit einem Jahr erneut 8 Tage lang Krämpfe bei Fieber. Krämpfe jeweils 10 min dauernd, mit Unterbrechungen von 2—3 Std. Das Kind lernte nicht sprechen. Bei Aufnahme Mikrocephalie. Alle vier Extremitäten spastisch, nahezu das Bild einer Decerebrationsstarre.

Hirnsektion: makroskopisch Atrophie verschiedener Kleinhirnläppchen, vor allem im Zentrum des Wurms. Histologisch typische Läppchenatrophie mit Untergang der Purkinjezellen, vor allem in den zentralen Rindenabschnitten. An der Großhirnrinde überall verstreut teils disseminierte, teils kleinherdförmige oder laminäre Zellausfälle. Fast völlige elektive Parenchymnekrose in der vorderen Zentralwindung. Zellausfälle auch im Putamen.

Fall 124/41 (Verbrennung). 40 Jahre alt. Normale Geburt. Im Anschluß an eine Spiritusverbrennung im Alter von 5 Jahren erstmals Anfälle (genaue Angaben über das Ausmaß der Verbrennung fehlen). Besuchte 3 Jahre lang die Hilfsschule, war später in Anstaltsbehandlung. 10 Jahre lang als Knecht in der Landwirtschaft betätigt. Gutmütig und willig. Später wegen seiner Wesensveränderung und Demenz wieder in einer Anstalt aufgenommen. Dort nur noch seltene Anfälle.

Hirnsektion: Hemiatrophie der linken Hemisphäre, vor allem bedingt durch ausgedehnte Narben im Temporal- und Occipitallappen. Temporal sitzen die Narben vor allem an der basalen Fläche, im Gyrus temporalis inferior und Gyrus fusiformis, wo die Rinde verhärtet, geschrumpft und eingesunken ist. Von hier aus greifen Ulegyrien auf die mediobasale Fläche des Occipitallappens über. In den lateralen Occipitallappenwindungen ist die Rinde stark eingesunken und erweicht. In der rechten Hemisphäre kommen kleinere ulegyrische Abschnitte im Frontallappen vor. Es besteht ein Status marmoratus. Histologisch dementsprechend Zelllichtungen im Thalamus. Der Gyrus hippocampus und die basalen Temporalwindungen sind weitgehend von Nervenzellen entblößt. Es besteht eine cystische Rindendegeneration, die auch auf das subcorticale Mark übergreift. In diesem findet sich eine mächtige Gliose. Auch in den äußerlich nicht narbig erscheinenden Windungen finden sich histologisch herdförmige Nervenzellausfälle, laminär in der Schicht der großen Pyramidenzellen, wo auch eine schichtförmige ödematöse Auflockerung des Gewebes besteht. Erhebliche Zellausfälle des Sommerschen Sektors des linken Ammonshorns. Leichtere Ausfälle in der Purkinjezellschicht.

Schon bei diesen Fällen ist der zeitliche Zusammenhang zwischen dem fieberhaften Infekt bzw. der angeblichen Verbrennung und der damit zusammenhängenden Krampfserie mit dem geistigen Rückgang der Entwicklung und der Entwicklung neurologischer Herdzeichen sehr eindrucksvoll. Dies gilt in gleichem Maße für die Fälle mit Meningitiden:

Fall 87/54. 1¾ Jahre alt. Normale Geburt. Im 9. Monat hohes Fieber. Am 3. Tag Krämpfe mit Betonung der linken Seite. 12stündiger Status epilepticus. Bei Klinikaufnahme Feststellung einer Meningitis purulenta. Penicillinbehandlung. Nach Besserung der Meningitis zeigt sich, daß das Kind in seiner Entwicklung etwa bis zum Stand eines sechswöchigen zurückgeworfen wurde. Es konnte nicht mehr sitzen, erkannte die Mutter nicht mehr, reagierte nur zeitweise. Seit der Meningitis bestehen drei- bis viermal am Tag auftretende Anfälle. Tetraspastik mit Linksbetonung. Beugekontrakturen.

Hirnsektion: An beiden Hemisphären bestehen sehr ausgeprägte Windungsschrumpfungen, besonders ausgeprägt an den Frontallappen und in den Zentralregionen (Abb. 13a u. b). Der rechte Frontalpol besteht nur aus einem wenige Millimeter dicken Rindenmarkmantel. Extremer Hydrocephalus internus. Erhebliche Verschwartungen der basalen Meningen. Histologisch finden sich ausgedehnte Ulegyrien mit Nervenzellverödungen auf weiten Strecken, akzentuiert an den Windungstälern. In den mittleren Rindenschichten häufig Einlagerungen von körnigem, netzförmig angeordnetem Pseudokalk neben kleincystischer Degeneration (Abb. 13c). Häufig

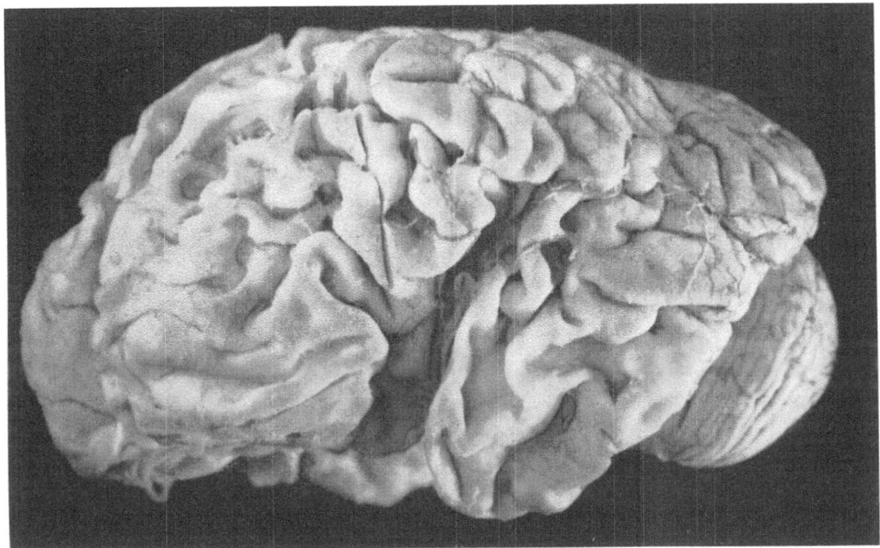

a

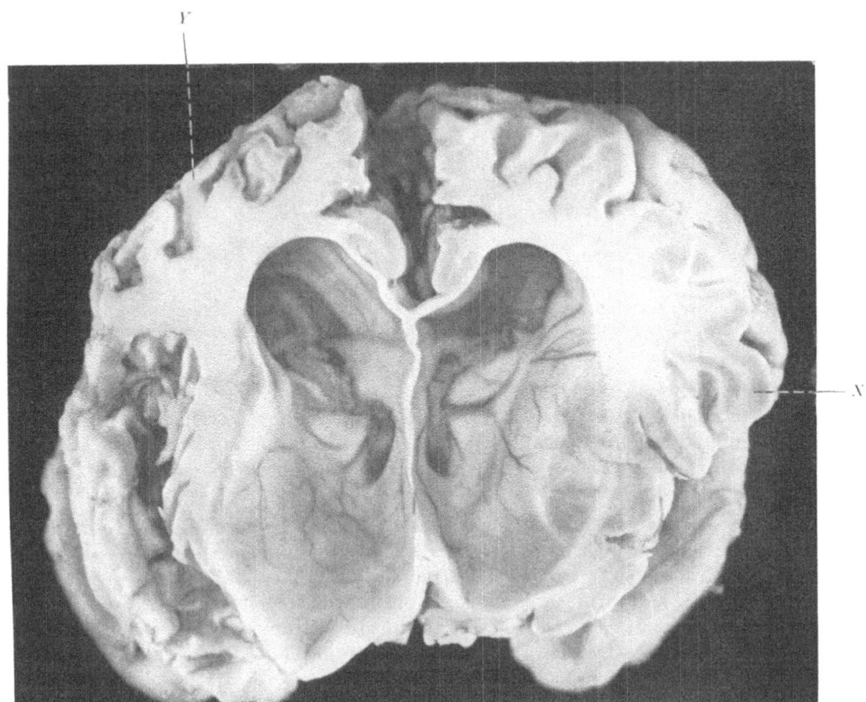

b

Abb. 13a u. b. Ausgedehnte Ulegyrien nach Meningitis im 9. Lebensmonat, die mit schweren Krampfserien verbunden war. Tod 14 Monate später. a Seitenansicht. b Frontalschnitt mit Einblick in die hochgradig erweiterten Hirnhöhlen. Bei *X* normale Rindenbreite, bei *Y* schwer geschädigte Rindenbezirke (F.A.-Nr. 87/54)

finden sich größere Haufen von dichtliegenden Fettkörnchenzellen am Rande dieser Cysten oder auch verstreut innerhalb der Rinde. Zahlreiche Nervenzellen sind verkalkt. Von den Gefäßen gehen bindegewebige Fasern in die Rindensubstanz über, so daß eine gemischt gliös-mesodermale Vernarbung vorliegt. Starke Ependymitis granularis. Mächtige Fasergliose in dem stark verschmälerten Mark. Sekundäre Pyramidenbahndegeneration.

Die Folgen der Kombination von Meningitis und Anfällen sind in diesem Fall erschreckend. Sie führten zu einer weitgehenden Zerstörung der Großhirnrinde. Man wird hier keine Bedenken haben, den Krämpfen eine entscheidende Rolle für die Entstehung der Schädigungen zuzuerkennen. Wie schwer es aber ist, die Folgeerscheinungen der Meningitis und die der Anfälle auf die Intelligenz und die ganze Persönlichkeit zu differenzieren, darauf deutet der folgende Fall.

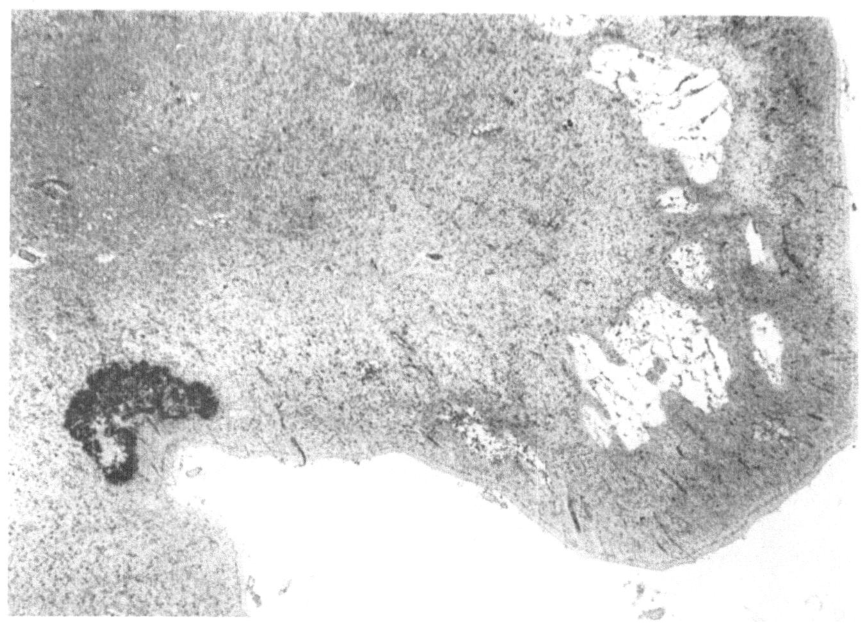

Abb. 13c. Weitgehender Untergang der Ganglien- und Gliazellen. Grobspongiöse und kleincystische Auflockerung der Rinde. Pseudokalkausfällungen an einem Windungstal. Van-Gieson-Färbung (F.A.-Nr. 7/54)

Fall 67/40. Normale Kindheitsentwicklung. Mit 7 Jahren Operation eines Bauchhöhlenabscesses, anschließend Meningitis. Nach der Meningitis schwere psychische Wesensänderung. Wenige Wochen später erstmals Anfälle, in denen das Kind plötzlich an den Hals greift und stöhnt. Ein Jahr später typische epileptische Anfälle fünf- bis sechsmal täglich. Seit einigen Monaten unstillbares Erbrechen.

Hirnsektion: Meningen verdickt und getrübt. Starke Schrumpfung des Temporallappens vom Pol bis zum Occiput, vorwiegend an den basalen Windungen. Ulegyrien auch in der hinteren rechten Zentralregion. Histologisch ausgedehnte Rindenausfälle in den vernarbten Temporal- und Occipitalwindungen, in denen auch ein Status spongiosus in den unteren Rindenschichten nachweisbar ist. Hie und da lymphocytäre Infiltrate um die Gefäße. Disseminierte und kleinherdförmige Nervenzellausfälle im Thalamus und im äußeren Pallidumglied. Diffuse Ausfälle in den Ammonshörnern.

Der psychische Rückschritt wird hier mit dem Abklingen der Meningitis schon einige Wochen vor dem ersten Einsetzen der Anfälle deutlich — sofern man der Annahme folgt, daß vorher in unmittelbarem zeitlichem Zusammenhang mit der Meningitis keine Anfälle auftraten. Bei der ganzen Frage ist der Meinung von Meyer-Mickeleit u. Schneider Aufmerksamkeit zu zollen, die dem Alter zum Zeitpunkt der Einwirkung — sei es einer Meningitis oder eines Traumas — mehr Bedeutung zumessen als der Art der Noxe.

c) Das gemeinsame Prinzip der anoxisch-ischämischen Gewebsschädigungen und ihrer Varianten

Wir wollen nun die fünf pathogenetischen Gruppen näher betrachten: Das Muster der Gewebsschäden, die sich am Gehirn fanden, ist unabhängig von der wechselnden Ursache der Anfallsleiden ziemlich einheitlich und entspricht den extremen Graden der oben beschriebenen *anoxisch-ischämischen Gewebsschädigungen.* Dies ist ein wesentliches Argument, als Ursache für das Übereinstimmen der Schädigungsmuster auch eine einheitliche, von der Grundkrankheit nur bedingt abhängige, allen Fällen gemeinsame Noxe, in diesem Fall die Krämpfe, anzusprechen. Immerhin weisen in den fünf obengenannten Gruppen auch die Gewebsschäden eine etwas unterschiedliche Ausprägung auf. Sie sei in Abb. 14 dargelegt.

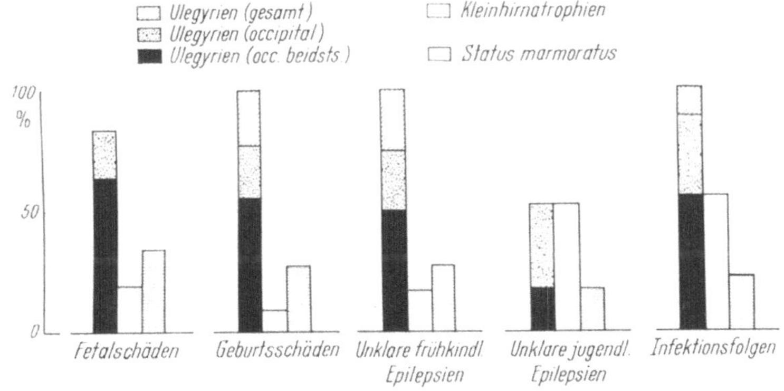

Abb. 14. Verteilung der Schädigungsarten bei den verschiedenen Gruppen lobärer Sklerosen

Die Säulen stellen Prozentwerte dar, die auf die Fallzahl der jeweiligen Gruppe bezogen sind. Da es sich um sehr kleine Zahlen handelt, die eine entsprechend hohe Fehlerabweichung besitzen, sind die Werte mit Vorsicht zu betrachten. Es fällt auf, daß die Zahl der Ulegyrien bei allen Gruppen ungefähr gleich groß ist mit Ausnahme einer geringeren Beteiligung der später einsetzenden unklaren jugendlichen Epilepsien. Die occipitalen Ulegyrien machen überall den größeren Anteil der Ulegyrien aus, wobei die symmetrischen occipitalen lobären Sklerosen bei den wahrscheinlich perinatal geschädigten ersten drei Gruppen deutlich zahlreicher sind als bei der vierten Gruppe und im Verhältnis der Gesamtzahl der Ulegyrien auch höher als bei den Infektionen. Ein reziprokes Verhältnis besteht zwischen den Kleinhirnläppchenatrophien und dem Status marmoratus. Die Kleinhirnschäden sind bei den perinatalen drei Gruppen relativ selten, bei den später einsetzenden Gruppen vier und fünf aber deutlich zahlreicher, während der Status marmoratus bei den letzten selten, bei den Geburtsschäden am häufigsten ist.

Man kann sich hierbei fragen, ob die Ursache für die verschiedenen Akzentuierungen mit der Altersverteilung und der verschiedenen Ausreifung des Hirngewebes zusammenhängen oder ob doch verschiedenartige pathogenetische Bedingungen vorliegen und der Schluß auf die gemeinsame Ursache, den Krampf, falsch ist. Gegen die letztere Ansicht ließe sich anführen, daß zweifellos, wie SCHOLZ an entsprechenden Beispielen gezeigt hat, alle genannten Schädigungstypen als Krampffolgen auftreten können. Für das erste Argument, wonach der

Reifegrad des Hirngewebes eine Rolle spielt, könnte dagegen gerade der *Status marmoratus* ein Beispiel bieten. Er entsteht meist durch eine ischämisch-hypoxämische Kreislaufstörung, die die Nervenzellen im Striatum und Thalamus schädigt. Deren Verlust wird wie üblich durch eine Gliafasernarbe gedeckt. In den noch in Ausreifung befindlichen Kindergehirnen kann sich diese Fasergliose sekundär myelinisieren, wodurch im Markscheidenbild die Stammganglien die eigenartig wolkig-streifige Zeichnung des Status marmoratus gewinnen (Scholz 1924, A. Meyer 1926, Spatz 1930). Scholz, Wake u. Peters konnten 1938 nachweisen, daß Krämpfe in der Lage sind, einen Status marmoratus hervorzurufen, eine Auffassung, die auch durch einige unserer Fälle gestützt werden kann. Auffallend ist allerdings, wie häufig sich bei uns eine Geburtsasphyxie unter unseren Status marmoratus-Fällen findet.

5 unserer 13 geburtsgeschädigten Kinder besaßen einen Status marmoratus. Hierzu gehören 4 der asphyktisch Geborenen, bei denen sich dreimal ein Status marmoratus fand, während er unter den übrigen Geburtsgeschädigten nur einmal vorkam, und zwar bei einer Zangengeburt mit abnorm langer und schwerer Geburt und Blutungen in die Liquorräume. Dies deutet — mit allen Vorbehalten gegenüber der kleinen Zahl — auf einen *Einfluß der Asphyxie.* Im allgemeinen betrifft eine Anoxie zwar das Striatum bei weitem nicht so intensiv wie das Pallidum und das Corpus Luysi (Scholz), doch kommt man nicht umhin, bei der Frage nach der Genese unserer Status marmoratus-Fälle neben der Schädigung durch die früheinsetzenden Krämpfe auch die Asphyxie verantwortlich zu machen. Benda, Malamud oder Courville sehen ebenfalls in der Asphyxie eine entscheidende Voraussetzung des Status marmoratus, wobei Malamud wie Benda Störungen des venösen Abflusses zur Vena Galeni für wesentlich halten (es wurden übrigens familiäre Fälle beschrieben).

Die Altersbezogenheit der Gewebsschädigung ist bei den *Ulegyrien* weniger ausgeprägt. Nur die kryptogenen Jugendfälle mit ihrer meist späteren Manifestation zeigen seltener Ulegyrien. Der Grund, warum sich bei den jüngeren Kindern häufiger ausgedehnte Windungsschrumpfungen bis zur Hemisphärenatrophie finden, liegt wahrscheinlich in der *erhöhten Ödembereitschaft des kindlichen Gewebes*, die den reinen ischämischen Krampfschaden kompliziert, was sich in Entmarkungen und Markgliosen sowie dem Status spongiosus der Rinde äußert. Wir werden auf sie noch zu sprechen kommen. Auffallend ist, wie häufig die Ulegyrien — ebenso wie auch bei Benda u. Hoessly — occipital lokalisiert sind (39 von 46 Fällen = 85%). In 22 Fällen waren die Occipitalschädigungen beiderseits aufgetreten. Diese Prädilektion war schon Scholz aufgefallen. Er diskutiert ihre Abhängigkeit von den Eigenheiten der occipitalen Zu- und Abflußgebiete, auf die in letzter Zeit vor allem Lindenberg aufmerksam machte. Im abschließenden pathogenetischen Kapitel werden wir auf dieses Problem zurückkommen.

Das relativ häufige Vorkommen zentral, das heißt marknahe und in den Windungstälern gelegener Läppchenatrophien im *Kleinhirn* ist wahrscheinlich dadurch zu erklären, daß in den Windungstälern — ebenso wie im Großhirn — bei einer Gefäßstauung und einer entsprechenden Volumenzunahme des Gehirns die Versorgung der tieferen Windungsabschnitte durch die Pialarterien nur noch unzureichend gelingt.

Hallervorden erklärte das Phänomen durch ein vom Mark her vordringendes Ödem, wogegen sich Scholz wandte, weil die Purkinjezellen, die ja in erster Linie geschädigt werden, im Gegensatz zu der meist besser erhaltenen Körnerschicht gegen Ödeme weitgehend unempfindlich sind. Eine weitere Schädigungsmöglichkeit besteht in der Abklemmung von Kleinhirngefäßen, so der A. cerebelli post. inf. (NORMAN, URLICH u. McMENEMY), bei gesteigertem Hirndruck analog zur temporal herniation (s. psychomotorische Epilepsie). Bei Hemisphärenatrophien ist differentialdiagnostisch gegenüber einer genuinen Kleinhirnatrophie die bei Krampfschäden meist ganz unregelmäßig wechselnde Ausprägung der Atrophie zu berücksichtigen. Bei Großhirnhemiatrophien ist in der kontralateralen Kleinhirnhemisphäre je nach dem Alter der Schädigung ebenfalls eine Atrophie zu beobachten, die dann aber in der Regel im Verlauf einer transneuronalen Degeneration entstand. Sie ist auch histologisch im allgemeinen gut vom Krampfschaden zu differenzieren.

Wir haben also unter unseren 50 Fällen mit großräumigen Kreislaufschäden recht verschiedenartige, wenn auch zu gewissen pathogenetisch ähnlichen Gruppen zusammenfaßbare Grundkrankheiten. Wir wissen nun durch viele andere Beispiele, daß dem Gewebe nur relativ geringe Reaktionsmöglichkeiten zur Verfügung stehen, so daß verschiedenartige Schädigungstypen durchaus mit gleichförmigen Gewebsumbildungen beantwortet werden können (wir kennen dies Problem z. B. von den entzündlichen Krankheiten des ZNS, besonders betont von H. JACOB). Man muß nur fragen, ob es genügt, sich hiermit zufrieden zu geben oder ob nicht ein übergeordnet Gemeinsames alle Fälle verbindet. Dieses Gemeinsame bilden die Krämpfe. Zumal wir die Übergangsstufen zwischen den frischen Krampfschäden und den Spätschäden der Ulegyrien kennen, erscheint es durchaus gerechtfertigt, die Krämpfe als ursächliches Prinzip in den Vordergrund zu rücken, was schon OSLER (1888), SACHS (1892), ebenso wie später SCHOLZ, FOWLER oder GROSMAN diskutierten. Um dieses Urteil zu untermauern, schien es uns notwendig, vergleichsweise eine Reihe von Fällen ähnlicher Ätiologie wie wir sie oben sahen zu untersuchen, die aber keine Krämpfe erlitten hatten. Ausreichendes Vergleichsmaterial, z. B. ähnliche Meningitiden in gleicher Altersklasse und unter gleichartiger Therapie fehlte uns leider. Wir hatten aber eine für einen Vergleich ausreichende Anzahl von Littleschen Syndromen und von Idiotien zur Verfügung, die nicht unter Krämpfen gelitten hatten. Während wir unter unseren 362 Grand mal-Fällen 50 (13,9%) Ulegyrien u. ä. gefunden hatten, sahen wir unter den 150 Little- und Idiotiefällen ohne begleitende Epilepsie 44mal derartige großräumige Schädigungen, also in 28,6%. Es wäre voreilig, hieraus schließen zu wollen, daß Krämpfe bei der Entstehung von Ulegyrien also keine nennenswerte Rolle spielen können. Hiergegen sprechen schon die zahlreichen Erfahrungen eindeutiger Verschlechterung des klinischen Bildes im Anschluß an Krampfserien, außerdem die oben erwähnten Beobachtungen ausgedehnter frischer Gewebsschäden nach Anfällen.

d) Die 150 anfallsfreien Little- und Idiotie-Vergleichsfälle

seien bezüglich ihrer morphologischen Befunde kurz aufgegliedert, um Vergleichsmaßstäbe zu gewinnen. Es fanden sich

bei 45 Fällen keine sicher krankhaften Veränderungen (sog. „befundlose Idioten“, H. JACOB), darunter 11 mongoloide Idiotien;

bei 45 Fällen Mißbildungen bzw. Gewebsveränderungen, die auf eine Schädigung im Fetal- bzw. Embryonalalter deuten und die keine narbige Gewebsreaktion erkennen lassen;

bei 16 Fällen verschiedene andere Störungen (z. B. nach Thrombosen, Embolien, Verschlußhydrocephalus). Hierzu gehören auch einige Traumen, auf deren Bedeutung BENDA u. HOESSLY 1955, LINDENBERG, FISHER, DURLACHER, LOVITT u. FREYTAG 1950 besonders hingewiesen hatten;

bei 44 Fällen großräumige Kreislaufschäden vom Typ der oben besprochenen Ulegyrien und lobären Sklerosen, bei 5 davon allerdings nur mit Zellichtungen im Ammonshorn, Pallidum oder Kleinhirn wie bei einfachen „Krampfschäden".

Am schwierigsten ist die genetische Deutung bei den letztgenannten 44 Fällen mit Kreislaufschäden, die dem Muster der Krampfschäden ähneln. Um die Vergleichbarkeit der Altersverteilung beurteilen zu können, sei das Sterbealter aufgeführt. Es betrug bei den Ulegyrien-Fällen

Sterbealter	Mit Anfällen (50)	Ohne Anfälle (44)
0— 3 Jahre	14 = 28%	18 = 40,9%
4—12 Jahre	14 = 28%	11 = 24,9%
13—25 Jahre	12 = 24%	7 = 15,9%
26—43 Jahre	8 = 16%	5 = 11,4%
44—59 Jahre	2 = 4%	3 = 6,9%

Bei den anfallsfreien Fällen überwiegen die Frühverstorbenen, während die Gruppe zwischen 26 und 43 Jahren kleiner ist. Sonst bestehen keine bei den kleinen Zahlen verwertbare Differenzen. Dem hohen Prozentsatz Frühverstorbener entspricht, daß bei 20 der 44 Fälle die Gewebsschädigung auf perinatale Einflüsse zurückführbar ist:

Eine Zangengeburt (Ammonshornausfall), 7 Fälle mit Geburtsasphyxie, zweimal bei Frühgeburt (elektive Parenchymnekrose je zweimal im Ammonshorn, Pallidum und Kleinhirn, zweimal ein Status marmoratus, zwei Ulegyrien mit lobären Sklerosen). Zwei Fälle besaßen einen Kernikterus. Ein Kind zeigte im Anschluß an schwere Keuchhustenparoxysmen mit „Wegbleiben" ebenfalls Zellichtungen in der Zentralregion. Wenn diese Fälle also auch von Krämpfen verschont blieben, so unterlagen sie doch hypoxischen bzw. ischämischen Bedingungen, die pathogenetisch den Krämpfen sehr ähneln. Daß sich die stärkere hypoxische Situation bei den Geburtsasphyxien auch mehr durch Pallidumausfälle ausdrückte, ist sehr charakteristisch. Das Pallidum ist ja, wie wir zeigen konnten, bei den echten Krampfschäden und bei ischämischen Schädigungen nur in geringem Maße beteiligt. Ein Fall besaß seit der Geburt Athetosen (genuine ? Kleinhirnatrophie).

Bei 23 Fällen ließen sich die Ursachen der Zellausfälle und Kreislaufstörungen nicht hinreichend klären.

Bemerkenswert ist im Vergleich zu den Anfallsleiden, daß die *Beteiligung occipitaler Regionen* wesentlich geringer ist (Tab. 5). Es kann hierbei eingeflochten werden, daß NORMAN bei Epileptikern zwei Typen ausgedehnter Rindenschädigungen beobachten konnte: einmal die von SCHOLZ beschriebenen elektiven Parenchymnekrosen, die sich besonders häufig temporal, in der dritten Schicht der Großhirnrinde, ferner im Ammonshorn, Thalamus, Kleinhirn und in den unteren Oliven fanden, während die Sehrinde verschont blieb. Im Gegensatz hierzu fand NORMAN bei einem zweiten Typ gerade die Parietal- und Occipitalrinde einschließlich der Area striata betroffen, wobei die Qualität der Schädigung hierbei den Grad der elektiven Parenchymnekrose oft überschritt. Bei dem zweiten Typ hält NORMAN die Geburtsschädigung für eine wesentliche Voraussetzung. Er schildert allerdings

Tabelle 5

	Anfallsgruppe (58)	Ohne Anfälle (44)
Ulegyrien mit occipitaler Beteiligung	34	7
Ulegyrien ohne occipitale Beteiligung	9	16
Kleinhirnatrophien	17	9
Status marmoratus	10	14

Übergangsformen zwischen beiden Typen. Man könnte nun einwenden, daß die Häufung occipitaler Ulegyrien unter unseren Fällen von Frühepilepsie nur eine Folge von Geburtsschädigungen ist, mit der Epilepsie aber nichts zu tun hat, es sei denn im Sinne eines iktogenen Herdes. Wir verweisen hierzu auf Abb. 14, auf der zu sehen ist, daß auch nach postnatal auftretenden Krämpfen bei Infekten derartige occipital lokalisierte Ulegyrien häufig sind, ferner auf die Beobachtungen ausgedehnter frischer Parenchymuntergänge im Occipitallappen bei älteren Epileptikern (SCHOLZ). Sicher sind aber Stauungen des venösen Abflusses (BENDA 1952) und arterielle Minderdurchblutungen wie sie oben bei Besprechung der Geburtsschäden erwähnt wurden (YATES 1959) in vielen Fällen ein wesentlicher Faktor der topographischen Prädilektion, wobei eben ähnliche Verhältnisse wie bei der Geburt auch bei Krampfserien im Kindesalter vorkommen können.

Auch die *Kleinhirnveränderungen* sind bei den Krampffällen häufiger. Dies wird noch deutlicher, wenn man die neun Fälle der anfallsfreien Gruppe betrachtet. Sie weichen in ihrem Muster teilweise von den typischen Krampfschäden ab. Zweimal ist in erster Linie die Körnerschicht betroffen, während die Purkinjezellen gut erhalten sind. Bei der bekannten Ödemempfindlichkeit der Körnerzellschicht liegt es nahe, die Schädigung auch hier genetisch auf einen im einzelnen allerdings ursächlich ungeklärten Ödemzustand zurückzuführen. Einmal fand sich eine Kleinhirncyste mit entzündlicher Meningealveränderung und einem Hydrocephalus occlusus. Dieser Fall entfernt sich ohnehin zu weit von dem Krampfschadenmuster. Ein Fall besaß eine symmetrische, zentrale Läppchenatrophie. In der Krankengeschichte ist vermerkt, daß die Geburt sich über 4 Tage hingezogen habe und sehr schwer gewesen sei. Einmal waren periphere Läppchenatrophien verbunden mit Heterotopien im Großhirn, wobei eine gemeinsame Verursachung allerdings kaum anzunehmen war. Unklar blieben auch ein Fall mit einer Wurmatrophie, zwei Fälle, bei denen die Läppchenatrophie von Großhirnulegyrien und zwei, bei denen sie von einem Status marmoratus begleitet war. Sie gesellen sich zu den übrigen ursächlich unaufgelöst gebliebenen Fällen, bei denen man nur annehmen kann, daß die Kranken vor dem Einsetzen der Little-Syndrome Schädigungen erlitten, die — wie Meningitiden, Ödeme, Traumata, Blutungen oder Hypoxien — in der Lage waren, ausgedehnte Rindennarben zu hinterlassen.

Auf die Bedeutung hypoxämischer Faktoren, wie die Geburtsasphyxie sie herbeiführt, wird man gewiesen, wenn man sieht, daß in immerhin 15 Fällen ein *Status marmoratus* nachzuweisen war. Bei 6 dieser Fälle ist ein Geburtstrauma bekannt, bei weiteren 2 Geburtstraumen bestehen Zellausfälle im Pallidum. Deren

Häufung war uns schon bei den Epilepsiefällen mit Status marmoratus aufgefallen. Gerade der Vergleich mit den Fällen ohne Krämpfe deutet unseres Erachtens darauf hin, daß die Geburtsasphyxie — wie bei COURVILLE (1957) — in der Genese des Status marmoratus eine wesentliche Rolle spielt.

Unser Vergleich mit Fällen ohne Krämpfe sollte dazu dienen, der Antwort auf die Frage näher zu kommen, ob so großräumige und schwere Gewebsschädigungen wie Ulegyrien, lobäre Sklerosen, Status marmoratus u. ä. nur vereinzelt als Folge von Krämpfen auftreten oder ob bei derartigen Schädigungen die Mitwirkung von ischämisch-hypoxischen Stoffwechselbedingungen, wie der Krampf sie mit sich bringt, generell wahrscheinlich zu machen ist. Es zeigte sich, daß bei den ätiologisch und genetisch überschaubaren Fällen häufig hypoxische oder ischämische Stoffwechselbedingungen vorhanden waren, die den Verhältnissen im Krampf ähneln, so daß es nicht verwundert, wenn die verwandten pathophysiologischen Grundlagen zu gleichen oder ähnlichen Gewebsschädigungen führten. Bei der Anfallsgruppe ist andererseits der Krampf bzw. die Krampfserie das Gemeinsame, was Fälle ganz verschiedener Ätiologie verbindet und was es nahelegt, den übereinstimmenden morphologischen Befund diesen Krämpfen zur Last zu legen. Dies scheint um so berechtigter, als Frühstadien der ausgedehnten Rindenschäden im Anschluß an einen Status epilepticus beobachtet werden konnten. Daran, daß im frühen Kindesalter die Krämpfe zu derart schweren Kreislaufstörungen führen, die im Erwachsenenalter immer seltener werden, ist zunächst die höhere Anfallsbereitschaft im Kindesalter schuld, da mit steigender Anfallsfrequenz die Wahrscheinlichkeit ausgedehnter Hirnschädigungen größer wird. Außerdem muß man mit der altersspezifisch erhöhten Empfindlichkeit des kindlichen Hirngewebes gegenüber den Krämpfen rechnen. In erster Linie gehört zu dieser gesteigerten Vulnerabilität die Ödemneigung, die auch dazu beiträgt, daß die Schäden sich gelegentlich nicht auf die elektive Parenchymnekrose beschränken, sondern zu eingreifenderen Störungen führen. Die Ödembereitschaft wird uns auch in dem folgenden Kapitel über die Infektkrämpfe des Kindesalters wieder begegnen.

3. Die Infektkrämpfe und das Problem der erhöhten Krampfbereitschaft im Kindesalter

Im Kindesalter begegnet man außer den echten Epilepsien jedwelcher Genese häufig auch sog. Okkasionskrämpfen (HOCHSINGER 1904), also Anfällen, die nur bei bestimmten Gelegenheiten auftreten und aus denen heraus sich im allgemeinen kein Anfallsleiden entwickeln sollte. Das Gros dieser Gelegenheitskrämpfe bilden die Infekt- oder Fieberkrämpfe. Wie der Name besagt, treten die Anfälle hierbei auf, wenn das Kind fieberhaft erkrankt oder einen Infekt durchmacht. Meistens handelt es sich bei der Auslösung der Krankheit um Infektionen der oberen Luftwege (ZELLWEGER; HRBEK; BAMBERGER u. MATTHES). Phänomenologisch gleichen die Fieberkrämpfe im allgemeinen den typischen tonisch-klonischen Krämpfen der Epilepsie. Nur im 1. Lebensjahr kommen abortive oder ungewöhnlich lange sich hinziehende Anfälle, mitunter mit nur tonischer oder nur klonischer Komponente vor. PACHE spricht geradezu davon, daß der Anfall „schwelt". Wenn diese Krämpfe auch teilweise als „Initialkrämpfe" bezeichnet werden, so ist nach den Untersuchungen von HERLITZ, ZELLWEGER sowie BAMBERGER u. MATTHES der

Anfall in der Regel nicht das erste Zeichen des Infektes, wenn er auch meist in den ersten 24 Std der Krankheit einsetzt. Unter 480 Kindern mit Infektkrämpfen, die von BAMBERGER u. MATTHES untersucht wurden, war der Krampf nur bei 11 Fällen aus angeblich voller Gesundheit heraus erfolgt.

Diese Anfälle sind keineswegs selten: Berechnet nach dem Material von Kinderkliniken wird ihre Häufigkeit von BAMBERGER u. MATTHES mit 1,9%, von PACHE mit 3,7%, von BRIDGE mit 4%, von THOM mit 6,7% und von ZELLWEGER mit 8% angegeben. Am beweiskräftigsten dürfte die Arbeit von HRBEK sein: Er befragte die Eltern von 3604 scheinbar gesunden Schulkindern. 5,1% hatten einmal einen Anfall erlitten, 2,3% Fieberkrämpfe. Von diesen Krampfkindern hatten 60,5% nur einen, 39,5% mehrere Anfälle durchgemacht. Die Anfälle fielen meist in das 1. und 2. Lebensjahr —, eine Beobachtung, die von den verschiedensten Autoren bestätigt wird. Dabei wurde auch wiederholt festgestellt, daß die Fieberkrämpfe um so ungünstiger in der Prognose sind, je früher sie einsetzen, was allerdings wohl damit zusammenhängt, daß bei diesen Frühfällen gewöhnlich organische Hirnschädigungen — meist nach Geburtstrauma — vorliegen. Eigentlich kann man bei derartigen Fällen gar nicht im strengen Sinne von Infektkrämpfen sprechen. BAMBERGER u. MATTHES stellten daher auch fest, daß reine Infektkrämpfe in den ersten 3 bis 6 Lebensmonaten nicht vorkommen. Unter den Neugeborenenkrämpfen dominieren ätiologisch die Asphyxieschäden und die Folgen verlängerter Geburten (MINKOWSKI, St. ANNE-DARGASSIER 1956).

a) Grundlagen

Die *Häufigkeit* der Fieberkrämpfe innerhalb der kindlichen Anfallsleiden wurde von BAMBERGER u. MATTHES sowie ZELLWEGER mit 33,7%, von PETERMANN mit 33,1% angegeben. BAMBERGER u. MATTHES erwähnen in ihrer Monographie über die Anfallsleiden im Kindesalter, daß die Infektkrämpfe nicht zur Epilepsie zu rechnen sind. Es entspricht dies ganz unserer Auffassung, bei derartigen Gelegenheitskrämpfen nicht von Epilepsien zu sprechen, da die Krämpfe vereinzelt bleiben und das Krankheitsbild nicht bestimmen. Sie führen in der Regel nicht zu einem progredienten Leiden. Die Abgrenzung gegenüber der Epilepsie ist aber oft schwierig, denn diese Voraussetzungen treffen keineswegs für alle Fieber- oder Infektkrämpfe zu. Ein nicht so kleiner Teil der Kranken behält auch weiterhin Anfälle und der Fieberkrampf ist nur der Beginn einer Epilepsie. Der Prozentsatz der Fieberkrämpfe, die in eine Epilepsie übergehen, wird von verschiedenen Autoren sehr unterschiedlich benannt:

FRIDERICHSEN u. MELCHIOR	2,8%
HERLITZ	2,6%
HRBEK	3,6%
FAXEN	5,0%
LENNOX	5,0%
MELIN	12,5%
BAMBERGER u. MATTHES	12—15%
ZELLWEGER	20,0%
LIVINGSTON	21,0%
HARTINGER (unter PACHE)	25,0%
PETERMANN	31,0%

Die Zahlen variieren also ganz erheblich.

Die *Ursachen des Übergangs in eine Epilepsie* sind mannigfache. BAMBERGER u. MATTHES stellten fest, daß die Erwartung, daß Fieberkrämpfe in Epilepsie übergehen, dann wächst, wenn die Anfälle von vorneherein fokal auftreten, was auf eine cerebrale Vorschädigung deutet. Jede derartige Vorschädigung, vor allem Geburtstraumata, erhöhen die Wahrscheinlichkeit einer Epilepsieentwicklung, ferner besteht eine Beeinflussung durch Anfallsdauer und Anfallshäufigkeit. Dies erscheint nach unseren Feststellungen verständlich, da mit Steigen der Anfallsfrequenz die Wahrscheinlichkeit wächst, daß Krampfschäden auftreten, die ihrerseits mit ihren Narben iktogen werden können. Unter diesen prognostisch ungünstigeren Fällen befindet sich der Großteil derjenigen Kinder, bei denen ein pathologisches EEG anzutreffen ist. RADERMECKER beschrieb bei Fieberkrämpfen träge Wellen, die schon nach 8 Tagen wieder verschwinden. Im Gegensatz hierzu fand er bei postvaccinalen Encephalitiden (die Differentialdiagnose zur Encephalitis muß bei Fieberkrämpfen stets erwogen werden) hohe polymorphe δ-Wellen, auch in Form monomorpher bilateraler δ-Wellen-Gruppen über der vorderen Schädelhälfte. Mit der Besserung des klinischen Bildes gehen sie in 4—6/sec Zwischenwellen über, um nach Wochen oder Monaten einem normalen α-Rhythmus Platz zu machen. Nur über der hinteren Schädelhälfte können auch nach Jahren noch eingestreute Zwischenwellen vorkommen. Bei Fieberkrämpfen kommt ein pathologisches EEG nach MELIN in etwa einem Viertel der Fälle vor. Der Wert von 23,5% bei HRBEK deckt sich hiermit. Für die Beurteilung, ob sich aus den Fieberkrämpfen eine Epilepsie entwickelt, ist nicht nur das Überdauern krankhafter EEG-Veränderungen wichtig, sondern auch der Nachweis einer *familiären Belastung* mit Anfällen. Eine solche steigert die Epilepsieerwartung beträchtlich —, nach BAMBERGER u. MATTHES auf das Drei- bis Vierfache. Die familiäre Epilepsiebelastung der Fieberkrampfkinder betrug bei PACHE 7%. Nach HRBEK liegt die Belastung merkwürdigerweise meist bei der mütterlichen Seite. BAMBERGER u. MATTHES diskutieren außerdem, ob es nicht, abgesehen von der Epilepsiebelastung, auch eine spezielle erbliche Belastung mit Fieberkrämpfen gibt, unabhängig von der Epilepsiebelastung. Auch HRBEK denkt hieran und stützt die Ansicht mit folgenden Zahlen: Während nur 3,3% seiner Infektkrampfkinder eine erbliche Belastung mit Epilepsie aufweisen, betrug die familiäre Belastung mit Infektkrämpfen 31,3%, die mit allen anfallsartigen Zuständen einschließlich der Synkopen gar 41,4%.

Wir sind hiermit bereits bei der Frage nach *Ursache und Genese* der Fieberkrämpfe angelangt. Zunächst soll noch geklärt werden, ob das *Fieber* überhaupt eine maßgebende Voraussetzung der Infektkrämpfe darstellt oder ob der *Infekt* das wesentliche ist. Eigenartig ist ja die von BAMBERGER u. MATTHES erörterte Erfahrung, daß Fieber bei erwachsenen Epileptikern die Krämpfe unterdrückt, bei Kindern aber anscheinend fördert. Im Tierexperiment hatte WEGMANN 1939 festgestellt, daß junge Katzen bei Erhöhung der Außentemperatur eher Krämpfe bekommen als erwachsene Tiere. Über ähnliche Untersuchungen berichtete ZIMMERMANN 1959. Andererseits geben SCHMIDT u. WARD 1955 an, daß bei Affen mit künstlich erzeugten Hirnnarben Temperaturerhöhungen das Auftreten von Anfällen nicht begünstigen. Bedeutsamer dürften die Beobachtungen an Menschen sein: HRBEK fand Fieber bei 81,4% seiner Fälle (als Mindesttemperatur wurde von K. MÜLLER 39,5°C angesetzt, während der Durchschnittsfieberwert bei HER-

LITZ sowie BAMBERGER u. MATTHES 39,4°C betrug). Die letzteren halten es für fraglich, ob es bei nicht vorgeschädigten Kindern überhaupt Infektkrämpfe ohne Fieber gibt. Sie verglichen im übrigen die Häufigkeit der Infekte im Kindesalter mit der Häufigkeit der Infektkrämpfe und fanden eine völlige Übereinstimmung der Kurven, die beide im 1. Lebensjahr einen hohen Gipfel aufwiesen, im 2. Lebensjahr jäh abfielen, um im 3. bis 5. Lebensjahr etwa die Hälfte des Ausgangswertes einzuhalten. Dieses Ergebnis spricht für die enge Verbindung von Infekt und Krampf. Es erhebt sich nun die Frage, warum der gleiche Infekt mit gleich hohem Fieber in den ersten Lebensjahren zu Anfällen führt, in späterer Kindheit aber nicht mehr. Sie erhebt sich ebenso auf Grund der Untersuchungen von K. MÜLLER, der die Häufigkeit der Meningitiden im Kindes- und im Erwachsenenalter verglich und feststellte, daß diese in jedem Alter zu denselben Temperaturen führen, aber eben nur bei Kleinkindern zu Krämpfen. HRBEK glaubt, daß das Fieber dazu beiträgt, bei Kindern die toxische Wirkung von Amidopyrin (seine Firmenmarke ist Febrosolvin) zu erhöhen und daß dessen — im Tierexperiment anerkannte — iktogene Wirkung sich auswirkt. Bei 37,7% der Kinder seiner Untersuchungsreihe sind die Krämpfe in einem sicheren zeitlichen Zusammenhang mit der Einnahme eines Febrosolvinzäpfchens aufgetreten; bei einem weiteren Kreis sei die Einnahme des als Antipyretikum allgemein bekannten und häufig angewendeten Mittels als wahrscheinlich anzunehmen. HRBEKs Beobachtung verdient zweifellos Interesse, zumal der Nervenarzt die krampfauslösende Wirkung des Amidopyrins durch die therapeutische Aneuxol-Krampfbehandlung kennt. Eigenartig bleibt nur wieder die Neigung des Kleinkindes, auf solche geringen Dosen bereits mit Krämpfen zu reagieren. Wenn BAMBERGER u. MATTHES sagen, „Der Infektkrampf ist das Ergebnis aus einer altersbedingten erhöhten Bereitschaft für diese Anfallsform und der Wahrscheinlichkeit, einen Infekt zu erwerben", so berühren wir mit dieser „altersbedingten erhöhten Bereitschaft" das Problem der erhöhten Krampfbereitschaft.

b) Krampfbereitschaft

H. W. JANZ hatte die *Krampfbereitschaft* definiert als „die Summe aller ererbten und erworbenen Eigenschaften des Organismus, die unter bestimmten Voraussetzungen zu einem Krampfanfall führen". E. FÖRSTER wandte sich gegen den Begriff der altersabhängigen Krampfbereitschaft, den schon SOLTMANN 1880 erwähnt hatte, da er zu wenig definiert und bewiesen sei. Er wollte ihn jedenfalls nur dann gelten lassen, wenn von einer Krampfbereitschaft auf einen ganz bestimmten Reiz hin gesprochen werden könnte. Auf verschiedene Reize kann nach FÖRSTER eine sehr unterschiedliche Krampfbereitschaft bestehen. FÖRSTER hielt es jedenfalls für noch nicht erwiesen, daß *im Kindesalter* eine *erhöhte Krampfbereitschaft* besteht, da diese möglicherweise durch eine altersgebundene erhöhte Morbidität an Meningitiden und ähnlichen Infekten vorgetäuscht werden könne. Inzwischen konnte K. MÜLLER an Hand einer vergleichenden Untersuchung an 45000 Kindern und 100000 Erwachsenen — Patienten der Leipziger Krankenhäuser — beweisen, daß Meningitiden im Kindesalter tatsächlich häufiger vorkommen und daß der Prozentsatz der an Krämpfen erkrankenden Kinder darüber hinaus signifikant höher ist, so daß unabhängig von der erhöhten Morbidität eine generell erhöhte Krampfbereitschaft im Kindesalter angenommen werden muß. BRUN und SCHMUCKLERSKI bestätigten diese Ansicht bei Kindern mit Hirnverletzung. Bei

Kindern entwickelt sich eine posttraumatische Epilepsie weit häufiger als bei Erwachsenen (33% gegenüber 8%). GÖTT (1931) hatte früher schon von der „fast physiologischen Konvulsibilität" des jungen Kindes gesprochen, was von psychiatrischer Seite durch C. SCHNEIDER (1934) — wenn auch mit etwas anderen Anfallsgipfeln — bestätigt wurde.

Wir hatten bereits bei der Besprechung der lobären Sklerosen festgestellt, daß das kindliche Hirngewebe gegenüber Krämpfen besonders vulnerabel ist, hatten ferner mehrfach beschrieben, daß die Anfallsfrequenz beim Kleinkind höher ist. Es ist wahrscheinlich, daß die erhöhte Krampfbereitschaft und die gesteigerte Vulnerabilität eine gemeinsame, morphologisch faßbare Wurzel haben.

Wir wissen dank der grundlegenden Arbeit von SPATZ über die *Reaktionsweisen unreifen Hirngewebes*, daß die Gewebsreaktionen auf Schädigungen des unausgereiften Hirngewebes sich wesentlich von denen des ausgereiften Gewebes unterscheiden. Bei einer Erweichung wird das zugrunde gehende Gewebe sehr rasch verflüssigt und durch mesodermale Fettkörnchenzellen abgebaut, während die Gliazellen nur unvollkommen reagieren. Auf diese Art und Weise entstehen Höhlenbildungen, wie wir sie als Porencephalien oder Hydrancephalien im frühen Kindesalter antreffen und wie BECKER (1949) sie durch Embolieexperimente künstlich hervorrufen konnte. An der raschen Verflüssigung und Abräumung der nekrotischen Gewebsmassen ist nicht zuletzt das Fehlen bzw. die unvollkommene Ausreifung der paraplastischen Substanzen, in erster Linie des Myelins verantwortlich zu machen. Das junge Myelin gleicht zudem, sofern es überhaupt schon gebildet wurde, in seiner chemischen Zusammensetzung nicht seinem späteren chemischen Aufbau (BRANTE, EDGAR). STAUDER hatte bei Kleinkindern eine erhöhte Durchlässigkeit der Blut-Hirnschranke postuliert. BAKAY und Mitarbeiter konnten die *Permeabilitätssteigerung der Blut-Hirnschranke* an Rattenfeten bei Isotopenversuchen mit P^{32} bestätigen. GRÖNTOFT machte ähnliche Versuche, um die Entwicklung der Blut-Hirnschranke zu überprüfen. Er fand die Schrankenpermeabilität bei neugeborenen Ratten für Trypanblau — einen nach QUADBECK wenig geeigneten Farbstoff — und für P^{32} und Au^{128} nicht gesteigert, sah lediglich eine vermehrte P^{32}-Einlagerung im Kleinhirn und eine Erhöhung der Schrankenpermeabilität, wenn die neugeborenen Tiere einer Anoxie ausgesetzt wurden. Die Ödemneigung bei Asphyxie bestätigte tierexperimentell auch WINDLE (1944). Die pathogenetisch sehr interessante Vulnerabilität gegenüber *Anoxie* und die *Erhöhung der Permeabilität durch Anoxie* verminderte sich im Laufe des Wachstums. Diese experimentellen Untersuchungen an neugeborenen Tieren bieten eine wertvolle Ergänzung zu den Erfahrungen der Humanpathologie, wobei zu berücksichtigen ist, daß die neugeborenen Tiere nach PORTMANN relativ ausgereifter sind als menschliche Neugeborene.

Die von LANGE (1929) und YLLPÖ (1919 u. 1942) klinisch festgestellte erhöhte Gewebsempfindlichkeit des kindlichen Gehirns hat nun nur noch in den ersten Lebenswochen mit der von SPATZ geschilderten Unreife etwas zu tun. Denn die Auswanderung der Matrixzellen zur Rinde ist bei der Geburt wenn auch noch nicht abgeschlossen, so doch weit fortgeschritten. Neuere Untersuchungen mit Vergleichen der spontanen und der durch Krampfreize provozierten hirnelektrischen Aktivität mit der morphologischen Ausreifung der Hirnrinde wurden zur Erforschung der Grundlagen der Krampfbereitschaft im Tierexperiment von CAVENESS, NIELSEN, YAKOVLEV u. ADAMS, ferner von YAKOVLEV sowie von PURPURA (jeweils 1962) publiziert. Es zeigte sich hierbei, daß die zunehmende Krampfbereitschaft morphologisch mit der Entwicklung der zunächst zugunsten apikaler Dendriten fehlender basaler Dendriten und der Entwicklung kollateraler Neuriten sowie tangentialer Dendritenverästelungen und des oberflächlichen Neuropils gekoppelt ist. Das Hirngewebe des Neugeborenen ist im Gegensatz zum fetalen in der Lage, auf Schädigungen mit Entzündung zu reagieren, und es kann bereits Fettkörnchenzellen bilden. Die Markscheidenentwicklung ist aber noch nicht abgeschlossen. Erst gegen Ende des 3. Lebensjahres kann man von einer morphologischen Ausreifung sprechen (HALLERVORDEN u. MEYER). Eben die ersten 3 Lebensjahre sind es aber, die die erhöhte Krampfneigung und die vermehrte Gewebsvulnerabilität aufweisen. Die oben erwähnte tierexperimentell nachgewiesene *Permeabilitätssteigerung der Blut-Hirnschranke* ist auch beim Kleinkind ein wesentlicher Faktor bei der Entstehung der ausgedehnten Hirnschädigungen nach Geburts- oder postnatalen Traumen, bei Meningitiden oder Thrombosen. ORTHNER spricht aus, daß „fast jede cerebrale Schädigung mit Ödem beantwortet" werde. Er beschreibt die Neigung zu Ödemnekrosen und weist auf die Bedeutung des posttraumatischen Ödems, auf das 1955 auch LINDENBERG und Mitarbeiter sowie BENDA u. HOESSLY aufmerksam machten. Zum Teil sind venöse Rückstauungen durch gesteigerten Hirndruck und Venenthrombosen an der Ausbildung der Ödeme schuld (ORTHNER, NORMAN), was sich aus der eigenartigen Verteilung der Gliose ersehen läßt, die den Abflußgebieten der Hirnvenen entspricht und z. B. im Stirnhirn sehr charakteristische Bilder hinterlassen kann (WOOLF). Nicht immer braucht hierbei eine Steigerung der Permeabilität an der Blut-Hirnschranke Ursache des Ödems zu sein. Ebenso vermögen nach SCHOLZ Besonderheiten der chemischen Zusammensetzung der extravasalen Gewebsflüssigkeit zu einer Wasserretention oder -anreicherung führen. Daß die im Kindesalter erhöhte Neigung zu Ödemen sich gleichzeitig mit der Wirkung der Hypoxie koppeln und diese verstärken kann, wirkt sich bei den Kleinkindern besonders verhängnisvoll aus. Durch experimentelle Hydration konnten SERVÍT u. BURES (1952) die Krampfempfänglichkeit (erniedrigte Krampfschwelle) bei Fröschen und Ratten nachweisen. Die fortschreitende Erniedrigung der Krampfschwelle im Laufe der Phylo- und Ontogenese wurde — was auch in diesem Zusammenhang von großem Interesse ist — von SERVÍT jüngst instruktiv dargestellt. Wie die Hypoxie der Schrankenstörung den Weg zu ebnen vermag, konnten tierexperimentell WINDLE, BECKER u. WEIL (1944) zeigen, doch ebenso bietet sich aus der Humanpathologie das Beispiel des *Kernikterus der Neugeborenen*, bei dem die hypoxydotische Wirkung u. a. auf die Sauerstoffmangel-empfindlichen Pallida, Corpora Luysi und Nuclei dentati zunächst eine elektive Parenchymschädigung bewirkt. Erst sekundär reichern sich die durch die Rhesus-Faktor-Hämolyse entstandenen Blutabbaustoffe in diesen geschädigten und permeableren Gebieten an und führen durch Imbibition der geschädigten Areale im Sinne einer Supravitalfärbung zum Kernikterus (H. JACOB; PENTSCHEW; SCHOLZ; HAGER u. MERIWETHER). Ist beim Kernikterus das pathogenetisch wesentliche Moment die Hypoxie, so kann bei anderen, reinen Geburtstraumen das Ödem die Oberhand gewinnen. Dementsprechend ändert sich die Art der Gewebsschädigung. Während bei der hypoxischen Schädigung die Veränderung an der grauen Substanz mit ihrer unterschiedlichen Vulnerabilität zu suchen ist, akzentuieren sie sich bei Ödemen in der weißen Substanz, an der Rinden-Markgrenze im Bereich der Fibrae arcuatae oder innerhalb der Rinde mit Vorliebe in der dritten Rindenschicht, was von HALLERVORDEN auf gewebsmechanische Eigenheiten zurückgeführt wird.

Während die Nervenzellen gegenüber dem eiweißarmen Transsudat im Gegensatz zu den ödemempfindlichen Markscheiden wenig vulnerabel sind, kann es bei einem eiweißreichen Exsudat zu einem Ersticken auch des Parenchyms kommen (SCHOLZ). Die unterschiedlichen pathogenetischen Situationen drücken dem Gewebe demgemäß ihren Stempel auf. Gerade bei den ausgedehnten Ulegyrien und lobären Sklerosen kann die Ödemschädigung konkurrierend neben die hypoxische Parenchymschädigung treten, was auch SCHOLZ zugibt. Daß die noch nicht ausgereiften Markscheiden des Kleinkindes durch Ödem besonders leicht geschädigt werden können, ist verständlich. Die ausgedehnten Fasergliosen geben hiervon Kunde. An diesen Gliosen mag nach HALLERVORDEN u. MEYER eine Überproduktion der jugendlichen Glia beitragen. Die genannten Eigenarten des kindlichen Gewebes bilden die Grundlage für die klinisch nachgewiesene erhöhte Krampfneigung und Lädierbarkeit durch die Krämpfe.

Von klinisch-neurophysiologischer Seite wurde als Erklärung für die gesteigerte Krampfbereitschaft analog zu der unvollkommenen morphologischen Reife von einer langsamen Reifung der hirnbioelektrischen Tätigkeit gesprochen (SPIEL u. STROTZKA). PACHE geht von der Eigenart der Neugeborenenkrämpfe aus und betont die funktionelle Unreife dieser Krämpfe. In Anlehnung an die eingangs referierten Theorien von JUNG glaubt er, wie K. MÜLLER, daß die Fähigkeiten zur Gegenregulation und Bremsung beim Kleinkind mit dem komplizierten Regelsystem der cerebralen Erregbarkeit noch nicht voll entwickelt sind.

Mit diesen Bemerkungen zu den körperlichen Grundlagen der erhöhten Krampfbereitschaft können wir zur Genese der Fieberkrämpfe zurückkehren. Soweit Geburtsschäden oder ähnliches bereits zu Hirnnarben geführt hatten, erscheint es verständlich, wenn Infekte und Fieber Anfälle auslösen. OUNSTEDT betonte aber 1955, daß zu solchen Herden offenbar *konstitutionelle Faktoren* hinzutreten müssen, um zu Anfällen zu führen. Wir erwähnten derartige Faktoren schon in Form der erhöhten familiären Belastung mit Anfällen. Aktuell krampfauslösend wirken Toxine (s. HRBEK 1958 mit einer tierexperimentellen Arbeit über Bakterientoxine), toxische Pharmaka, starke Temperaturerhöhungen und schließlich die Infekte, die dieser ganzen Gruppe den Namen gaben. BETKE u. GÄDEKE halten es für möglich, daß der iktogene Faktor in der ACTH-Ausschüttung während der initialen Infektphase zu suchen ist. ACTH bewirkt eine Steigerung der Schrankendurchlässigkeit, auf deren Bedeutung vor BETKE schon LENNOX hingewiesen hatte. PACHE hält auch einen Einfluß der mit dem Infekt verbundenen Schwankungen im Säure-Basen-Gleichgewicht für einen wahrscheinlich wirksamen Faktor. Den sicher geringsten Anteil der Fieberkrämpfe stellen entzündliche cerebrale Erkrankungen wie Encephalitiden. Der Liquor ist in der Regel normal, ebenso im Intervall das EEG. BAMBERGER u. MATTHES, die dies an einer großen Zahl von Kindern nachwiesen, erheben den Verdacht auf eine Encephalitis nur dann, wenn die Anfälle fokal bleiben, dann allerdings auch, wenn der Liquor normal ist. Bei einem fiebernden und entsprechend benommenen Kind kann die diagnostische Abgrenzung — wie jeder Kinderarzt bestätigt — schwierig sein. Der echte Fieberkrampf hat jedenfalls nach BAMBERGER u. MATTHES nichts mit einer Encephalitis zu tun.

LINNEWEH hält es für möglich, daß die Krämpfe Ausdruck einer akuten Liquorrhoe sind und spricht von einem „diencephalen Reizzustand“. Er fand eine Liquordrucksteigerung bei drei Viertel seiner Patienten. Diese Angabe bedarf einer Überprüfung. Die Genese der Drucksteigerung scheint uns noch nicht ausreichend fundiert. Sollte sie aber tatsächlich in vielen Fällen vorhanden sein, so wäre dies insofern von Bedeutung, als eine Steigerung des Schädelinnendruckes nach GÄNSHIRT sowie KETY und Mitarbeiter zur Hypoxie führt, die dann zusätzlich schädigen könnte. H. M. ZIMMERMANN (1959) zeigte in diesem Zusammenhang, daß den Krampfschäden entsprechende cerebrale Hypoxieschäden durch eine experimentelle Erhöhung des intrathorakalen Druckes und damit des Liquordruckes hervorgerufen werden können. TILLE sah schließlich meteorologische Einflüsse auf die Krampfbereitschaft im Fieber. Zum Schluß sei HIRTS Übersicht über die genetischen Bedingungen wiedergegeben:

1. Vorbestehende latente Epilepsie (in 15% der Fälle spezifisch pathologisches EEG).
2. Vorbestehende organische Hirnschädigung (7% der Fälle).
3. Dyskranie als Ausdruck konstitutioneller Krampfbereitschaft (in 65% der Fälle (ZELLWEGER)).
4. Psycho- und neurovegetative Labilität infolge erhöhter Ansprechbarkeit der vegetativen Zentren des Hirnstammes (ZELLWEGER).
5. Allgemeine Krampfbereitschaft des Kleinkindes.

Bevor wir auf unsere eigenen Fieberkrampffälle eingehen, seien noch einige

c) Sonderformen kindlicher Anfälle

erwähnt, auf deren genauere Schilderung wir hier verzichten, da wir keine neuen Beobachtungen dazu liefern können. Hierzu gehört in erster Linie die *Spasmophilie*, die mit dem Infektkrampf gemeinsam hat, daß fieberhafte Infekte die Anfälle begünstigen. Der Schrecken, den die Spasmophilie früher für den Kinderarzt bedeutete und der in den Arbeiten von BIRK und THIEMICH zum Ausdruck kommt, ist glücklicherweise inzwischen dank des besseren Einblickes in die Pathogenese und damit dank einer wirksamen Therapiemöglichkeit gewichen. Hinsichtlich der Krampfschädigungen unterschied sie sich nicht von anderen Krämpfen (SCHOLZ). Harmlos waren dagegen schon immer die *respiratorischen Affektkrämpfe* (STIER 1918).

Aufmerksamkeit verdienen dagegen jüngste Arbeiten von GASTAUT und seiner Schule. GASTAUT beschreibt unter seinen Anfallskranken im Kindesalter außer typischen symptomatischen Epilepsien und den charakteristischen Fieberkrämpfen sog. *anoxische Krämpfe* durch Herz- oder Atemrhythmusstörungen. Er sah sie bei 13,5% seiner Krampfkinder. Die Anfälle löste er durch den schon von PERLITZ (1925) erwähnten Aschnerschen Bulbusdruckversuch aus. Nach einer durchschnittlichen Latenz von 2,1/sec folgte dem Bulbusdruck eine Verlangsamung der Herztätigkeit bis zum Herzstillstand, durchschnittlich 19 sec dauernd. Das EEG zeigt nach dem Bulbusdruck symmetrische Gruppen sinusoidaler 2,7/sec-Wellen hoher Amplituden, deren Frequenz langsam abfällt. Sie gehen dem Anfall meist voraus und haben nichts mit epileptischen Entladungen zu tun, gleichen aber den von der Anoxie her bekannten Veränderungen. Bei sehr schweren Fällen folgt dementsprechend den Ausbrüchen der großen bilateralen δ-Wellen eine elektrische Ruhe. Falls der Herzstillstand länger als 6 sec. dauert, wird das Kind blaß, verliert das Bewußtsein und erleidet eine leichte tonische Streckung, oft mit Fall auf den Hinterkopf. Bei einem länger als 10 sec dauernden Herzstillstand treten auch kurze generalisierte Krämpfe auf. Sie sind nicht von EEG-Krampfwellen begleitet, sondern fallen häufig in die Periode elektrischer Ruhe. Mit Wiedereintritt der Herztätigkeit ist das Kind schnell wieder bewußtseinsklar, leidet aber manchmal noch an überdauerndem leichtem Schwäche- und Schwindelgefühl. Bei Erwachsenen ist dieses Symptombild als ischämische oder kardioinhibitorische Synkope bekannt. GASTAUT bevorzugt den Ausdruck „ischämischer Krampf“ oder „weißer synkopaler Krampf“. Die Krämpfe wären dem zu subsummieren, was BROSER in seiner Monographie als vegetative cerebrale Anfälle beschrieb und analysierte. Der Bulbusdruck kann außer dieser Hemmung des Herzrhythmus auch Atemstörungen auslösen und zwar manchmal eine Beschleunigung der Atemtätigkeit, häufiger aber eine Atemhemmung von 1—3 min Dauer, begleitet von Cyanose und einer Verlangsamung der EEG-Rhythmen. Auch hierbei kann es zu einem Niedersinken wie bei einer Ohnmacht kommen, jedoch ohne Krampfzeichen. Die Kombination von Herz- und Atemrhythmusstörungen ergibt nach GASTAUT ischämisch-asphyktische Anfälle. Erwähnt wurden diese Anfallstypen, die eigentlich nicht zur Epilepsie gezählt werden sollten, weil sie gewöhnlich von dem Sammeltopf kindlicher Anfälle nicht differenziert werden, weil GASTAUT sie neben die Fieberkrämpfe stellt, die sie nicht so selten begleiten sollen, und weil er darauf hinweist, daß auch sie, sofern sie häufig und lang genug vorkommen, am Parenchym Veränderungen hinterlassen, die seiner Meinung nach ihrerseits eine Epilepsie herbeiführen können.

d) Morphologische Untersuchungen

bei Kindern mit reinen Fieberkrämpfen sind selten, da die Kinder derartige Attacken gewöhnlich überstehen. SCHOLZ schildert einen eindrucksvollen Fall mit einer allerdings schweren Krampfserie, die eine ausgebreitete lobäre Sklerose hinterließ. Es ist dies zweifellos eine ungewöhnlich schwere Folgeerscheinung, doch muß man bei Fieberkrämpfen mit derartigen mehr oder weniger stark ausgeprägten Parenchymschädigungen — zum Teil mit Ödembildungen — noch eher rechnen als bei der normalen Epilepsie, falls die Anfälle rasch hintereinander auftreten. H. M. ZIMMERMANN und HERLITZ erwähnen ischämisch veränderte Nervenzellen. FORSTER bei 9 von 12 Kindern Hirnschwellungen, BAMBERGER u. MATTHES bei 18 Kindern 15mal venöse Hyperämien. Besonders eindrucksvoll und dem Scholzschen Fall an die Seite zu stellen sind aber die 5 von FOWLER beschriebenen Fälle. Hier war es bei völlig gesund erscheinenden Kindern zu Infektkrämpfen mit Fieber gekommen, in deren Verlauf Krampfserien von 1—5 Std Dauer vorkamen. Es handelte sich um 5 Todesfälle an Fieberkrämpfen innerhalb von 2 Jahren an einer 300-Betten-Kinderklinik in Adelaide. Die ausgedehnten Hirnveränderungen mit weit ausgebreiteten Erbleichungen, die teils Vor-, teils Endstufen von lobären Sklerosen darstellen, werden von FOWLER auf anoxische Mechanismen zurückgeführt, welche Auffassung auch dadurch gestützt wird, daß ein Fall Leberdegenerationen zeigt, wie sie für Anoxie charakteristisch sind. Neben Krampfschädigungen kommen im Zusammenhang mit den Infektkrämpfen auch Gefäß- und Sinusthrombosen vor (WOOLF 1955).

e) Eigene Fälle

Von unserem *eigenen Material* von 362 Fällen besaßen — wenn man Meningitiden, Encephalitiden u. ä. ausschließt — nur 12 (im strengen Sinne sogar nur 10) *Fieberkrämpfe*. Dieser Prozentsatz von 3,3% (frühverstorbener) Patienten steht nicht im Einklang mit Literaturangaben wie derjenigen von LIVINGSTON, der bei einem größeren Epileptikerkreis in 80% frühere Fieberkrämpfe anamnestisch wahrscheinlich machen konnte. Bei MELIN hatten dagegen von 155 Anstaltsepileptikern 25,8% schon vor dem 5. Lebensjahr Anfälle durchgemacht, nur 1,9% als Infektkrämpfe, ein Prozentsatz, der dem unserigen nahesteht, besonders wenn man berücksichtigt, was wir als Fieberkrampf bezeichneten.

Wir fanden Anfälle bei folgenden Krankheiten:

Diphterie	1 Fall
Keuchhusten	2 Fälle
Interstitielle Pneumonie	1 Fall
Otitis media	2 Fälle
Grippe und unklare grippale Infekte	5 Fälle
Exanthematöser Infekt	1 Fall

Stets handelte es sich um mehrere Krämpfe, meist um einen Status epilepticus.

Ein Kind mit Keuchhusteneklampsie starb bald nach den Krämpfen, die übrigen Kinder überlebten die Krämpfe bis zu 18 Jahre. Nur in 3 der überlebenden Fälle blieb es bei der einen Krampfserie, bei den restlichen 11 entwickelte sich eine Epilepsie. Die Mutterschwester eines Kindes hatte auch unter Fieberkrämpfen gelitten. Den ersten Krämpfen folgte bei 8 Kindern eine schwere Demenz. Die Krämpfe setzten bei 7 Fällen im 1. Lebensjahr, bei 3 im 2. und 3. und bei 2 im 10. Lebensjahr ein. Von den Kindern starben 7 in den ersten 3 Lebensjahren, 3 zwischen dem 4. und 12. und 2 im 15. bzw. 19. Lebensjahr. Anamnese und pathologisch-anatomische Untersuchung zeigten, daß keineswegs alle Kinder vor den Infektkrämpfen ohne Cerebralschädigungen waren: zweimal fanden sich Zangengeburten, zweimal Geburtsasphyxien in der Anamnese. Diese beiden letzten Fälle sind es aber auch, die die stärksten Gehirnschädigungen in Form einer Hemisphärenatrophie bzw. ausgedehnten Ulegyrien mit Status marmoratus aufwiesen. In zwei anderen Fällen mit einmaligen Krampfserien bei fieberhaften Infekten vorher gesunder Kinder fanden sich Kleinhirn-Läppchenatrophien.

Bei den übrigen Fällen beschränkten sich die Schädigungen auf disseminierte elektive Parenchymnekrosen in Rinde oder Ammonshorn. Eine Besonderheit bot der Fall, der mit vier Jahren anscheinend an Infektkrämpfen erkrankte. Er hatte eine Zangengeburt durchgemacht. Bei der Sektion fand sich eine tuberöse Sklerose, der Fall ist also, obwohl die Krämpfe erstmals während einer Grippeattacke auftraten, eigentlich nicht hierher zu zählen. Der letzte Fall, der seine ersten Anfälle erstmals mit 10 Jahren während eines grippalen Infektes bekam, ergab pathologisch-anatomisch nur Nervenzellichtungen im Nucleus dentatus. Man kann im Zweifel sein, ob man ihn zu den Infektkrämpfen rechnen darf, denn diese treten — wie unsere übrigen Fälle in Übereinstimmung mit den Literaturfällen zeigten — nur in den ersten 3 Lebensjahren auf. Die eindeutige zeitliche Beziehung zwischen Krämpfen, Tod und Alter der morphologischen Veränderungen, die deren Natur als Krampfschaden beweist, fand sich bei dem in unmittelbarem Zusammenhang mit den Krämpfen verstorbenen Kind: Es erkrankte mit 6 Monaten an Keuchhusten, erlitt zahlreiche eklamptische Anfälle und erlag ihnen nach wenigen Tagen. Es fanden sich frische Zelluntergänge im Ammonshorn und in den unteren Oliven. Man kann darüber streiten, ob derartige Keuchhustenfälle, wie sie von HUSLER u. SPATZ beschrieben wurden, zu den Fieberkrämpfen gezählt werden dürfen. Bei diesen eklamptischen Anfällen spielt die Hypoxie eine besonders große Rolle, was auch die Schwere der morphologischen Schädigungen erklärt. Trotz einiger Bedenken haben wir sie hier eingefügt, da sie in der Altersprädilektion und den Folgeerscheinungen den reinen Infektkrämpfen entsprechen.

4. Therapeutisch ausgelöste Krämpfe und ihre Folgen am Hirngewebe

Während sich unsere bisherigen Befunde auf die Folgen spontan und krankhaft entstehender Anfälle bezogen, sollen auch hier die Folgen derjenigen Anfälle betrachtet werden, die aus therapeutischen Gründen ausgelöst wurden. Sie stellen eine äußerst wichtige Ergänzung dar, da man bei ihnen der Frage der Krampfschädigung gewissermaßen experimentell nachgehen kann, kann doch vorausgesetzt werden, daß der Krampfhandlung nur Patienten mit endogenen Psychosen unterzogen werden, bei denen eine pathologisch-anatomisch derzeit nachweisbare Hirnschädigung nicht vorliegt. Die Auslösung von Krämpfen in therapeutischer Hinsicht geht auf SAKEL (1935) zurück, der sich des Insulins bediente, während von MEDUNA 1936 das Cardiazol und CERLETTI 1938 den elektrischen Strom anwandten. Die Jahreszahlen zeigen, daß unsere den Jahren 1939—1955 entstammenden Fälle bis in die Frühzeiten dieser Behandlungsmethoden zurückreichen. Hierdurch mag sich manche Indikation und manche Dosierung erklären, die man heute vermeiden würde.

Schon bald nach der Einführung der Krampfbehandlung erschienen die ersten *pathologisch-anatomischen Untersuchungen* über die Folgen der Behandlung. Über Insulinschädigungen arbeiteten z. B. LEPPIEN u. PETERS (1937), FERRARO u. JERVIS (1939), H. JACOB (1939), INOSE (1939) sowie JANSEN u. WAALER (1940). SCHOLZ geht in seiner Krampfschadenmonographie auf die pathogenetischen Probleme ein, denen wir bei den Insulin- und den Cardiazolkrämpfen gegenüberstehen. Das Insulin vermag auch, ohne daß es zu Krämpfen kommt, durch die Hypoglykämie Schädigungen am Nervengewebe zu setzen (EHRMANN u. JAKOBI 1925, WOHLWILL 1928, BODECHTEL 1933, OBERDISSE u. SCHALTENBRAND 1944, OSTERTAG 1948, TÖBEL 1948). Es kommt hierbei neben rein vasomotorischen Störungen zu dyshorischen Vorgängen mit lokaler Permeabilitätsänderung der Blut-Hirn-Schranke, vereinzelt bei offenbar toxischen Wirkungen auch in sehr massiver Weise (HEMPEL 1941). Auch beim Cardiazol- und Azomankrampf kann man annehmen, daß die Mittel als solche den cerebralen Kreislauf alterieren, so daß die Krampffolgen schwer von den primären Cardiazolauswirkungen getrennt werden können. HEMPEL hat in einer gründlichen Arbeit sowohl die nach Insulin- als auch die nach Cardiazolbehandlung auftretenden Schädigungen an je zehn Fällen untersucht. Allen Fällen sind aber ebenso wie den nach Elektroschock Verstorbenen gewisse Schädigungen gemeinsam, die sich mit dem Muster der Krampfschäden decken. Daß die Schädigungen bei der Insulinbehandlung intensiver sind, hängt mit der zusätzlichen Stoffwechselbelastung und damit zusammen, daß sich beim hypoglykämischen Schock die Krämpfe mehrfach wiederholen können. Bei der Cardiazolbehandlung ist der Krampf — wie schon der klinische Eindruck zeigt — wesentlich intensiver als beim Elektroschock. Wir werden sehen, daß dementsprechend auch die Krampfschädigungen bei der Elektroschockbehandlung am geringsten ausgeprägt sind. Der erste Literaturfall wurde von DE CARO (1942) vorgestellt, später gab HARTELIUS (1952) in einer Monographie über experimentelle Befunde einen weiten Überblick, SCHOLZ wies darauf hin, daß die pathogenetische Situation besonders interessant ist, weil die Zeit zwischen Stromdurchfluß und Krampfbeginn so kurz ist, daß es unwahrscheinlich ist, daß eine Anoxie von irgend einer Bedeutung ist. Auch für evtl. zu diskutierende präparoxysmale Gefäßconstrictionen erscheint der Zeitraum zu kurz. ALEXANDER und LOWENBACH sahen aber bei Katzenversuchen im Stromdurchgangsgebiet Capillar- und Arteriolenanämien, die bis zu 30 Minuten anhalten konnten. Während ALEXANDER u. LOWENBACH sowie FERRARO, ROIZIN u. HELFAND die morphologischen Veränderungen vor allem im Stromdurchflußgebiet feststellten, fanden SCHOLZ u. JÖTTEN Durchblutungsstörungen ebenso wie beim Cardiazolkrampf über die ganze Hirnrinde verteilt. Sie schließen hieraus, daß die Gefäßreaktionen nicht durch die verschiedenartigen krampfauslösenden Reize, sondern durch den bei allen Methoden gleichen Krampf selbst hervorgerufen werden.

In den letzten Jahren haben sich ZEMAN (1950), SIEKERT u. a. (1950), LIBAU u. a. (1951), SCHEIDEGGER (1952), MASSIGNAN (1954), LARSEN und VRAA-JENSEN (1953), HEYK (1955) und MADOW (1956) mit den Folgen der Elektrokrampftherapie beschäftigt. Eine tabellarische Übersicht über 38 Literaturfälle bis 1954 gab MADOW. Neben den uns bekannten elektiven Parenchymnekrosen in ihrer charakteristischen Verteilung fanden sich öfters Hirnödeme (so bei PAARMANN und VELTIN 1955 und MASSIGNAN 1954), Ringblutungen oder auch Massenblutungen (MADOW). Nicht selten waren bereits vor dem Krampf bestehende organische Hirnerkrankungen für deletäre Zwischenfälle verantwortlich zu machen.

Mit klinischen Methoden der Elektrencephalographie (CREMERIUS u. JUNG 1947, in jüngster Zeit auch BROWNE-MAYERS, HENLEY u. OSTWALD 1957) oder Luftencephalographie (LEONHARD 1956, HEIDRICH 1959) wurde der nachhaltige Einfluß wiederholter Elektrokrämpfe ebenfalls nachgewiesen. HEIDRICH führte Luftencephalographien vor Beginn und nach Abschluß von Elektrokrampfbehandlungen aus und sah bei einer durchschnittlichen Applikation von sieben Elektrokrämpfen und sechs -absencen innerhalb von 28 Tagen deutliche Erweiterungen der Hirnkammern bei sechs Patienten.

Unter unserem Gesamtmaterial befinden sich 121 Fälle, bei denen Krämpfe in therapeutischer Absicht verabreicht wurden. Von ihnen mußten wir sechs Fälle abziehen, die schon vor der Krampftherapie spontane Anfälle erlitten hatten, weil hier eventuelle Schädigungen nicht allein der Krampftherapie zuzuschreiben gewesen wären. Auszuscheiden war ferner ein Fall von Morbus coeruleus, bei dem es während einer Operation zu längerem Kammerflimmern gekommen war, ein Fall eines Strangulationsversuches und ein Fall, der eine CO-Vergiftung in der Anamnese hatte. Beim Vergleich der klinischen mit den pathologisch-anatomischen Diagnosen überrascht der große Anteil der organisch Hirnkranken, die wegen symptomatischer Psychosen mit Krämpfen behandelt wurden. Dies ist — wie schon erwähnt — wohl darauf zurückzuführen, daß unser Material bis 1939 zurückreicht, also bis in eine Zeit, in der noch keine großen Erfahrungen mit der Schockbehandlung vorlagen. Es handelte sich um folgende Krankheiten:

Schizophrenien	60 Fälle
Klimakterische Psychosen	6 Fälle
Symptomatische Psychosen	11 Fälle
Manien	2 Fälle
Depressionen	7 Fälle
Psychopathie	1 Fall
Alzheimersche Krankheit	1 Fall
Progressive Paralyse	2 Fälle
Encephalitis	2 Fälle
Chorea Huntington	1 Fall
Gedecktes Hirntrauma	1 Fall
Diffuse Entmarkungskrankheit	1 Fall

Perniciöse Anämie	2 Fälle
Meningitis	3 Fälle
Cerebraler Morbus Bürger	1 Fall
Cerebralsklerose	6 Fälle
Senile Demenz	1 Fall
Apoplexien	2 Fälle
Hirntumor	1 Fall

Im einzelnen wurden folgende Methoden angewendet:

Elektroeinzelkrämpfe wurden bei 65 Fällen ausgelöst. Nur bei 18 Fällen konnte der Verdacht auf Krampfschäden erwogen werden. Darunter befinden sich allerdings 2 progressive Paralysen, bei denen infolge der topistischen Übereinstimmung des entzündlichen Prozesses mit den Krampfschäden die Beurteilung erschwert ist. Ferner handelte es sich um eine Meningitis (mit vereinzelten ischämisch veränderten Nervenzellen in der Rinde), 2 Hochdruckkranke, 1 Chorea Huntington, 1 Meningeom, 1 Mikrocephalie, 1 Fall mit einem kleinen Angiom, 1 mit perniciöser Anämie und 1 mit einem Mitralvitium, eine lobotomierte Schizophrenie und 2 Fälle mit längeren postparoxysmalen Atemstillständen. In 3 Fällen, bei denen die Krämpfe noch kurz vor dem Tode ausgelöst wurden, wurden akute Zellschwellungen beobachtet.

Cardiazoleinzelkrämpfe überstanden 16 Fälle, 3 davon zeigten Krampfschäden, darunter 1 Fall mit viertägigem postparoxysmalem Koma.

Insulineinzelschocks: Von 4 Fällen zeigten 2 Krampfschäden, darunter 1 Fall mit irreversiblem Koma.

Bei einer Reihe von Fällen wurden im Laufe der Krankheit mehrere Methoden der Krampfauslösung angewandt:

Kombination von Elektro- und Insulinschock: 5 Fälle, 3 davon mit Krampfschäden (1 Schildersche Krankheit, 1 Putamenerbleichung bei Thrombophlebitis, 1 irreversibles Insulinkoma).

Kombination von Cardiazolkrampf und Insulinschock: 5 Fälle, darunter 1 mit Krampfschäden, der im irreversiblen Insulinkoma starb.

Kombination von Cardiazol- und Elektrokrampf: 10 Fälle, davon 4 mit Krampfschäden.

Kombination aller drei Methoden: 4 Fälle, von denen einer mit Krampfschäden in einem irreversiblen Insulinkoma starb. Ein weiterer mit präterminal ausgelösten Krämpfen zeigte akute Nervenzellschwellungen. Bei mehreren Fällen wurden an drei aufeinanderfolgenden Tagen je drei Krämpfe ausgelöst (Blockbehandlung).

Die Ergebnisse bei dieser Methodik waren folgende:

Cardiazol-Blockbehandlung: Von 2 Fällen war einer geschädigt.

Elektroblockbehandlung: Alle 3 Fälle mit Krampfschädigungen.

Cardiazol- und Elektroblockbehandlung: 2 Fälle mit Krampfschädigungen.

Überblicken wir die Fälle, so ergibt sich, daß durchschnittlich nur etwa 15 bis 25% der Fälle Krampfschäden aufweisen mit Ausnahme der Patienten, bei denen eine Blockbehandlung ausgeführt wurde. Es muß selbstverständlich eingeräumt werden, daß vereinzelte disseminierte Nervenzellausfälle nicht erfaßt wurden, doch ist dies ein Einwand, der alle morphologischen Untersuchungen trifft, sofern nicht genaue Auszählungen ausgeführt werden. Gerade im Vergleich zu den Epilepsiefällen muß gesagt werden, daß die Schädigungen nach Elektrokrämpfen nicht den Grad der Epilepsiekrampfschäden erreichen.

Es zeigt sich dagegen hier wie bei den Epilepsien, daß die *Ausbildung der Krampfschäden von der Anfallsfrequenz und von der Dauer der Erholungszeit zwischen den Anfällen abhängig ist.* Von den 109 nur mit Einzelkrämpfen behandelten Patienten sind 4 eigentlich abzuziehen, die im irreversiblen Insulinkoma starben. Die hierbei auftretenden Veränderungen (z. B. ausgedehnte Schädigungen der Kleinhirn-Körnerschicht) sind nur zum geringen Teil dem Krampf, in erster Linie dagegen der toxischen Insulinwirkung mit ihrer Neigung zu Schrankenstörungen und vasomotorischen Störungen zuzuschreiben. Unter den verbleibenden Fällen mit Krampfschäden — im allgemeinen nur disseminierte Nervenzellausfälle der Rinde oder des Sommerschen Sektors des Ammonshorns — befinden sich auffallend viele Fälle mit organischen Hirnerkrankungen, die zweifellos irrtümlich einer Krampfbehandlung unterzogen wurden. 15 der 18 Patienten, bei denen nach einzelnen Elektrokrämpfen Krampfschäden beobachtet werden konnten, besaßen derartige organische Grundkrankheiten. Man darf annehmen, daß bei strenger Indikationsstellung und Vermeidung von Blockbehandlungen mit dem Auftreten von Krampfschäden nicht gerechnet zu werden braucht.

Leider verfügen wir noch nicht über ein ausreichend großes Kontrollmaterial von Psychosefällen, bei denen die Schockbehandlung unter dem Schutz von Muskelrelaxantien erfolgte. Den Einfluß, den die intensive Muskelaktion im Krampf mit ihrer Stoffwechselschlackenbildung auf den Hirnstoffwechsel und die Entstehung von Krampfschäden ausübt, konnten wir daher nicht beurteilen. Es ist aber damit zu rechnen, daß die Relaxantienbehandlung, sofern sie nicht zu verlängerter Hypoxie führt, in der Lage ist, die Krampfschädigung weiter einzudämmen.

Wie wir sahen, bieten die therapeutisch ausgelösten Krämpfe ein wertvolles Modell zum Verständnis der bei Epilepsie anzutreffenden Gewebsschäden. Die morphologischen Veränderungen gleichen denen bei Epilepsie, ihre Abhängigkeit von der Anfallsfrequenz beweist die genetische Rolle der Krämpfe.

5. Die sog. psychomotorische Epilepsie

"Psychomotor epilepsy is not a unitary clinical syndrome. Different authors use the term to include different phenomena" (Hill). "Psychomotor epilepsy is not a specific form of epilepsy but merely one form of cortical seizure arising within the temporal lobe" (Jasper)[1].

a) Grundlagen und Definition

Wir behandelten bisher die großen Anfälle, die das Leitsymptom der Epilepsie bilden und ihr zu ihrem Namen verhalfen. Seit Jahrhunderten ist aber bekannt, daß sich die Krankheit Epilepsie nicht hierin erschöpft, sondern daß psychische Störungen anfallsartiger oder dauernder Natur wesentliche Züge des Krankheitsbildes ausmachen. Am eindrucksvollsten sind hierbei die Dämmer- und Erregungszustände und die Erlebnisse in der den motorischen Anfall einleitenden Aura, wie sie uns in Dostojewskys „Idioten" in vollendeter Weise geschildert wurden. Verstimmungszustände, psychische Äquivalente und Absencen zählt Braun sogar zu den Kernsymptomen der Epilepsie. Wir haben aus unserem Material diejenigen Fälle herausgehoben, die neben ihren großen Anfällen unter derartigen psychischen Störungen litten. Bevor wir näher auf sie eingehen, soll ein Überblick über die Entwicklung dessen gegeben werden, was wir heute unter der sog. „psychomotorischen Epilepsie" verstehen und was dieser Form der Epilepsie pathogenetisch und morphologisch zugrunde liegt.

[1] Zitiert nach de Jong: Die psychomotorische Epilepsie ist kein einheitliches klinisches Syndrom. Die verschiedenen Autoren schließen in den Begriff unterschiedliche Phänomene ein... Die psychomotorische Epilepsie ist keine spezifische Form der Epilepsie, vielmehr eine bestimmte Form eines Rindenanfalls, der im Temporallappen entspringt.

Hess u. Weber (1957) nennen Aretaeus von Kappadozien, der im 1. Jahrhundert nach Christi Geburt anfallsartige optische, Geruchs- und Geschmackshalluzinationen beschrieben haben soll, de Jong geht sogar bis in das Alte Testament zurück. Sicherer sind die Beschreibungen, die in der zweiten Hälfte des vergangenen Jahrhunderts gegeben wurden. Matthes zitiert eine typische Anfallsschilderung mit Geruchsmißempfindungen, Zwangslachen und kurzdauernder Verwirrtheit, die 1765 von Whyte gegeben wurde. 1862 erwähnte Hoffmann den Begriff des *Äquivalents*, der an Stelle eines Grand mal auftretenden psychischen Störung. Derartige Äquivalente hatte Delasiauve schon 1855 genau geschildert: Er berichtet über folgende Trugwahrnehmungen: „Es erscheint ein gezähntes Rad mit einem häßlichen Bild in der Mitte ... ein Wagen droht zu überfahren, in dem ein kleiner Mann mit roter Mütze sitzt ... ein elekrischer Funke geht vom Bauch zum Kopf". „Der Kranke tappt nach allen Seiten, dreht die Schlüssel an den Türen und spricht dabei unaufhörlich mit tiefer Stimme unverständliche Worte". „Die Kranken sprechen bei verdunkeltem Bewußtsein, mühen sich zwecklos ab und handeln gleichsam automatisch." Der eine führt „mysteriöse Unterhaltungen mit idealen Personen und träumt, daß er sich in die Seine stürzt", der andere „ist das Opfer der gegen ihn geschmiedeten Komplotte". „Manche Kranke nehmen maschinenmäßig Bewegungen ohne deutlichen inneren Grund vor". Diese Zustände beobachtete Delasiauve bis zur Dauer von 5—6 Tagen. In ihnen ist ein Kranker z. B. „schwer beweglich und sieht wie ein Weintrinker aus. Sein gewöhnliches Geschäft besteht darin, daß er mehrmals in der Stunde aufsteht und sich wieder legt, die Kleider zuknöpft und wieder aufknöpft usw.". Als *Aura*-Symptome nennt Delasiauve weiter „Ohrensausen, Verwirrung der Ideen, Schwinden des Gedächtnisses, Nebel vor den Augen, Funkensehen, phantastische, liebliche oder schreckliche Gesichtserscheinungen, Lichtbilder, Tränen der Augen, widerliche Geruchseindrücke."

Wir stehen hier bereits dem ganzen Arsenal der psychischen Symptome der Epilepsie gegenüber, das später in Frankreich durch Falret (1860) und Herpin (1867), in Deutschland durch Samt (1875, 1876), in England durch Jackson (1879, 1888 und später) nur noch ergänzt und systematisiert wurde. So stellte Falret dem Grand mal das Petit mal intellectuel als ein „furibundes Delir" gegenüber und Herpin konstatierte: „Die epileptischen Erscheinungen ..., die zwischen den großen Anfällen auftreten, sind Anfälle, die auf ihre Initialsymptome reduziert oder in einem mehr oder weniger fortgeschrittenem Stadium ihres Ablaufes steckengeblieben sind" (zit. n. Janz 1955). Hierbei klingt schon der von Morel 1872 geschaffene Begriff der epilepsie larvée an. In Deutschland wurde die Bezeichnung „Dämmerzustand" geprägt. Samt (1875) sprach von der Epilepsie als von einer einheitlichen Krankheit mit verschiedenen Symptomen und erwähnte bereits eine „rein psychische Epilepsie", deren Symptomenbild sich in den psychischen Äquivalenten erschöpft. Er ging sogar soweit zu sagen, „nur die Form des Irreseins entscheidet einen Fall als epileptisches Irresein, nicht der Nachweis epileptischer Antecedentien".

Es ist jedesmal erneut eindrucksvoll, bei diesen alten Autoren die Meisterschaft der klinischen Beobachtung und den ihr folgenden treffsicheren Schuß zu sehen, der zu Erkenntnissen führte, die wir jetzt mit unseren neuen Methoden wie der Elektrencephalographie lediglich noch untermauern können. Samt gibt schon ein sehr spezifiziertes Schema der Formenvielfalt der Epilepsie, das das ganze phänomenologische Spektrum umfaßt. Er erwähnt auch bereits Sektionsbefunde bei Kranken mit derartigen Symptomen. Eine tragfeste Brücke zwischen klinischer Symptomatologie und Hirnsektionsbefunden schlug aber erst JACKSON in seinen zahlreichen Arbeiten, in denen er vor allem Tumoren des Schläfenlappens zu diesen psychischen Äquivalenten in Beziehung setzte. Er wies ferner auf Bewußtseinstrübungen (dreamy state) und auf die Angstgefühle und Verstimmungszustände hin, denen die Epileptiker unterliegen.

In unserem Sprachbereich haben sich RAECKE und ASCHAFFENBURG dieser *transitorischen Bewußtseinsstörungen und Verstimmungszustände* in besonderem Maße angenommen. ASCHAFFENBURG fand bei 70% seiner Epileptiker (Anstaltspatienten!) Verstimmungen als Krampfäquivalent. Im Lehrbuch der „Pathologie und Therapie der psychischen Krankheiten" von GRIESINGER, 5. Aufl. (1892) finden sich schon eingehende Schilderungen der verschiedenen Formen des „epileptischen Irreseins" in seiner zeitlichen Beziehung zu den großen Anfällen, seiner unterschiedlichen Dauer vom Petit mal intellectuel (FALRET) mit anfallsartig einsetzenden, kurzdauernden unmotivierten Angstzuständen oder Verstimmungen am einen Pol bis zu den chronischen epileptischen Psychosen mit Wesensänderung und Demenz am anderen Pol. Merkwürdigerweise wird die Differenzierung des Formenreichtums der Epilepsie in den nächsten Dezennien eher vernachlässigt, vielleicht, weil sich das Hauptinteresse den morphologischen Grundlagen bzw. — unter KRAEPELINS Einfluß — der engeren Gruppe der endogenen Psychosen zuwandte. Erst die Erfahrungen der Kriegstraumatologie mit der großen Zahl der traumatischen Epilepsien lenkte das Augenmerk wieder auf die „psychomotorischen Äquivalente" (O. FOERSTER 1926). Ob diese Symptome, die den verschiedensten, allerdings oft ins Karikaturenhafte verzerrten Zweck- und Ausdrucksbewegungen gleichen, „vom Cortex ausgehen und von welchen Stellen desselben, ist nicht zu beantworten" (FOERSTER). Mit der Entwicklung der Neurochirurgie bildeten sich aber doch Kenntnisse über die *lokalisatorischen Beziehungen* aus. HEMKES hatte schon 1878 eine klassische „Temporallappenepilepsie" bei einem Patienten mit einem Tumor der Hippocampusregion beschrieben. 1905 erwähnte KNAPP dann in seiner Monographie über die Schläfenlappengeschwülste die häufigen epileptischen Begleitsymptome. 1936 behandelte STAUDER an einem dem unsrigen gleichenden Material diese Beziehungen eingehend. Er versuchte, vor allem die psychischen Allgemeinveränderungen bei Hirntumorkranken (Apathie, Aspontanität, Euphorie, die wir auf den Frontallappen zu beziehen geneigt sind) von den Lokalzeichen zu differenzieren. Das Zentralsymptom der Schläfenlappenschädigung sah er in den Uncinatusanfällen JACKSONS mit ihrer Geruchs- und Geschmacksaura und mit ihren die Mißempfindungen zuweilen begleitenden schmatz-, schluck- und schnauzkrampfähnlichen Bewegungen. Ebenso wie die akustischen, optischen oder taktilen, gelegentlich auch aphasischen Erscheinungen (je nach dem corticalen Ursprungsfeld der Erregung) sind die Uncinatusanfälle häufig von dreamy states begleitet, doch können diese auch isoliert vorkommen. PÖTZL lokalisierte die dreamy states in die basalen Partien des Schläfenlappens sowie in die Ammonshorngegend. STAUDER bezweifelte den Lokalwert und die Sonderstellung dieser Anfallsform, da sie auch bei genuiner Epilepsie vorkomme. Wir werden sehen, daß sich die Auffassungen hierüber inzwischen erheblich gewandelt haben und dieser Einwand gerade umgekehrt gegen die Annahme einer genuinen Epilepsie verwendet wird. STAUDER bezweifelte auch den Herdcharakter depressiver, hypochondrischer oder neurasthenischer Zustandsbilder bei Tumorkranken. Er bestätigte aber die von GOWERS, KAPLAN, KENNEDY und vielen anderen gemachten Beobachtungen, daß auch bei Schläfenlappenprozessen delirante Zustände mit verschiedensten Trugwahrnehmungen vorkommen, die sich zu Bewußtseinsstörungen längerer Dauer ausdehnen können. „So kommen Halluzinations- und wahnerfüllte Verwirrtheits- und Dämmerzustände zustande, die sich von echten epileptischen Ausnahmezuständen schlechterdings nicht unterscheiden lassen.“ Im Gegensatz zu den in der Aura vorkommenden Photopsien wird vom Kranken mit Schläfenlappenherden häufig über komplexere, szenische, oft ungemein eindringliche Halluzinationen geklagt (GAMPER u. STIEFLER). Seltener sieht man diese auch bei Occipitallappenherden (CUSHING, HORRAX), bei denen im allgemeinen die elementareren Sinnestäuschungen wie Photopsien, Mikro- oder Metamorphopsien vorherrschen. BINGLEY fand derartige psychische Symptome vor allem bei Tumoren in der dominanten Hemisphäre.

STAUDER sah unter 219 Anfallskranken mit Auraerscheinungen 144mal eine Schläfenlappenbeteiligung. Bemerkenswert ist auch seine Feststellung, daß unter seinen Fällen mit Schläfenlappensymptomen in signifikant höherer Zahl Ammonshornveränderungen vorlagen.

Als die Ära der Elektrencephalographie anbrach, bestanden also schon sichere Fundamente für die Annahme, daß bestimmte psychische Krampfäquivalente einen Lokalwert besitzen und als Fokalzeichen angesprochen werden müssen. Bei Prüfung bekannterer Lehrbücher der letzten drei Jahrzehnte wird aber deutlich, daß die Annahme der Herdnatur derartiger Äquivalente noch keineswegs als allgemeingültig gelten kann. Besonders zwischen den deutschen und den amerikanischen psychiatrischen Schulen kam es in diesem Zusammenhang zu Meinungsverschiedenheiten über die Frage der *epileptischen Wesensänderung*. Im Gegensatz zu der sich im Laufe der Epilepsie häufig entwickelnden Demenz kennen wir ja die epileptische Wesensänderung, die sich mit „Klebrigkeit“, Aufdringlichkeit, Frömmelei und Pedanterie neben gesteigerter Animosität und Morosität schon in den Frühstadien der Krankheit einstellen kann, ja sich sogar bei Verwandten findet, bei denen niemals ein Krampf auftrat. Die amerikanischen Autoren, aber z. B. auch der Österreicher HOFF (1953), die Engländer GRUNBERG u. POND (1956) und der Australier NUFFIELD (1957) sind geneigt, hierin eine Variante der Demenz, vorwiegend aber Symptome der psychomotorischen Epilepsie zu sehen, eine Wesensänderung aber bestenfalls als Asylierungsprodukt anzuerkennen (s. auch LEMPÉRIÈRE 1953). Sicher können die Verstimmungszustände bei Temporallappengeschädigten denen bei epileptischer Wesensänderung gleichen (FEUCHTWANGER, ISSERLIN, STAUDER). Bedeutungsvoll ist auch die Beobachtung von STAUDER, der bei Rorschach-Untersuchungen an Kranken mit genuiner Epilepsie die gleichen Ergebnisse fand wie an solchen mit Temporallappentumoren (später auch WALTER-BUEL und SIMMA). Insofern wird man zugeben müssen, daß vieles, was bisher der „genuinen“ Wesensänderung zugeschrieben wurde, in Wirklichkeit ein cerebrales Herd- oder Allgemeinsymptom darstellt. Dafür, daß es darüber hinaus aber eine epileptische Wesensänderung gibt, sprechen die Befunde bei anfallsfreien Verwandten (s. dagegen HOFF 1953), deutlicher aber noch die von KRETSCHMER und von MAUZ nachgewiesenen Beziehungen zwischen psychischer Veranlagung und körperbaulicher Konstitution. Man wird aber die psychopathologischen Wesenszüge einer erneuten Prüfung unterziehen müssen. Wenn in einer kürzlich erschienenen Übersicht der Weltgesundheitsorganisation davon die Rede ist, daß[1] „the severest changes are probably always associated with temporal-lobe epilepsy", während „the centrencephalic form of epilepsy (etwa unserer genuinen entsprechend) does not seem to be associated with any severe or typical personality changes", so muß gesagt werden, daß diese Auffassung zumindest noch einer Überprüfung bedarf.

Die rein klinisch-phänomenologische Betrachtung konnte keine ausreichende Auskunft auf die Frage geben, was von den psychischen Phänomenen, die uns bei der Epilepsie gegenübertreten, einem echten Anfallsablauf entspricht und was nur Folge von Anfällen oder nicht paroxysmales, intervalläres Beiwerk ist. Dies änderte sich mit der Einführung der Elektrencephalographie. Diese ermöglichte eine Stellungnahme dazu, was wirklich ein Krampfäquivalent ist, und führte uns zu neuen, elektrencephalographisch unterbauten Einteilungsprinzipien, was besonders auf dem Gebiet der psychischen Erscheinungen der Epilepsie wesentliche neue Momente erbrachte.

Auf Grund der häufigen Kombination bestimmter *EEG-Veränderungen* mit anfallsartigen psychomotorischen Störungen der erwähnten Form beschrieben GIBBS, GIBBS u. LENNOX (1937) die Sonderform der „psychomotorischen Epilepsie". Das EEG zeigt hierbei im Anfallsintervall häufig vereinzelte scharfe Wellen bzw. Krampfspitzen oder lokale Dysrhythmien, besonders im Schlaf mit 4 und 6/sec-Wellen, jeweils lokalisiert in einem oder beiden Temporallappen, und zwar meist in deren vorderen Abschnitten. Im Anfall oder vor dem Anfall können die EEG-Veränderungen verschwinden[2] (JASPER, PERTUISSET u. FLANIGIN 1951; ALLIEZ 1952; LANDOLT; SCHORSCH u. HEDENSTRÖM).

Zur Begründung des Begriffes der psychomotorischen Epilepsie schreiben GIBBS u. GIBBS „the term *epileptic equivalent* seemed inappropriate, for these were not equivalents but seizures. *Ictal automatism* seemed an unsatisfactory term because petit mal seizures are at least as ictal and as automatic. *Fugue state* seemed an inadequate description. The term *psychomotor seizure* was elected because the movements and behaviour of the patient during the seizure suggested disordered psychic functioning[3]." LENNOX ergänzt die Begründung damit, daß „bisher kein anderer Begriff ausreiche, die unerschöpfliche Fülle ihrer Erscheinungen einzu-

[1] daß die schwersten Veränderungen wahrscheinlich stets mit einer Temporallappenepilepsie verbunden sind, während die zentrencephale Form der Epilepsie nicht mit irgendwelchen schweren oder typischen Wesensveränderungen verbunden zu sein scheint.

[2] Sicherer als mit der Hautableitung sind die pathologischen Entladungsformen mittels Tiefenelektrode zu gewinnen, was auch während des neurochirurgischen Eingriffes von Bedeutung ist (GREEN, DUISBERG u. MCGRATH 1951, BICKFORD 1957).

[3] Der Begriff des epileptischen Äquivalents erscheint unangebracht, denn es handelt sich nicht um Äquivalente, sondern um Anfallszustände. Krampfautomatismus erscheint ebenfalls als ein unzureichender Begriff, da Petit mal-Anfälle mit gleichem Recht als Anfallszustände und Automatismen anzusprechen wären. Sie als Fugues zu bezeichnen, erscheint wiederum als ungenügende Beschreibung. Der Begriff „psychomotorischer Anfall" wurde gewählt, weil die Bewegungen und das Verhalten während des Anfalls auf gestörte psychische Funktionen deuten.

fangen". Betrachten wir diese Fülle der Erscheinungen, so begegnen wir dem, was früher als „Äquivalent", als „Petit mal intellectuel, als Uncinatusanfall (zuletzt DALY 1958), „psychische" oder „larvierte" Epilepsie beschrieben wurde.

Der typische „psychomotorische" Anfall unterscheidet sich phänomenologisch von dem gewöhnlichen petit mal durch seine stärkere motorische Ausgestaltung, seine meist etwas längere Dauer, er hat andererseits mit ihr gemeinsam die Bewußtseinstrübung, die oft schwer nachweisbar bleiben kann. Die motorischen Äußerungen können sich auf ein Fingern, Nesteln, ein Schmatzen oder Kauen (daher die Bezeichnung als Oral Petit mal durch HALLEN) oder ähnliche Automatismen beschränken, gehen häufiger aber auf weiter gespannte Handlungs- oder Ausdrucksbewegungen über. Der Patient kann sich z. B. erheben, in den Taschen kramen oder sich entkleiden. Er spricht manchmal Satzbrocken oder unverständliche Worte. Die motorischen Phänomene wie das Greifen und Nesteln versucht GASTAUT (1957) dadurch zu erklären, daß der Patient auf psychosensorielle Phänomene zu reagieren versucht. Tatsächlich erlebt der Kranke im Anfall öfters szenische Pseudohalluzinationen, akustische, Geruchs- oder Geschmackstrugwahrnehmungen. Emotionell sind diese Zustände nicht selten ängstlich oder traurig gefärbt (GRUHLE 1930; WEIL; MACRAE; WILLIAMS). Die Anfälle werden gewöhnlich von vegetativen Störungen (Erblassen, Schwitzen, Herzrhythmusstörungen u. ä.) begleitet. Für den Anfall besteht entsprechend der Bewußtseinstrübung (FRANTZ) meist Amnesie, doch kann ein gewisser Erinnerungsrest erhalten sein, so daß die Kranken sich der Unangemessenheit der Situation bewußt bleiben können und den als abnorm empfundenen Trugwahrnehmungen gegenüber Kritik bewahren (MAGNUS 1954). Für diese im allgemeinen nur wenige Minuten anhaltenden Anfälle hat MEYER-MICKELEIT (1953) die treffende Bezeichnung „*Dämmerattacke*" geprägt (attaques crépusculaires. ROUTSONIS). So eindrucksvoll und einleuchtend seine Beschreibung und Umgrenzung der Dämmerattacke ist, so schwierig, ja unmöglich kann es im Einzelfall sein, sie klinisch-phänomenologisch von dem einfachen (Retropulsiv-)Petit mal, aber auch von den länger dauernden Dämmerzuständen abzugrenzen, bei denen auch die elektrencephalographischen Kriterien die Hilfe verweigern können (schon FEUCHTWANGER hatte 1930 geäußert: „Zu den epileptischen Dämmerzuständen geht von den Absencen ein fließender Übergang"). Vom (Retropulsiv-)Petit mal vermag das Anfalls-EEG die Dämmerattacke zwar eindeutig zu differenzieren. Eine temporale Herdbetonung im EEG zeigen aber nicht nur Epileptiker mit Dämmerattacken, sondern häufig auch solche mit Dämmerzuständen in deren verschiedenen Schattierungen vom Verstimmungszustand und dreamy state über poriomanische Zustände, paranoische Reaktionen (THIPGEN u. MOSS 1955), schizophrenieähnliche und depressive Bilder (NIEDERMEYER 1955; RODIN und Mitarbeiter 1957; HOCH; SCHACHTER) bis zum Erregungszustand. Beispiele hierfür gab J. E. MEYER mit einigen im Dämmerzustand straffällig gewordenen Epileptikern, die Temporallappenherde besaßen. Für die forensisch-psychiatrische Beurteilung sind auch die Fälle gesteigerter sexueller Erregtheit von Interesse, die VAN REETH, DIERKENS u. LUMINET beschrieben.

Der *epileptische Dämmerzustand*, der u. a. von WERNICKE, GRIESINGER und MÖRCHEN ausführlich beschrieben wurde, ist nach LANGE u. BOSTROEM ein „Zustand der Bewußtseinstrübung, der sich zwischen den elementaren Krampf und das Erwachen einschiebt", aber auch selbständig als Äquivalent auftreten und Stunden, Tage oder sogar Wochen (MÖRCHEN 1905) andauern kann. Mancher Streit um die Zugehörigkeit zur Epilepsie, der um die Dipsomanien (GAUPP 1901), Poriomanien oder Fugues (RAECKE; ASCHAFFENBURG), die periodischen Stimmungsschwankungen (ASCHAFFENBURG 1895) und episodischen Dämmerzustände (KLEIST; LEONHARD) entbrannte, wurde durch die Ergebnisse der Electrencephalographie gegenstandslos. Zumindest bei den drei erstgenannten Erscheinungsformen konnte die epileptische Natur vielfach bewiesen werden, wenn auch nicht alle Poriomanien zur Epilepsie gehören (ZENKER; GASTAUT 1956). Eine klinisch kaum zu fassende Bewußtseinstrübung ließ sich öfters erst durch das EEG nachweisen (J. E. MEYER). Wir erinnern uns an einen eigenen Fall periodisch auftretender, „hysterischer" und grob funktionell erscheinender Verhaltensstörungen bei einem jungen Mann, bei dem erst das EEG den vorhandenen Dämmerzustand beweisen konnte, der nach dem klinischen Aspekt unwahrscheinlich schien. In ähnlicher Weise sind wahrscheinlich die von GRUHLE (1936) geschilderten attackenweisen Wahnsymptome bei Epileptikern, bei denen GRUHLE nicht von einer Bewußtseinstrübung, sondern nur von einem „alternierenden Bewußtsein" sprechen wollte, von einer elektrencephalographisch faßbaren Bewußtseinsänderung begleitet.

Auch bei 28 von 30 „epileptoiden Psychopathen" konnte WISSFELD abnorme EEG-Befunde, davon 16mal Krampfpotentiale nachweisen. Die Stellung der *episodischen Dämmerzustände* (KLEIST 1923, 1926, LEONHARD 1931, 1936, VAN DER HORST 1958), die sich nach KLEIST von den typischen epileptischen Dämmerzuständen durch geringere Bewußtseinstrübung, aber hochgradige Ratlosigkeit, raptusartiges Einsetzen, längere Dauer, Schlaf-Wachstörungen und „ungeregelte Bewußtseinsverteilung" unterscheiden sollen, scheint uns noch nicht ausreichend geklärt. Wir können darauf hier nicht eingehen. Zwei durch das EEG eindeutig zu kennzeichnende kleine Gruppen, die früher in dem Sammeltopf der Dämmerzustände untergingen, sind hier noch zu erwähnen: Es sind die *Epilepsia minor continua und der Petit mal-Status*, voneinander elektrophysiologisch zu unterscheiden durch die beim Status vorkommenden Pausen zwischen den Petit mal-Anfällen (HASAERTS und TITECA 1958) und beide von den typischen Dämmerattacken und -zuständen durch die Spike-and-wave-Komplexe im EEG zu differenzieren (LANDOLT 1953, DREYER 1956, GARSCHE 1957).

Die Hoffnung, mit dem Routine-EEG in allen Fällen die Frage beantworten zu können, ob eine Dämmerattacke, ein Dämmerzustand oder ähnliche Manifestationen nun wirklich ein Krampfäquivalent und einen echten Anfall darstellen, erwies sich leider als trügerisch. Eigenartigerweise verschwinden gelegentlich die charakteristischen temporalen EEG-Veränderungen gerade während des Anfalls (LANDOLT).

O. HALLEN glaubt eine erste Anfallsphase, die eigentliche Dämmerattacke mit motorisch-vegetativem Kern, von einer zweiten, anschließenden mit einem „kleinen epileptischen Dämmerzustand" von der Dauer von 5 Minuten bis zu zwei Stunden unterscheiden zu können. Nur in der ersten Phase sieht er ein eigentliches Anfallsgeschehen. SAKEL unterscheidet auch — zu Recht — den Dämmerzustand der psychomotorischen Epilepsie von dem beispielsweise einem Status epilepticus folgenden postkonvulsiven Dämmerzustand. Der letztere ist ein Zustand allgemeiner Verwirrung, der erstere eine „attitude which consists of a succession of coordinated responses which are however, alien to the personality of the patient. Such a twilight state is in most cases a second epileptic attack, but in the form of the equivalent of a grand-mal"[1].

Gewandelt hat sich durch das EEG schließlich auch die Einschätzung der *Aura*. Was z. B. DELASIAUVE 1855, REYNOLD 1865 oder WINKLER 1897 an vielfältigen Aurasymptomen aufzählten, entspricht dem ganzen Arsenal der psychomotorischen Epilepsie. GOWERS, TURNER, JACKSON und MUSKENS hatten bereits richtig erkannt, daß die Aurasymptome Ausdruck eines Reizzustandes der Hirnrinde sind. Das EEG bestätigte diese Auffassung. „Was im sog. ‚Aura'-Stadium vor sich geht, unterscheidet sich prinzipiell nicht vom cerebralen Geschehen in der sog. Anfallsphase. In beiden Fällen besteht eine cerebrale Hypersynchronie von besonderer Lokalisation ... die Aura ist mit dem cerebralen Anfall identisch" (BÄRTSCHI-ROCHAIX 1955). BAMBERGER u. MATTHES unterscheiden daher folgerichtig zwischen den Prodromen eines Anfalls und der Aura. Die Aura, früher ebenso wie die Wesensänderung Charakteristikum der genuinen, idiopathischen Epilepsie, wird unter diesen Aspekten kurioserweise gerade zum Kennzeichen einer — symptomatischen — Herdepilepsie, ebenso wie nach dem Bericht der Weltgesundheitsorganisation (1957) die Wesensänderung (auch GASTAUT, MORIN u. LESEVRE 1955).

Über die *Häufigkeit* der psychomotorischen Epilepsie finden sich folgende Angaben: LENNOX (1951) sah sie in 20,7% seiner Epilepsiefälle, bei Berücksichtigung der über 40jährigen in 34,1%, D. JANZ in 47% aller Fälle ohne reine grand mal-Epilepsie, JASPER, PERTUISSET u. FLANIGIN (1951) in 20%, MAGNUS, PONSEN u. VAN RIJN (1954) in 14—25% aller Epilepsien. Bei rein klinischer Differenzierung ohne Heranziehung des EEG diagnostizierten WADA u. LENNOX (1954) in 73% eine grand mal-, in 24% eine psychomotorische Epilepsie, in 3% autonome Anfälle. Eigenartig ist das Phänomen, daß unter älteren Patienten die psychomotorischen Anfallsformen häufiger werden und daß die psychomotorische Komponente innerhalb des Krankheitsverlaufes den großen Anfällen nachfolgen kann (WADA u. LENNOX). ROGER u. DOUGIER fanden unter ihrem Anstaltsmaterial sogar 84% der Epileptiker mit psychomotorischer Epilepsie. Hier könnten sich die Grenzen der klinischen Differenzierungsmöglichkeit zeigen, ist es doch eine alte Erfahrung, daß die langdauernden, schweren Epilepsien in stärkerem Maße zu langanhaltenden Dämmer- und Verstimmungszuständen und zu den sog. epileptischen Psychosen neigen. Aber auch bei reinen EEG-Untersuchungen fanden sich ähnliche Verhältnisse. BELINSON sah unter Anstaltspatienten 26%, unter nicht in Anstalten untergebrachten Epileptikern 10% mit EEG-Veränderungen vom Typ der psychomotorischen Epilepsie. Wir werden hierauf noch zurückkommen. Betrachtet man die Häufigkeitsverhältnisse vom Blickpunkt der EEG-Diagnostik, so finden sich unter den Fällen mit EEG-Herden im vorderen Temporallappen in 85% Dämmerattacken und nur in 8% eine grand mal-Epilepsie (HIRT)[2]. Dank

[1] Eine Haltung, die aus einer Aufeinanderfolge koordinierter Antworten besteht, die als für den Kranken immerhin persönlichkeitsfremd angesprochen werden müssen. Ein derartiger Dämmerzustand stellt in den meisten Fällen einen zweiten epileptischen Anfall dar, aber in Form des Äquivalentes eines großen Anfalles.

[2] HESS u. WEBER (1957) gehen so weit, zu sagen, „wenn von Temporalepilepsie gesprochen wird, versteht man darunter eine *elektrencephalographische Diagnose*". Sicher gilt dies für die sog. „abdominelle Epilepsie" u. ä. paroxysmale Organmißempfindungen oder sogar Hustenattacken mit epilepsietypischem EEG (WINANS 1949).

des EEG verlieren wir damit heute nicht mehr „den Boden unter den Füßen" (BINSWANGER), wenn wir von Äquivalenten sprechen, auch ohne daß große motorische Anfälle vorkommen. Das EEG gibt auch den Hinweis auf den Herdcharakter dieser Anfälle, der in manchem Fall bei aufmerksamer Beobachtung an dem „march of symptoms" abgelesen werden kann, ähnlich wie bei der Jackson-Epilepsie (WILLIAMS 1956, STEPHENS 1957). Eine sehr eingehende Studie über psychotische Episoden bei Epilepsie und das dabei vorzufindende EEG legte DONGIER 1959 vor.

Der *Sitz der Herde ist der Temporallappen.* Schon vor der EEG-Ära war dies von SANDERS (1874), HEMKES (1878), GOWERS (der das Ammonshorn verantwortlich machte), später von STAUDER (1938) und anderen geschlossen worden. Verifizierte Tumoren des Schläfenlappens hatten z. B. zu Verstimmungszuständen (TÖNNIS u. SCHÜRMANN 1949, FISCHER-BRÜGGE 1950), Angst (MACRAE 1954, WILLIAMS) oder epileptischen Wesensänderungen (WALTER-BUEL 1951, SIMMA) geführt, ebenso Verletzungen des Schläfenlappens (B. PFEIFER 1919, STEVENSON 1931) oder z. B. Spätfolgen einer Masernencephalitis (FANCONI 1955). Inzwischen konnten unzählige elektrencephalographische Fallbeschreibungen sichern, daß zwischen den genannten Anfallsphänomenen und der Lokalisation im Temporallappen enge Bindungen bestehen. Eine Fülle klinisch-anatomischer Arbeiten wiederum konnte bestätigen, daß nicht die Art einer Schädigung, sondern nur deren Sitz in bestimmten Temporallappenarealen für die Entstehung der psychomotorischen Epilepsie von Bedeutung ist. Immerhin darf allerdings schon einschränkend gesagt werden, daß MAGNUS, PONSEN u. VAN RIJN (1954) in 52% ihrer Fälle keine Ursachen der Anfälle finden konnten.

In mehreren Symposien über die Probleme der psychomotorischen Epilepsie wurden in den letzten Jahren gewisse Übereinkünfte über die Ausgangsorte dieser Anfallsform erzielt. Es handelt sich um einen Bereich, der von GASTAUT als *pararhinale Region* bezeichnet wurde und der folgende Gebiete umfaßt: Die vorderen Anteile des Gyrus hippocampus einschließlich Uncus, Nucleus amygdalae, Ammonshorn, den Temporalpol, die Inselregion, speziell das Operculum, die Substantia perforata anterior und die hinteren Anteile der Gyri orbitales. FEINDEL u. PENFIELD (1954) nennen auch die ventralen Claustrumpartien. Die Gruppe um PENFIELD betont mehr die Temporallappenpole, andere Autoren die Ammonshornregion (LECHNER 1958, KAIJTOR, HULLAY, FARAGO u. HABERLAND 1958) oder den Nucleus amygdalae und Uncus (GASTAUT; PAILLAS; AIDA u. a.). Diese Lokalisierungen sind das Ergebnis vielfacher pathologisch-anatomischer und elektrophysiologischer Untersuchungen an Mensch und Tier. Elektrophysiologisch zeichnet sich die pararhinale Region durch eine besonders niedrige Krampfschwelle aus (GASTAUT 1957). Über die anatomischen Grundlagen orientieren seit CAJAL (1911) Arbeiten von DROOGLEEVER-FORTUYN (1956), vor allem die ausführlichen Referate von ULE (1954) sowie SPERLING u. CREUTZFELDT (1959), in denen besonders auf die neurophysiologischen Zusammenhänge eingegangen wird. Speziell über die Bedeutung des Ammonshorns orientieren — um nur wenige aus unzähligen wertvollen Arbeiten herauszugreifen — MACLEAN (1949, 1957), GREEN u. ADEY (1955), GREEN u. ARDUINI (1954), RIMBAUD, PASSOUANT u. CADILHAC (1955), TOKIZANE, KAWAKAMI u. GELLHORN (1958). Bahnverbindungen bestehen vom Hippocampus über Fornix-Corpora mammillaria — Vicq d'Azyrsches Bündel

— vorderer Thalamuskern zum Gyrus cinguli und zurück zur Rückseite der medialen Oberfläche des Temporallappens und zum Hippocampus (STROBOS 1955, PILLERI 1959). Das eigenartige Erscheinungsbild psychomotorischer Anfälle, bei denen nicht wie beim Grand mal die Krämpfe der Willkürmotorik, sondern abnorme Ausdrucksbewegungen vorherrschen, ist nach DROOGLEEVER-FORTUYN durch die verschiedenartigen Afferenzen des Mittelhirns zu erklären, wo es bei Erregungseinstrom seitens der basalen Hirnrindenanteile mehr zu einer Reizung der mit dem Hypothalamus verbundenen Systeme kommt, während beim Grand mal die Erregungen des dorsalen Hirnmantels an das Tectum und Tegmentum gegeben werden und zu Adversivbewegungen führen.

Die Erkenntnisse über den Herdcharakter in der psychomotorischen Epilepsie, die darum synonym auch Temporallappenepilepsie genannt wird, führte bald zu entsprechenden therapeutischen Schritten. Zahlreiche Neurochirurgen entfernten — gewöhnlich unter der Kontrolle durch das Elektrocorticogramm und durch Tiefenableitungen — Teile der mutmaßlich iktogenen Partien bis zu völliger Temporal-Lobektomie einschließlich der Hippocampusformation. Berichte über entsprechende Erfolge bei Epileptikern gaben u. a. HULLAY (1955, 1958; 28 von 50 Fällen anfallsfrei, 16 deutlich, 4 leidlich gebessert), MORRIS (1956), MASSES, GRATTAROLA u. MAROSSERO (1956), GREEN, STEELMAN, DUISBERG, RIE, MCGRATH u. WIDE (1957), ARIAN u. GRATTAROLA (1955), KLOTZ u. ROZEC-INERY (Amygdalektomie; 1957), GUIDA u. CANOSSI (1955). Besonders mit den psychischen Folgen der Eingriffe beschäftigten sich KLOTZ u. ROZEC-INERY (1957), HOLDEN (1957), TERZIAN u. DALLE ORE (1955), WHITTY u. LEWIN (1957), ALAJOUANINE, NEHLIL u. HOUDART (1958), ROSSINI, CORSINO u. LUGARESI (1958) sowie V. MEYER (1959).

Als Ursache *der temporalen Herde* finden sich sehr verschiedenartige Prozesse. In vielen Fällen liegen der psychomotorischen Epilepsie Tumoren zugrunde. Gerade sie sind aber für genauere lokalisatorische Fragestellungen wenig brauchbar, da die Massenverschiebungen unübersichtliche Verhältnisse schaffen. Immerhin können gerade sie ein Beispiel für einen pathogenetischen Mechanismus geben, der bei der Entstehung der psychomotorischen Epilepsie offenbar eine große Rolle spielt, nämlich die Hernienbildung unter den freien Tentoriumsrand. Wir werden darauf gleich näher eingehen. Eher kommen Angiome und Contusionsherde als umschriebenere Herde für eine genaue topographische Beziehungssetzung in Frage. Es bleibt aber ein großer Teil von Fällen, bei denen sich keine solch massiven Veränderungen finden. Entsprechend der neurochirurgischen Therapie stützen sich die *pathologisch-anatomischen Untersuchungen* vielfach auf Operationsmaterial, an dem — wie jeder erfahrene Neuropathologe bestätigen wird — Aussagen über Nervenzellveränderungen, ja selbst Gliaveränderungen nur unter Vorbehalten gemacht werden können. Dies beeinträchtigt den Wert mancher Arbeiten.

Über disseminierte Nervenzell-Heterotopien (im Sinne einer Migrationshemmung) im subcorticalen Temporalmark berichteten GRATTAROLA und SCHIFFER (1955), über Heterotopien um das Unter- und Hinterhorn W. KRAMER (1957). GRATTAROLA wies weiterhin auf einen früher von PENFIELD bei Hirnnarben, von KLARFELD bei tuberöser Sklerose beschriebenen Befund, nämlich die sog. piloid gliosis, eine Gliafaserverfilzung mit Büschel- und Pinselbildung in Mikro-(Ule- ?)Gyrien hin. Auch die Gliazellkerne sind in den nervenzellfreien Gebieten entlang der Faserrichtung angeordnet. GRATTAROLA glaubt, daß die piloid gliosis eine im frühen Fetalleben entstandene Mißbildung sei. Wesentlich häufiger sind aber sicher Nervenzell- und Gliaveränderungen, die nicht den Grad von Mikro- oder Ulegyrien erreichen. Meist handelt es sich um elektive Parenchymnekrosen mit entsprechender Gliareaktion, die im Spätstadium nur noch auf Gliafaserpräparaten an der Faserverdichtung nachweisbar ist. Es sind Bilder, wie wir sie bei Ammonshornsklerose und bei den verschiedenen Stadien der Krampfschäden bis zur lobären Sklerose kennengelernt haben. Über ihre Genese und Bedeutung sind die Meinungen noch geteilt.

GASTAUT unterschied auf dem Symposion in Marseille eine erste Gruppe eigentlich fokaler Epilepsieformen bei raumfordernden Prozessen u. ä. von einer zweiten Gruppe mit „atrophischen“ Schädigungen, zu denen er Narben an der Hirnoberfläche, vor allem aber die elektiven Parenchymnekrosen und Gliosen im Temporallappenbereich bis zur Ausdehnung lobärer Sklerosen zählte. GASTAUT bezog die Entstehung dieser Veränderungen auf folgende drei Möglichkeiten.

"1. Prolonged and intensive compression of the head during birth.

2. Cerebral edematous reaction with intracranial hypertension which accompanies diverse lesions in young children, and which often manifests itself from a clinical view point, by an episode incorrectly qualified as 'encephalitic' and comprising status epilepticus with coma and consecutive temporary hemiplegia.

3. Closed cranial traumatisms in adults"[1].

GASTAUT erklärte diese drei ätiologischen Möglichkeiten durch zwei prinzipielle pathogenetische Mechanismen:

"1. Herniation of the gyrus hippocampi and the blood-vessels irrigating it in the incisura tentorii, under the effect of the intra-cranial hypertension resulting from natal cephalic compression or from cerebral edema . . ." (incisural sclerosis).

"2. Contusion of the orbito-insulo-temporal region, which borders the Sylvian valley, by hitting against the sharp ridge of the lesser wing of the sphenoid bone under the effect of the counterblow that accompanies closed cranial traumatisms" (vallecular sclerosis)[2].

Wir begegnen mit der „temporal herniation“ oder „incisural sclerosis“ einer pathogenetischen Vorstellung, die wir bei Behandlung der lobären Sklerosen schon kurz streiften, auf die hier nun aber genauer eingegangen werden muß, da sie im Zentrum der gegenwärtigen Diskussion um die Genese der Epilepsien steht. EARLE, BALDWIN u. PENFIELD führten immerhin 66%, CAVANAGH u. MEYER 67% ihrer Fälle von Temporallappenepilepsien auf diese Mechanismen zurück.

b) Die Bedeutung des freien Tentoriumrandes für die Entstehung von Hirnschädigungen

Verletzungen des Tentoriums oder der Falx während der Geburt sind schon lange bekannt (grundlegende Zusammenfassungen schon bei BENEKE (1919), KEHRER (1929). Wir erwähnten sie bei der Besprechung der Geburtsschädigungen. Ihr Zusammenhang mit der Entwicklung einer Epilepsie wurde im allgemeinen nur darin gesehen, daß es als Folge von Blutungen zu dem Zustandsbild der Littleschen

[1] 1. Verlängerte und intensive Kompression des Kopfes während der Geburt.

2. Cerebrale Ödemreaktionen mit intrakranieller Druckerhöhung, die verschiedene Schädigungen bei jungen Kindern begleiten und sich selbst vom klinischen Gesichtspunkt aus als eine unkorrekt als „encephalitisch“ bezeichnete Episode einschließlich Status epilepticus mit Bewußtseinstrübung und anschließender vorübergehender Halbseitenlähmung manifestieren.

3. Gedeckte Hirnverletzungen bei Erwachsenen.

[2] 1. Hernienbildung des Gyrus hippocampus und der ihn versorgenden Blutgefäße in die Incisura tentorii unter der Mitwirkung einer intrakraniellen Drucksteigerung, sei es durch Schädelkompression unter der Geburt, sei es durch ein Hirnödem.

2. Kontusion der Orbito-Insulo-Temporalregionen, die an die Sylvische Furche angrenzen, durch Aufschlag auf die scharfe Kante des kleinen Keilbeinflügels unter der Wirkung des Gegenstoßes bei geschlossenen Hirnverletzungen.

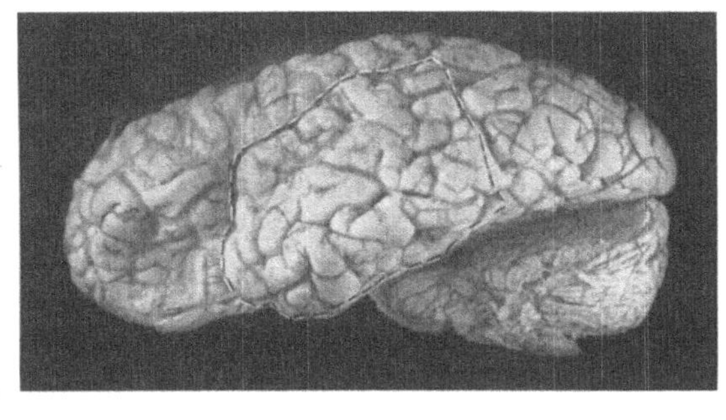

a

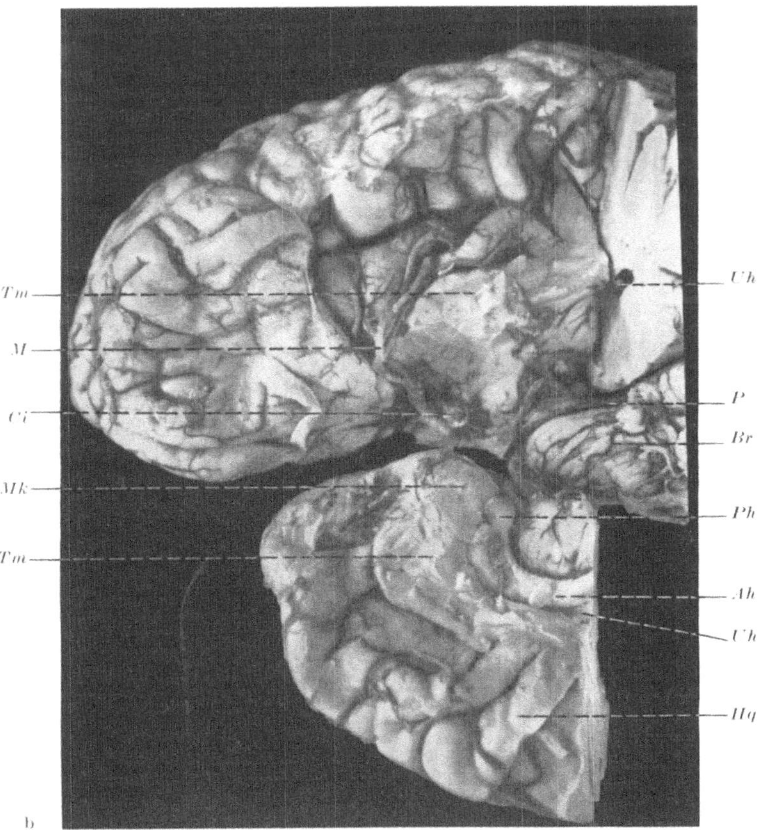

b

Abb. 15a u. b. Darstellung der Hippocampusregion durch Ablösen des Temporallappens (Markierung des umgeklappten Lappens in Abb. 15a, der nach unten geklappt wurde, um seine Medialseite zu Gesicht zu bekommen. Auf der Schnittfläche durch den Übergang zur Parieto-Occipitalregion erkennt man den Schnitt durch das Unterhorn (*Uh*) des Seitenventrikels. Die A. cerebri media (*M*) liegt vom Abgang aus dem Circulus arteriosus Willisi (*Ci*) bis in ihre Verzweigungen frei, die oberhalb der Schnittfläche des Temporalmarkes (*Tm*) nach dorsal und caudal ziehen. Man sieht die A. commun. post., die A. cerebri post. (*P*) mit der von ihr abgehenden und zum Hippocampus ziehenden A. chorioid. post. und die A. cerebelli sup., die um die Brücke (*Br*) herum zum Kleinhirn zieht. An der aufgeklappten Medialseite des Temporallappens erkennt man die von dorsal nach ventrocaudal ziehende Heschlsche Querwindung (*Hq*). Der Gyrus hippocampus (*Ah*) zieht medial des Unterhorns nach rostral, wo er mit dem Pes hippocampus (*Ph*) endet, vor dem der Mandelkern (Nucl. amygdalae *Mk*) geschnitten ist. Er buchtet den Uncus nach medial (hier nach oben) vor, an dem bei gesteigertem Hirndruck häufig Furchen zu sehen sind, die durch die Bindegewebszüge entstehen, die das Tentorium an den Clinoidfortsätzen der Sella verankern. Der vordere Clinoidfortsatz ist etwa in Höhe des Abgangs der A. cerebri media zu denken

Krankheit kommen kann, die häufig mit Krämpfen verbunden ist. Erst EDINGER diskutierte 1917, daß durch Risse im Tentorium die vom Ammonshorn (Abb. 7, 8 u. 15) zu den Sinus abfließenden Venen verletzt werden und dadurch Narben im Ammonshorn entstehen können, die als die Ursache einer scheinbar genuinen, tatsächlich aber fokalen Epilepsie angesprochen werden müssen. Diese Gedankengänge rückten unter dem Eindruck der Arbeiten der Spielmeyerschen Schule, wonach die Ammonshornschädigung eine Krampffolge darstelle, in den Hintergrund.

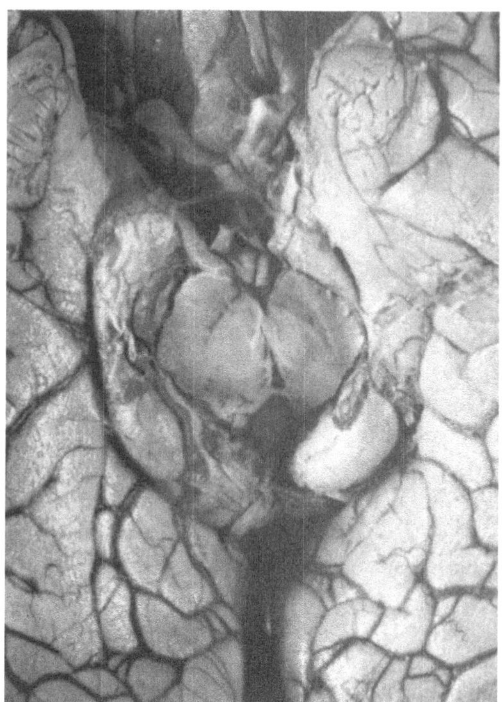

Abb. 16. Hernienbildung des Uncus und der Hippocampusformation bei multiformem Glioblastom

Von ganz anderer Seite, nämlich von der Tumorpathologie her, war man ebenfalls auf das Tentorium aufmerksam geworden. Die raumfordernden Prozesse führen zu lokalen Schwellungen und Massenverschiebungen innerhalb des Gehirns, die durch Anpressen von Hirnteilen gegen bestimmte Fixpunkte, wie sie der freie Tentoriumrand oder die Falx darstellen, Gewebsschädigungen nach sich ziehen. V. HILL[1] beschrieb 1896 hierdurch entstehende Zirkulationsstörungen, WOLBACH (1908) und A. MEYER (1920) Hernienbildungen unter das Tentorium, sowie R. BRAIN (1925) Distorsionen im Hirnstammbereich. 1927 schilderten GROENEVELD u. SCHALTENBRAND eingehend einen autoptisch gesicherten Fall einer Lähmung durch Druckschädigung des gekreuzten Pes pedunculus, wie auch OPPENHEIMER sie in seinem Lehrbuch vermerkt hatte. An Hand eines großen Materials (276 Fälle) deuteten KERNOHAN u. WOLMAN (1928, 1929) ebenfalls auf diese Druckzeichen, speziell auf die Furchenbildungen am Uncus, die durch das Einschneiden des straffen bindegewebigen Haltebandes entstehen, das vom vorderen Clinoidfortsatz nach rückwärts zum Tentorium zieht (Abb. 16—18). Die in Andeutung schon normalerweise vorhandene Impressio tentorii (ELZE 1932) wurde anläßlich einer systematischen Untersuchung aller möglichen Hernienbildungen in die verschiedenen Cisternen auch von SPATZ u. STROESCU (1934) sowie HASENJÄGER u. SPATZ (1937) erwähnt. SPATZ u. STROESCU wiesen hierbei darauf hin, daß es bei der intrakraniellen Drucksteigerung und bei entsprechender Massenverschiebung sowie bei lokalen Hirnschwellungen zu einer Verquellung der Cist. basalis und zu einer Freilegung der Fissura hippocampi, gelegentlich auch zu einer

[1] Von POOL wurden sogar Erstbeschreibungen von WEIGLEIN (1840) und CRUVEILHIER (1835) zitiert.

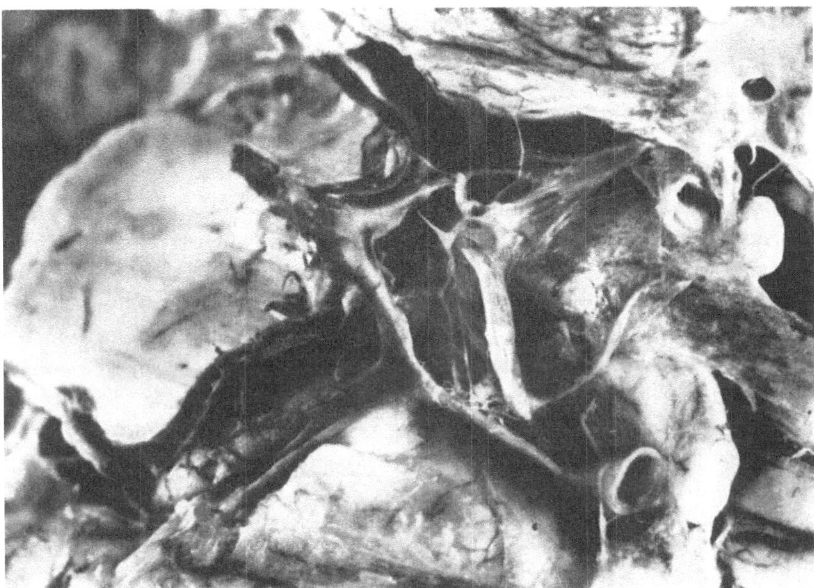

Abb. 17. Tentoriumdruckfurche am vorgewölbten Uncus. Scharfe Anspannung der Art. communic. post. und der Art. cer. posterior, die in den Uncus einschneidet

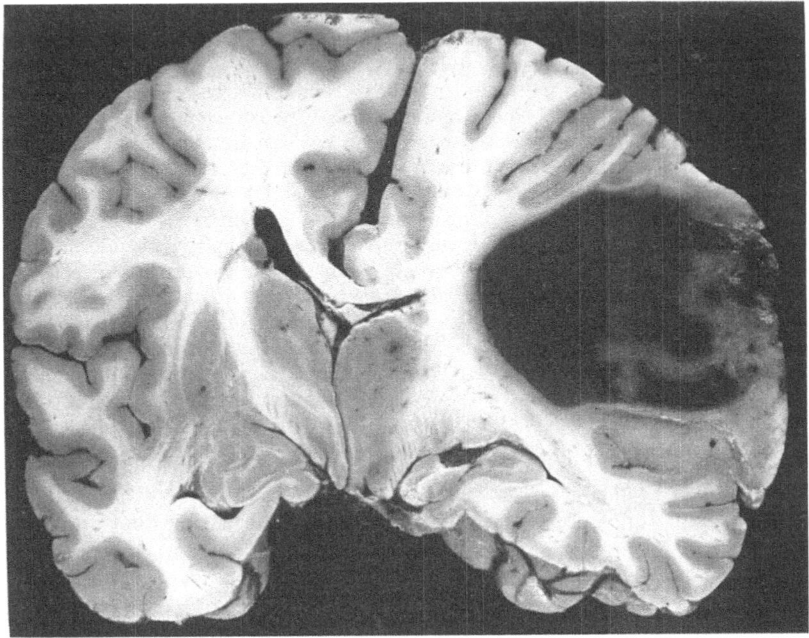

Abb. 18. Multiformes Glioblastom. Gleicher Fall wie Abb. 16, im Frontalschnitt. Ausgeprägte Massenverschiebung mit Hernienbildung unter die Falx und das Tentorium und mit deutlichen Druckfurchen am Gyrus hippocampus

Auswärtsrollung des normalerweise verdeckt in der Tiefe liegenden Gyrus dentatus kommen kann. A. MEYER (1920), MOORE u. STERN (1938), SCHWARZ u. ROSNER (1942) sowie HOYT (1960) hatten Zirkulationsstörungen im Versorgungsgebiet der durch die Hernienbildungen betroffenen Gefäße — insbesondere der A. cer. posterior (Abb. 16, 17 u. 19), speziell der A. calcarina, außerdem der A. chorioidalis anterior — beschrieben. HASENJÄGER u. SPATZ führen hierzu Folgendes aus: „Wenn man die enorme Raumbeengung der Gefäße bei der Cisternenverquellung sieht, so wundert man sich oft, daß man nicht häufiger Erweichungsherde in ihren Versorgungsgebieten antrifft. Der arterielle Druck scheint meistens eine wirkliche Abdrosselung zu verhindern, damit ist aber nicht gesagt, daß die Blutversorgung nicht doch leidet und daß nicht funktionelle Schädigungen auf diese Weise hervorgerufen werden können. Tatsächlich sind derartige Zirkulationsstörungen bei raumfordernden Prozessen gar nicht so selten. Die Dänen ETHELBERG u. JENSEN konnten 1952 immerhin bei 140 von 600 Hirntumoren flüchtige optische Phänomene von Verdunkelungen, Photopsien bis zur passageren Amaurose beobachten, die sie auf druckbedingte Alterationen der A. cer. posterior bzw. der A. calcarina bezogen. In Deutschland wurden die Spatzschen Beobachtungen der Cisternenverquellungen 1938 von TÖNNIS, 1939 von RIESSNER u. ZÜLCH aufgegriffen und weiter unterbaut.

BODECHTEL u. DÖRING erwähnten in diesem Zusammenhang 1938 Erweichungen im Gyrus cinguli durch Druck gegen die Falx und Hernienbildungen in die Cisterna interhemisphaerica. Sie machten vor allem — was für unsere Fragestellung von besonderer Bedeutung ist — auf Erbleichungen im Sommerschen Sektor des Ammonshorns aufmerksam, die durch Massenverschiebungen bei multiformen Glioblastomen entstanden waren (Abb. 18). Daß im Uncus und im Gyrus hippocampi Blutungen und Kreislaufstörungen auch bei Traumen auftreten können, wurde von WELTE (1943) und KRAULAND (1950) bewiesen. KRAULAND beobachtete hierbei ein Abreißen von Hippocampusgefäßen in der Tiefe der Windung durch Zerrung infolge der Verschiebung und des Druckes gegen den freien Tentoriumrand. Der bevorzugte Sitz der Erbleichung im Sommerschen Sektor — mit der Prädilektion bei Epilepsie ausgesprochen verglichen — wurde von ihm auf eine Stauung in den Venenzweigen der Fissura hippocampi und durch eine hierauf folgende Ernährungsstörung bezogen. Ähnliches hatten SCHWARZ u. ROSNER (1942) sowie SCHEINKER (1945) in Amerika geschildert. SCHEINKER nimmt an, daß durch plötzliche Hirndruckanstiege, Massenverschiebungen oder lokal begrenzte Hirnschwellungen — hauptsächlich bei Temporallappentumoren — eine transtentorielle Hernienbildung der medialen Temporallappenanteile hervorgerufen wird. Die betroffene, durch Ödem oder Schwellung voluminösere Hemisphäre verdrängt zunächst den subarachnoidalen und cisternalen Liquor zur Gegenseite. Der temporale Druckconus drängt caudalwärts, verstopft die Tentoriumöffnung und verhindert den Austausch von Subarachnoidal- und Ventrikelliquor. Der Aquaeductus Sylvii wird komprimiert und der Ventrikeldruck steigt infolge des fehlenden Liquorabflusses an. Dadurch verstärkt sich die Hernienbildung, es werden die dünnwandigen oberflächlichen Venen eingeengt und der venöse Abfluß gestaut. In der Venenstase führt die Anoxämie zur Wandschädigung, die schließlich in ausgedehnte perivenöse Exsudationen ausmündet.

Die Ähnlichkeit der flüchtigen optischen Sensationen mit epileptischen Aurasymptomen hatten bereits ETHELBERG u. JENSEN erwähnt. Die Brücke von den Hernienbildungen zur Entstehung epileptischer Anfälle wurde aber endgültig erst 1952 von EARLE, BALDWIN u. PENFIELD in einer Arbeit geschlagen, die bis heute die Gemüter erhitzt, brachte sie doch in die Diskussion über die Genese der Epilepsien neue bzw. seit langem außer Kurs gesetzte und vergessene Gedankengänge. Der Zufall wollte es, daß ungefähr zur gleichen Zeit GIBBS, GIBBS u. LENNOX im EEG bei bestimmten Anfallsformen einen charakteristischen Herdbefund im Temporallappenbereich fanden. Sie prägten den Terminus der „psychomotorischen" Epilepsie, für die sich als Synonym wegen der topographischen Prädilektion auch der Name *Temporallappenepilepsie* einbürgerte. Wir kehren damit zu unserer Besprechung der morphologischen Grundlagen der psychomotorischen Anfälle zurück, und zwar speziell auf die Gruppe, die GASTAUT als „atrophic lesions" bezeichnete.

Die von JACKSON schon 1879 bei derartigen psychischen Äquivalenten großer Anfälle mit ihrer wechselnden Begleitmotorik beschriebenen Herde in den Temporallappen waren inzwischen schon durch viele Beobachter bestätigt worden (z. B. STAUDER). EARLE, BALDWIN u. PENFIELD fanden nun bei 63% ihrer Fälle

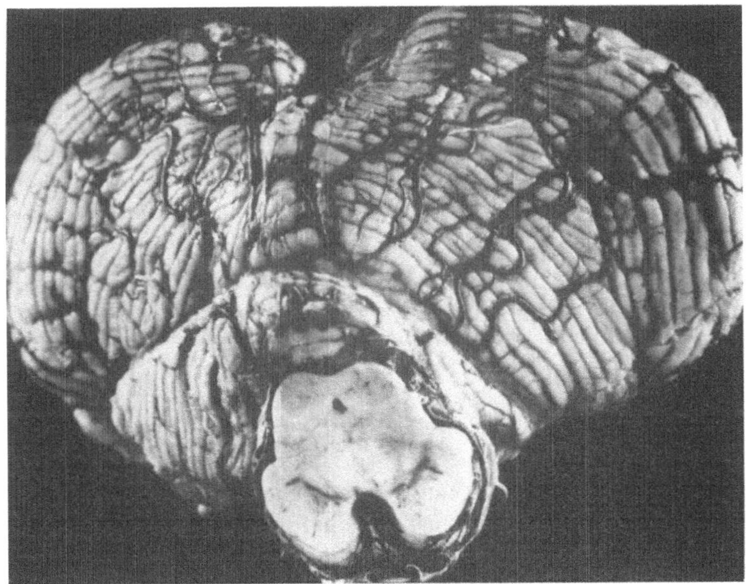

Abb. 19. Hernienbildung am Kleinhirn mit tiefen Druckfurchen durch den freien Tentoriumrand

psychomotorischer Epilepsie Atrophien und Gliosen der unteren und der medialen Anteile der Temporallappen unter Einbeziehung von Uncus und Gyrus hippocampus. Sie sahen die Ursache dieser Gliosen in den oben erwähnten Hernienbildungen unter das Tentorium und den dadurch bedingten Zirkulationsstörungen im Versorgungsbereich der A. cer. posterior und der A. chorioidalis anterior während des Geburtsvorganges. Auch eine unkomplizierte Geburt kann nach EARLE, BALDWIN u. PENFIELD derartige Hernienbildungen und Zirkulationsstörungen hervorrufen, die zu Gewebsschädigungen mit nachfolgenden Gliosen führen[1].

Derartige Narben können innerhalb von 5—30 Jahren zu epileptogenen Herden reifen und stellen nach PENFIELD eine häufige Ursache der Epilepsie dar. Sind die Windungsatrophien ausgedehnt, so kann es beim Wachstum des kindlichen Schädels zu entsprechenden Unterentwicklungen der Schädelknochen kommen, die röntgenologisch nachweisbar sind. Sie können schon intra vitam die Bestätigung einer frühkindlichen Hirnschädigung ermöglichen (PENFIELD u. JASPER). Besteht nach EARLE, BALDWIN u. PENFIELD schon bei einer normalen Geburt die Gefahr, daß durch Hernienbildungen an den exponierten Stellen Zirkulationsstörungen auftreten, so um so mehr, wenn bei komplizierter Geburt ohnehin eine hypoxische

[1] DOLLINGER (1921) äußerte im gleichen Zusammenhang: „Es ist nachdrücklich zu betonen, daß auch ein im geburtshilflich-klinischen Sinne ganz normaler Verlauf für das Objekt ein schweres Trauma bedeuten kann."

Stoffwechsellage vorhanden ist. Hierbei kann es zu ausgedehnten elektiven Parenchymnekrosen kommen. Krämpfe in den ersten Lebenstagen führen PENFIELD u. JASPER auf die sich wieder einspielende Durchblutung zurück.

Die „*temporal herniation*", wie PENFIELD diesen zur Temporallappenepilepsie führenden Mechanismus nennt, stellt zweifellos eine Schädigungsform dar, die zu Zirkulationsstörungen und zur „incisural sclerosis" führen kann. Ob allerdings die Mehrzahl der Temporallappenepilepsien hierdurch erklärt werden kann, bleibt zu diskutieren. VEITH (1960) sah jedenfalls bei der Sektion von 315 perinatalen Todesfällen nicht einmal eine derartige Schlitzeinklemmung. Zu erwägen ist auch, ob es immer arterielle Störungen sein müssen, die zu Gewebsuntergängen führen, oder ob nicht der venösen Stase größere Bedeutung zukommt. Zweifellos ist die Vene wesentlich leichter komprimierbar als die Arterie, so daß jede intrakranielle Drucksteigerung zunächst zur Abklemmung der Venen führt. Da das *Venensystem* aber im allgemeinen ausgedehnte Kompensationsmöglichkeiten durch Kollaterale besitzt, kommt es nur unter ungünstigen Bedingungen zur Stase, zu Ödem und Anoxie. Bei Alteration der Arterien sind derartige Kompensationsmöglichkeiten nicht gegeben, zumindest, wenn es sich um Endäste handelt, wie vielfach im Bereich der A. cer. posterior. Hier hatten — wie erwähnt — A. MEYER (1938) wie MOORE u. STERN Blutungen und Erweichungen beschrieben. PIA stellte 1953 und 1955 ähnliche Fälle vor, wobei er zur pathogenetischen Deutung Arteriogramme heranzog. Er sah bei seinen Tumorfällen häufig einseitige Kreislaufstörungen und Infarzierungen im Posterior-, speziell im Calcarinabereich. Arteriographisch beobachtete er hierbei eine sogar schon frühzeitige arterielle Posteriorfüllung, allerdings mit deutlicher Verdrängung nach medial und leicht nach basal infolge der Cisternenhernie. Auffallend langsam erfolgte dagegen die Venenfüllung. Nach 7 sec sind die Venen noch nicht gefüllt, was für eine extreme Zirkulationsverlangsamung spricht. PIA glaubt daher, daß in erster Linie die Venenkompression für diese Kreislaufstörungen verantwortlich zu machen ist, z. T. auch durch Thrombosierung der Venen. Die venöse Rückstauung löst — soweit dies aus den Angiogrammen zu schließen ist — einen vermehrten arteriellen Zufluß aus, der die Stauung demnach nicht immer überwinden kann, wobei die vom venösen Schenkel ausgelöste arterielle Mehrdurchblutung sogar nicht nur die betroffenen Äste, sondern das ganze Versorgungsgebiet der Hauptarterie betreffen kann. Die aus diesen Mechanismen entstehenden Zirkulationsstörungen täuschen nach PIA eine arterielle Lokalisationsform vor, die in Wirklichkeit primär venös entstanden ist. Sie bestehen meist — dem Entstehungsmodus entsprechend — in multiplen Diapedesisblutungen aus extrem erweiterten Venen und Capillaren mit Hirnödem, nur selten aber in rein ischämischen Zellschädigungen —, bieten also, worauf hier mit Nachdruck hingewiesen werden muß, ein ganz anderes Bild als die elektiven Parenchymnekrosen, die wir bei den Krampfschäden besprachen. Daß die Occipitalschäden bei PIA meist nur einseitig auftauchen, ist dadurch zu erklären, daß es sich um Tumorfälle handelt. In der Ausbildung der Cisternen, in Härte und Straffheit des Tentoriums bestehen im übrigen starke individuelle Varianten, wodurch zu erklären ist, daß sich nur bei einem Teil der Patienten derartige Hernien bilden (CORSELLIS 1958).

Von LINDENBERG sowie von JOHNSON u. YATES (1955) werden die *arteriellen Durchblutungsstörungen* bei Hernienbildungen in gewissem Gegensatz zu PIA mehr in den Vordergrund gerückt als die venösen. LINDENBERG unterbaut seine Darstellung durch zahlreiche sehr eindrucksvolle Beispiele arteriell bedingter Schädigungen aus dem Hippocampus-Uncus-Bereich, dem Occipitallappen, dem Gyrus cinguli, aber auch aus den Stammganglien und dem Hirnstamm. Er gibt selbstverständlich zu, daß die Venen lange komprimiert sind, bevor der Außendruck so hoch wird, daß er den arteriellen Innendruck überwindet, weist aber auf die schon erwähnten weiten Ausgleichsmöglichkeiten der Venengeflechte hin, denen gegenüber es sich bei den Arterien meist um Endäste handele. Verhängnisvoll wirken sich in erster Linie die *Blutdruckschwankungen* aus, die gerade bei Traumen häufig vorkommen, die den größten Teil des Lindenbergschen Materials ausmachen. Verbindet sich der Abfall des Blutdrucks mit einem Absinken der O_2-Sättigung, so entstehen besonders leicht Kreislaufschädigungen. Die Hypoxie trägt dann dazu bei, die Wandpermeabilität der ohnehin alterierten Gefäße zu steigern, so daß Ödeme und Blutungen resultieren. Sowohl für die Hypoxiewirkungen als auch für die Blutdruckschwankungen gilt, daß die absolute Höhe der Werte weniger bedeutungsvoll ist als die Plötzlichkeit der Schwankungen. Daß bei Kompression auch Venenthrombosen entstehen können, schließt LINDENBERG nicht aus. Es kann hierbei an experimentelle Arbeiten von J. S. MEYER u. DENNY-BROWN (1957) erinnert werden, der bei Abklemmung der A. cer. media ebenso wie bei N_2-Atmung eine sich je nach der Dauer verstärkende Mikrostase mit Segmentation der Blutsäule in Venolen und Capillaren beobachtete. Derartige Mikrostasegebiete können zu einem ischämischen Infarktbereich zusammenfließen, was bei Blutdrucksenkung wesentlich beschleunigt eintritt. Hierbei bleibt auch die sonst einsetzende Kollateraldurchblutung aus. Der Mikrostase folgt eine Permeabilitätssteigerung der Gefäßwand bis zur Erythrodiapedese, woraus bei plötzlichem Blutdruckanstieg eine hämorrhagische Infarzierung entstehen kann. Wir sehen hierin das Modell für die Lindenbergsche Beobachtung.

Die Bedeutung der Lindenbergschen Arbeit liegt darin, daß die beschriebenen Schäden in ihrer Verteilung ganz auffallend dem Muster der Krampfschäden ähneln, angesichts dessen SCHOLZ schon früher auf die eigenartige Verteilung in den hinteren Zuflußgebieten hingewiesen hatte. LINDENBERG fiel diese Ähnlichkeit ebenfalls auf und er zögert nicht, die unter seinen Fällen häufige Zirkulationsstörung in den Ammonshörnern mit den Krampfschäden zu vergleichen und für beide gleiche pathogenetische Wege anzunehmen. Er nimmt an, daß die von EARLE, BALDWIN u. PENFIELD beschriebenen Hernienbildungen den von ihm beobachteten traumatogenen Hernien mit nachfolgenden Blutungen und Nekrosen entsprechen und folgert, daß die bei Epilepsien häufigen Ammonshornveränderungen eben nicht nur bei der Geburt, sondern jederzeit und bei jeder Art supratentorieller Drucksteigerung auftreten können. Es genügt zu dieser Hernienbildung jede allgemeine Hirnschwellung, wie sie auch im Verlauf epileptischer Anfälle auftreten kann, — ein Gedanke, den inzwischen auch SCHOLZ aufgenommen hat. LINDENBERG schließt „that the findings of a typical vascular sclerosis in the Ammon's horn generally signifies that there must have been at least one phase of increased supratentorial pressure during the life of the individual“[1]. Dies gilt nach

[1] . . . daß die Befunde einer typischen gefäßbedingten Ammonshornsklerose im allgemeinen darauf deuten, daß der Patient in seinem Leben wenigstens einmal eine Phase eines gesteigerten intrakraniellen Druckes durchmachte.

Lindenberg auch für die Schäden im Thalamus, im Kleinhirn, in den Oliven und den corticalen Windungstälern. Jeder weitere Anfall ist in der Lage, mit erneuter Hirnschwellung diese Schäden zu erweitern, so daß man frische neben alten Veränderungen findet. Hier taucht also, wenn auch in inhaltlich abgewandelter Form, wieder der Begriff des — sekundären — Krampfschadens auf.

Mit der incisural sclerosis haben wir einen pathogenetischen Weg kennengelernt, der es erlaubt, die Entstehung der Gliosen und Nervenzellichtungen der Medial- und Basalseite der Temporallappen zu erklären, die nach Penfield von vielen Seiten bestätigt wurden. Diese Vorstellungen leuchten auch für die Deutung der Ammonshornschädigung ein, die auf gleichem Wege entstanden zu denken wäre. Gerade bezüglich der Ammonshornveränderungen gehen die Meinungen aber noch beträchtlich auseinander. Die Diskussion dreht sich vor allem darum, ob sich aus der Ammonshornsklerose ein iktogener Herd entwickeln kann und ob dee Ammonshornsklerose eine Bedingung der psychomotorischen Epilepsie ist.

Wir müssen hierzu auf die

c) Befunde am Ammonshorn

eingehen. Die Ammonshornsklerose ist keineswegs ein obligater Befund bei der psychomotorischen Epilepsie. Stauder hatte als erster bei seinen Fällen mit Schläfenlappensymptomen die Häufigkeit der Ammonshornveränderungen untersucht. Unter seinen 53 Fällen fanden sich 36 mit, 17 ohne Ammonshornschäden. Von den 36 geschädigten Fällen boten nur 3 sicher keine Schläfenlappensymptome, von den 17 ungeschädigten dagegen 15. Daraus konnte geschlossen werden, daß die Symptome der Temporallappenepilepsie in enger Beziehung zu der Ammonshornsklerose stehen. Eine gleich enge Korrelation fanden nur Sano u. Malamud (1953), während spätere Untersucher Ammonshornsklerosen nur in einem Prozentsatz fanden, der sich innerhalb der üblichen Häufigkeitswerte bei Epilepsie bewegte.

Eine Reihe von Arbeiten stammt aus dem Londoner Arbeitskreis um A. Meyer. Meyer, Falconer u. Beck berichteten erstmals 1954, Meyer u. Beck sowie Canavagh u. Meyer 1955 über eine schließlich auf 40 ansteigende Zahl von Fällen psychomotorischer Epilepsie der zweiten pathogenetischen Gruppe Gastauts, bei der also raumfordernde Prozesse u. ä. nicht vorlagen. In 27 (67%) der 40 Fälle erschien das Vorliegen einer incisural sclerosis wahrscheinlich. Ammonshornveränderungen besaßen hiervon 19 Fälle (70%). Oft bestanden daneben noch disseminierte Nervenzellausfälle in der Rinde, vor allem aber im Nucleus amygdalae, auf dessen Schädigung A. Meyer mehrfach hinwies. Diese Fälle mit Ammonshornschädigungen zeichneten sich erstens dadurch aus, daß die Anfälle durchschnittlich vor dem 4. Lebensjahr begannen (gegenüber dem 19. Jahre bei den Fällen ohne Ammonshornbeteiligung), außerdem dadurch, daß 64% einen Status epilepticus durchgemacht hatten. Wir sehen hierin wieder eine Bestätigung unserer früher mitgeteilten Ergebnisse über den Einfluß der Anfallsfrequenz, besonders des Status epilepticus auf die Entstehung von Ammonshornveränderungen und für deren Natur als Krampffolge. Meyer u. Beck betonen, daß die Zellschäden im Nucleus amygdalae und dem Ammonshorn den gleichen pathogenetischen Prinzipien folgen. In einer gemeinsamen Arbeit von Kennedy u. Hill sowie Cavanagh u. Meyer (1958) wurden elektrencephalographische Kriterien zur intravitalen Diagnose einer einseitigen Ammonshornschädigung gewonnen. In der der Uncus- oder Ammonshornschädigung kontralateralen Temporalableitung soll die Spikeentwicklung weniger aktiv sein (Ableitung mit Sphenoidalnadeln bei Barbituratnarkose). Lidell u. Corsellis (1955) fanden Ammonshornsklerosen in 6 von 15 Fällen, Haberland (1958) unter 19 von 47 Resektionsfällen des Temporallappens 6, außerdem eine lobäre Sklerose, 4 subcorticale Narben, 2 Meningealfibrosen, 1 Arachnoidalcyste mit Atrophie des Temporalpoles und 1 subcorticale Narbe nach Blutung. Ähnliche Veränderungen, wie sie auch schon von PENFIELD u. JASPER sowie EARLE, BALDWIN u. PENFIELD geschildert worden waren, beschreiben u. a. auch HULLAY (1955) und KAJTOR (1955).

So sehr Übereinkunft über die Art und Häufigkeit dieser Gliosen und Parenchymnekrosen besteht, so unterschiedlich werden diese gedeutet. CROME stellte 1955 Vergleichsuntersuchungen an nichtepileptischen Nervenkranken an und sah die entsprechenden Veränderungen in etwa gleicher Häufigkeit. Er betonte, daß die Ammonshornsklerose nicht spezifisch für die Temporallappenepilepsie ist —, eine Auffassung, die sich mit den Erfahrungen der Münchener Schule deckt und auch von GASTAUT geteilt wird.

Der nicht so seltene Befund von Ammonshornsklerosen bei Nichtepileptikern, den auch wir in unserem Material feststellten (s. unten), spricht vor allem gegen die Annahme, daß die *Ammonshornsklerose* — welcher Ursache auch immer — ihrerseits *iktogen* wirken könne, was HABERLAND (1958), KAJTOR, NAGY u. VELOK (1958) sowie ALAJOUANINE, BERTRAND, GRUNER u. NEHLIL (1955) diskutiert hatten, die daran dachten, daß die zugrunde gehenden Nervenzellen irritierend auf die Umgebung wirken könnten. Eine iktogene Bedeutung der Ammonshornschädigung für die psychomotorische Epilepsie wurde dagegen von GASTAUT abgelehnt, dem es paradox erschien, daß hypersynchrone Entladungen von einer Formation ausgehen sollen, die ihrer Neurone entkleidet ist. Die Ammonshornschädigung sieht GASTAUT wie PENFIELD als sekundär an, möglicherweise entstanden durch Angiospasmen, die im Verlaufe von Anfällen auftreten, die von temporoparatemporalen Herden ausgehen, zu denen er auch den Nucleus amygdalae zählt, dessen Schädigung von A. MEYER aber mit der des Ammonshorns in eine Linie gestellt worden war. Während PENFIELD (1953) — im Gegensatz zu VEITH (1960) — zwei Drittel seiner Fälle mit incisural sclerosis auf Geburtsschäden zurückführt, nimmt GASTAUT (1954) an, daß *Kontusionen der Temporallappen durch Contrecoup* gegen den kleinen Keilbeinflügel eine wesentliche Bedeutung für die Entstehung der psychomotorischen Epilepsie haben. Er ist nicht der Ansicht, daß die Verletzungen durch Stürze im Anfall entstehen, da gerade Kranke mit psychomotorischer Epilepsie sehr selten stürzen, andererseits Angaben über ein Trauma in der Vorgeschichte sehr häufig sind. LECHNER (1958) widmete sich einer Nachuntersuchung von 35 Fällen mit Temporallappenkontusionen und fand dabei in 78% Symptome, die an die experimentellen Befunde von KLÜVER u. BUCY anklingen, so z. B. eine erhöhte Reizbarkeit, sexuelle Störungen, Affektlabilität, Merkfähigkeitsstörungen —, Symptome, die auf eine Schädigung des limbischen Systems, speziell der Hippocampusformation bezogen wurden.

Das Ammonshorn, das eine so mächtige Position in der Pathophysiologie und Morphologie der Epilepsie einnimmt, übt einen Einfluß auf zwei wesentliche Funktionen des bewußten Lebens aus: Erstens auf die Schlaf-Wach-Regulation, zweitens auf die Merkfähigkeit. Auf beide soll noch kurz eingegangen werden.

Ein bulbäres Schlaf-Wachzentrum ist schon lange bekannt (MORUZZI, MAGOUN). Auf die *Schlaf-Wachfunktion* übt aber auch der Hypothalamus einen Einfluß aus, in dem ein prächiasmatisches Zentrum von einem Zentrum in den Corpora mammillaria unterschieden werden kann (MAUTHNER 1890, ECONOMO, RANSON u. MAGOUN 1939). Nach GREEN u. ARDUINI (1954) wirkt das Ammonshorn hemmend auf die Corpora mammillaria, zu denen die Masse seiner efferenten Fasern läuft. Im Nucleus amygdalae sitzt nach FEINDEL u. PENFIELD (1957) wahrscheinlich ein diffuses Projektionssystem, das in die Schlaf-Wachregulation ebenso eingeschaltet ist wie das aktivierende Reticularsystem von MORUZZI u. MAGOUN oder das thalamische Projektionssystem von JASPER. Zwischen Großhirnrinde und Hippocampus bestehen nun eigenartige Wechselwirkungen: Während des Erwachens synchronisiert sich die Hippocampusaktivität, während die corticale Aktivität desynchronisiert wird. Im Schlaf ist das Verhältnis umgekehrt. RIMBAUD, PASSOUANT u. CADILHAC (1955) haben diese Beteiligung des Hippocampus an der Schlaf-Wachregulation übersichtlich dargestellt, PASSOUANT, GROS, VAN BOGAERT u. CADILHAG (1955) haben sie durch kasuistische Mitteilungen, PARMEGGIANI u. a. experimentell unterbaut. Die Schädigung der Hippocampusformation äußert sich nach KAJTOR, NAGY u. VELOK (1958) klinisch darin, daß sich der *Anfallsrhythmus* ändert, z. B. von Tag- auf Nachtanfälle übergeht. Nächtliche Anfälle sprechen nach KAJTOR, HABERLAND u. HULLAY (1957) für einen epileptogenen Herd im Hippocampus (D. JANZ sah demgegenüber nächtliche Anfälle häufiger bei genuiner Epilepsie). Eine auffallende Bindung der Anfälle an die Morgenstunden beobachteten HIRT u. DUMERMUTH (1959) bei einem Kind mit einem Hippocampustumor. CURSCHMANN sah bei einem Hippocampus- und Uncustumor einen bemerkenswerten Wechsel von tiefer Somnolenz und normaler geistiger und körperlicher Aktivität. In diesem Zusammenhang kann auch auf die Bedeutung des Gähnen und Räkelns für die Pathophysiologie der Epilepsie erinnert werden, auf die H. u. C. SELBACH hinwiesen.

Wachsein und Bewußtsein setzen sich voraus. Es ist verständlich, daß Störungen der Bewußtseinslage bei Veränderungen im Hippocampussystem auftreten können, wenn dessen Beziehungen zur Schlaf-Wachregulation gesichert ist. Auf das Problem der Grundlagen des *Bewußtseins* kann hier nicht eingegangen werden. Als eine Funktion des Bewußtseins darf aber wohl die *Merkfähigkeit* bezeichnet werden. Daß im Anschluß an eine plötzlich einsetzende Bewußtlosigkeit eine vorübergehende Amnesie auftreten kann, ist eine altbekannte Erfahrung, die in besonderem Maße für den epileptischen Anfall gilt. ALZHEIMER widmet ihr eine Arbeit, noch ohne auf die Frage eines morphologischen Substrates einzugehen, später auch STRÜMPELL und BINSWANGER ebenso wie STEINMANN (1953), der Amnesie nach Dämmerzuständen beschrieb. MEYER-MICKELEIT (1953) betonte die Häufigkeit von Merkfähigkeitsstörungen bei seinen Fällen mit Dämmerattacken. KNAPP (1918) wies darauf hin, daß es bei Schläfenlappentumoren besonders häufig zu einem *amnestischen Syndrom* komme. 10 Jahre später konnte GAMPER bei Fällen von alkoholischem Korsakow-Syndrom pseudoencephalitische Veränderungen in den Corpora mammillaria und dem Grau des Zwischen- und Mittelhirns finden, die inzwischen von vielen Seiten bestätigt wurden. GAMPER sieht dabei „in der den Korsakow kennzeichnenden psychischen Grundstörung die Grundstörung einer elementaren Leistung, die mit dem Begriff der Merkfähigkeit nicht genügend charakterisiert ist. Es handelt sich um eine Leistung, die das Leben der Gegenwart in Zusammenhang bringt mit den Erlebnisreihen der Vergangenheit eines Individuums“. GLEES u. GRIFFITH zeigten 1952, daß nicht nur die Schädigung der Corpora mammillaria, sondern auch die Zerstörung beider Hippocampi, die ihre Fasern zu den Mammillarkörpern entsenden, eine Gedächtnis- und Merkfähigkeitsstörung nach sich ziehen. PENFIELD u. RASMUSSEN vertraten im gleichen Jahre die Ansicht, daß das Gedächtnis durch Schädigung der Temporalrinde alterierbar ist. MILNER u. PENFIELD fanden Merkfähigkeitsstörungen, wenn auf der dominanten Seite eine Temporallobektomie einschließlich Uncus- und Hippocampusformation ausgeführt worden war. Sie nehmen an, daß Voraussetzung für derartige postoperative Merkfähigkeitsstörungen eine Schädigung auch der anderen Hippocampusformation (Epileptiker!) ist, was wohl auch für den Fall von WALTER (1957) gilt. Eine gewisse Bestätigung gab der Operationsbericht, den 1957 PETIT-DUTAILLIS, PERTUISSET, DREYFUS-BRISAC u. BLANC gaben. Hier folgten vorübergehende Merkfähigkeitsstörungen einer bilateralen Teillobektomie, allerdings mit Aussparung der Hippocampusformation, in der es aber wahrscheinlich zu vorübergehenden Ödem- und Kreislaufschädigungen kam. Ebenso wie PENFIELD beobachtete HULLAY (1957) bei Reizungen der Temporalrinde eine reizabhängige Ekphorierung von Gedächtnisinhalten neben Gefühlssensationen und Automatismen. Einen wesentlichen Beitrag zum Problem der Zusammenhänge zwischen Hippocampusformation und Merkfähigkeit lieferten SCOVILLE (1954) sowie SCOVILLE u. MILNER (1957). Räumliche Desorientierung, Unfähigkeit, die Ärzte wiederzuerkennen und Merkunfähigkeit waren das Ergebnis beidseitiger Zerstörung der Hippocampusformation. 1958 haben PENFIELD u. MILNER die Frage erneut aufgegriffen und an Hand von zwei weiteren Lobektomiefällen ebenfalls dahingehend beantwortet, daß die Merkfähigkeitsstörungen dann auftreten, wenn die Hippocampusformation beider Seiten zerstört ist. Daß die Durchtrennung beider Fornices, die den größten Teil der efferenten Fasern von der Hippocampusrinde zu den Corpora mammillaria führen, ebenfalls zu amnestischen Syndromen führt (GARCIA, BENGOCHEA, zit. bei SCOVILLE u. MILNER; UMBACH 1957), ist verständlich. Übrigens hatte auch ULE bei seinen alkoholischen Korsakowfällen mit Mammillariaschädigung eine Entmarkung der Fornices beschrieben. Hierzu muß nun einschränkend gesagt werden, daß nach ALLEN (1944) nicht nur die Zellen des Ammonshornbandes, sondern auch die der Körnerschicht ihre efferenten Fasern in den Fornix entsenden. Dadurch, daß die Körnerschicht bei den gewöhnlichen Krampfschäden nicht oder nur unwesentlich beteiligt ist, erklärt es sich, daß schwere, anhaltende Korsakow-Syndrome bei Epileptikern nicht üblich sind.

Während die meisten Autoren ausdrücklich darauf hinweisen, daß abgesehen von der amnestischen Störung auch bei beidseitiger Entfernung oder Schädigung der Hippocampusformation die intellektuellen Leistungen und das Gepräge der Persönlichkeit nicht berührt werden, vertritt GRÜNTHAL (1947) die Meinung, daß beidseitige Ammonshornzerstörung — allerdings neben perivasculären Zellausfällen in der Großhirnrinde und einer „mäßigen Gesamtschrumpfung", wie er sie nach hypoglykämischem Koma feststellte, eine schwere *Demenz* mit oralen Tendenzen nach sich ziehen können. Das Syndrom ähnelte dem *Klüver-Bucy-Syndrom* der Rhesusaffen mit Entfernung der ganzen Temporallappen einschließlich der Ammonshörner. Einen ähnlichen Fall haben TERZIAN u. DALLE ORE (1955) beschrieben (zweizeitige beidseitige temporale Lobektomie). Ausgiebig beschäftigte sich auch ULE (1951, 1954, 1958) mit diesem Problem. Mit CONRAD (1951) wies er auch auf die Korsakowbilder hin, die im Verlaufe nekrotisierender Encephalitiden auftreten können, die vor allem im Bereich der Temporallappenbasis lokalisiert sind und in der Regel — was wir nach eigenen Beobachtungen bestätigen können — die Hippocampusformation besonders schwer schädigen. Derartige Fälle von Encephalitiden eignen sich aber unseres Erachtens für lokalisatorische Fragestellungen wegen der Generalisierung der entzündlichen Prozesse wenig, vor allem, wenn das Augenmerk der Demenz gilt. Der gleiche Vorbehalt muß gegenüber dem neuen Fall geäußert werden, den GRÜNTHAL 1959 vorstellte. Während amnestische Syndrome bis zum Korsakowsyndrom offenbar häufiger Folgen doppelseitiger Ammonshornzerstörungen sind (siehe auch den interessanten Fall von VICTOR und Mitarbeiter 1961), kommt es zur Demenz nur in seltenen Fällen und wenn noch zusätzlich andere Großhirnstrukturen geschädigt sind. GRÜNTHAL sieht in der Tätigkeit des Ammonshorns die „aktivierende Vorbedingung einer koordinierten und differenzierten Wirksamkeit des gesamten Großhirns in seinen höchsten intellektuellen und affektiven Leistungen". Es erscheint auch uns nicht ausgeschlossen, daß die bei anfallsreichen und alten Epilepsien so häufigen Demenzen und Wesensänderungen mit der ebenfalls so häufigen Ammonshornsklerose zusammenhängen, wie dies schon 1823 von EGGERT, 1825 von BOUCHET u. CAZAUVIELH erstmals ausgesprochen, von SANO u. MALAMUD 1953 bestätigt und auch von ARIAN u. GRATTAROLA 1955 diskutiert wurde.

Überblicken wir nun noch einmal die Literatur über die Temporallappenepilepsie und die Bedeutung des Ammonshornes, so ergibt sich Folgendes: Als psychomotorische Epilepsie wird eine Epilepsieform bezeichnet, bei der die Kranken — meist neben großen Anfällen — attackenweise umdämmert sind, u. a. vielfältige Trugwahrnehmungen machen, Angst erleben und verschiedenste motorische Ausdrucks- oder Handlungsbewegungen vollführen. Von kurzen Dämmerattacken zu länger dauernden Dämmerzuständen bestehen fließende Übergänge, doch sind die ersteren häufiger und stellen die eigentliche Anfallsform dar, der pathologische Entladungen in den Temporallappen entsprechen. Neben Tumoren, Angiomen und ähnlichen Ursachen typisch symptomatischer Epilepsien liegen dieser „Temporallappenepilepsie" Parenchymausfälle und Gliosen in der pararhinalen Region zugrunde, zu der auch die Hippocampusregion gehört, die für Krampfschäden in besonderem Maße disponiert ist. Als Ursache dieser Schäden kommen Geburtsverletzungen (incisural sclerosis, PENFIELD), Kontusionen (vallecular sclerosis, GASTAUT) und jeder Vorgang in Frage, der zu plötzlicher intrakranieller Drucksteigerung mit Hernienbildung unter den freien Tentoriumrand führt. Diese kann ihrerseits entweder unmittelbar die betreffenden Hirngewebspartien schädigen oder durch Abklemmung von Gefäßen Zirkulationsstörungen im Gebiet des Gyrus hippocampus oder allgemein in den medialen Temporal- und Occipitallappenpartien nach sich ziehen. Auch ein Hirnödem im Verlaufe eines status epilepticus verschiedenster Ätiologie kann so zu Schädigungen führen, die eine psychomotorische Epilepsie bedingen, kann also im Verlaufe einer Epilepsie pathoplastisch wirken. Jede psychomotorische Epilepsie ist demnach stets eine — symptomatische — Herdepilepsie, wenn es auch nicht immer gelingt, den Herd nachzuweisen. Die Frage, inwieweit die typische Ammonshornsklerose iktogen für die Entwicklung einer psychomotorischen Epilepsie wirken kann, wird unterschiedlich beantwortet. Jedenfalls bestehen Beziehungen zwischen beidseitigen Ammonshornzerstörungen und psychischen Veränderungen von amnestischen über affektive Störungen bis zur Demenz.

Mit der Lokalisierbarkeit der Dämmerattacken und mancher Dämmerzustände erhebt sich ein Problem der allgemeinen Psychopathologie, das im Grunde schon auftrat, als GAMPER das Korsakow-Syndrom auf Schädigungen der Corpora mammillaria zurückführte: Die Dämmerzustände gehören ebenso wie das Korsakow-Syndrom zu den *exogenen Reaktionstypen* BONHOEFFERS, die dieser als relativ einheitliche, unspezifische Reaktionsformen des Gehirns auf ganz verschiedenartige Schädigungen auffaßte. REICHARDT schrieb 1924: „Der Dämmerzustand ist auch eine allgemeine exogene Reaktionsform des Gehirns. Es wird also nicht Wunder nehmen, wenn wir auch bei der traumatisch-epileptiformen Hirnveränderung Benommenheits- und Dämmerzustände vorfinden. Es fragt sich, ob hier auch die für sog. genuine Epilepsie charakteristischen Dämmerzustände auftreten können: Die besonders große sinnliche Lebhaftigkeit der Halluzinationen beim genuinen Epileptiker oder die wahnhaften Ideen von Weltuntergang und Erlösung, Tod und Wiedergeburt, Hölle und Himmel — gleichsam die psychologische Wiederspiegelung der schweren akuten epileptischen Hirnveränderung und ihrer Lösung". Dieser Charakter des Unspezifischen, der gleichen Antwort auf verschiedenste, wo auch immer angreifende Noxen, läßt sich weder für das Korsakow-Syndrom noch für die Dämmerzustände aufrecht erhalten, wenn diese lokalisierbar werden und damit ortsspezifische Antworten darstellen ebenso wie die motorischen Jacksonanfälle oder die Adversivanfälle. Wir werden jetzt Zweifel erheben müssen, ob der Dämmerzustand ebenso wie das amnestische Syndrom wirklich in jedem Fall im eigentlichen Sinne noch als exogener Reaktionstyp aufgefaßt werden darf.

d) Eigene Fälle psychomotorischer Epilepsie

Die oben erwähnte Vielfalt des klinischen Bildes erschwert es, die Fälle psychomotorischer Epilepsie herauszugreifen, sofern nicht das EEG einen differentialdiagnostischen Hinweis gibt. Da nur bei einem verhältnismäßig kleinen Teil unserer Fälle ausreichende EEG-Befunde vorliegen (das Material reicht bis 1939 zurück!), muß sich die Auswahl auf das klinische Erscheinungsbild stützen. Wir griffen hierzu zwei Gruppen heraus, wobei nur die klinischen Beschreibungen die Eingliederung bestimmten: Einmal eine engere Gruppe psychomotorischer Epilepsie, bei der Dämmerattacken und kurzdauernde Dämmerzustände vorkommen, zweitens eine Gruppe mit länger anhaltenden Dämmer-, Verstimmungs- und Erregungszuständen mit fließenden Übergängen zu den sog. epileptischen Psychosen, die wir eigentlich nicht zur psychomotorischen Epilepsie zählen wollen und die hier vor allem einer Vergleichsuntersuchung dienen soll. Zur eigentlichen *psychomotorischen Epilepsie* zählen wir *30 Fälle*. Dies sind 8,4%[1] unseres Epilepsiematerials. Dieser Wert liegt relativ niedrig und ist mit dem von BELINSON zu vergleichen, der nach nicht in Anstalten untergebrachten Epileptikern berechnet ist. Bei stärkerer Heranziehung des EEG hätte sich unser Wert wahrscheinlich

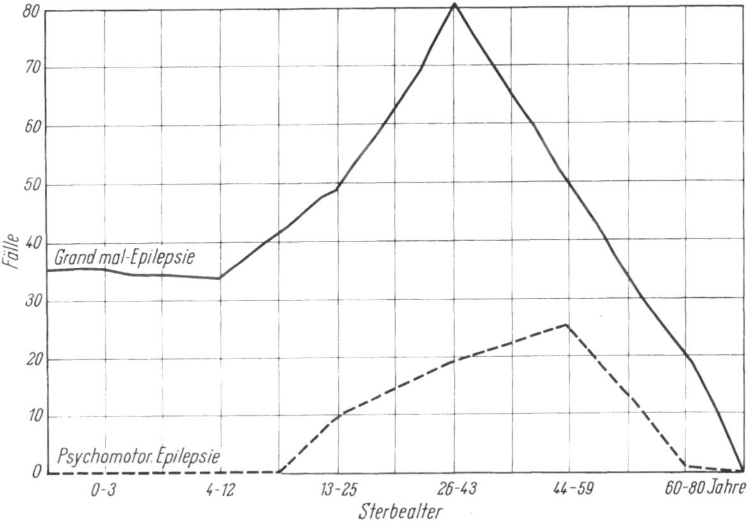

Abb. 20. Vergleich des Sterbealters bei Grand mal-Epilepsie und psychomotorischer Epilepsie

ebenso erhöht wie bei anderen Autoren. Um die Einordnung zu rechtfertigen, gleichzeitig aber auch auf deren Problematik hinzuweisen, geben wir von jedem Fall eine kurze Anfallsbeschreibung. Die Vergleichsgruppe mit protrahierten Dämmer-, Verstimmungs- und Erregungszuständen einschließlich postconvulsiver Umdämmerung zählt 41 Fälle. Wir haben hierbei auf eine Einzelschilderung verzichtet.

Das Sterbealter dieser Epileptiker mit Dämmerattacken unterscheidet sich von denen der Grand mal-Fälle dadurch, daß das Kindesalter ausgespart ist und die Fälle sich auf das Jugend- und Erwachsenenalter beschränken, wobei — wie die Kurven (Abb. 20) zeigen — der Sterbegipfel weiter hinausgeschoben ist.

Wir trennen ätiologisch wie bisher symptomatische von kryptogenen Formen. Die Problematik dieser sich auf die morphologischen Befunde stützenden Differenzierung wird allerdings gerade bei der psychomotorischen Epilepsie besonders offenkundig, da manche Autoren diejenigen Fälle, die z. B. Ammonshornsklerosen aufweisen, als symptomatische Formen einer Temporallappenepilepsie bezeichnen würden, während wir, die wir sie als Krampfschäden deuten, diese Fälle als kryptogene auffassen. Es wird aber zu diskutieren sein, ob nicht doch diese ursprünglich sekundären, als Krampffolge aufzufassenden Schädigungen iktogen für Dämmerattacken und somit pathoplastisch auf die jeweilige Epilepsie wirken können.

[1] Berechnet aus 439 Anfallskranken weniger 77 mit terminalen Anfällen und 10 mit tonischen Streckkrämpfen, also aus 352 Fällen.

Zunächst seien die 30 Fälle psychomotorischer Epilepsie nach ihrem klinischen Anfallstyp beschrieben. Die wesentlichen morphologischen Befunde werden jeweils stichwortartig angefügt.

Fall 191/54. 44 Jahre alt. Anfallsweise Gehörsensationen wie Klingen und Rauschen, verbunden mit Schwindelgefühl sowie Paraesthesien an Händen und Beinen. — Glioblastoma multiforme temporal, parietal und occipital. Druckblutungen in der Brückenhaube.

Fall 143/47. 42 Jahre alt. Absenceähnliche Anfälle mit Bewußtseinstrübung, vorher unangenehme Geruchsempfindung. Glaubt, daß alles nach Knoblauch rieche. — Astrocytom des Temporalpoles, der 1. Temporallappenwindung und der Inselregion. Ammonshornzellausfälle. Starke Tentoriumdruckfurchen.

Fall 61/40. 14 Jahre alt. Greift sich plötzlich an den Hals, stöhnt, sagt, er habe „Gurgelweh". Dauer nur Sekunden. Ein Jahr später das gleiche Bild als Aura, der ein generalisierter Anfall folgt. Epileptische Wesensänderungen mit pseudohysterischen Verhaltensweisen. — Hemiatrophie des Großhirns. Ausgeprägte Ulegyrien im Schläfenlappen. Zellausfälle im Thalamus. Status marmoratus. Ammonshornsklerose.

Fall 50/47. 57 Jahre alt. a) Augenverdrehen nach rechts, Verziehen des Mundes, dabei nicht ansprechbar, murmelt unverständlich vor sich hin. — b) Gezwungen wirkendes Lachen oder unvermitteltes Weinen bei leichter Verwirrtheit. — c) Aus dem Schlaf heraus Aufstehen, Schreien, Singen oder Lachen, oft unsinnige Gebärden und Umsichschlagen. Daneben d) anfallsartig für die Dauer weniger Stunden auftretende ängstliche Ideen. Glaubt verhaftet zu werden. — e) Etwa 10 min dauerndes anfallsartiges Klatschen in die Hände, komisches Lachen, infantiles Spielen. — Encephalitis, ähnlich der v. Economoschen Form.

Fall 55/52. 46 Jahre alt. Bewußtseinstrübung. Dabei Wischbewegung mit den Händen, Verdrehen der Augen, Verziehen des Mundes, manchmal auch Starrwerden und feinschlägiges Zittern der Arme. Dauer etwa 10 min. Daneben längerdauernde Stimmungsschwankungen. — Progressive Paralyse mit deutlicher Akzentuierung der entzündlichen Veränderungen frontal, in der Inselregion und dem Gyrus hippocampus.

Fall 39/52. 45 Jahre alt. Wird blau, verdreht die Augen, bläst Luft aus dem Mund, fällt dabei etwas in sich zusammen. — Falxmeningeom. Zellausfälle (Krampfschäden) im Ammonshorn, Thalamus und Kleinhirn.

Fall 23/43. 24 Jahre alt. Spricht vor sich hin, sperrt den Mund auf und schneidet eine Grimasse, starrt in eine Ecke, um schließlich den Mund plötzlich und auffallend zuzuklappen. Als Aura Schweiß auf der Stirn, Schwarzwerden vor den Augen, Gefühllosigkeit in den Händen. — Rindenprellungsherde orbital.

Fall 23/53. 49 Jahre alt. Spricht wirr, blickt starr zur Decke. Zwischendurch ansprechbar, verwechselt aber Namen und Personen. — Multiformes Glioblastom im Temporalpol und Uncus.

Fall 69/54. 50 Jahre alt. Todesangst, Makropsien. Bei Beginn Schmatzen und Blickwinkel nach oben seitwärts. — Angiom im Mark der ersten Frontalwindung.

Fall 175/55. 33 Jahre alt. Schluckbewegungen, Hin- und Herwerfen des Kopfes, Augenverdrehen nach oben. Leichte Übelkeit. Anschließend Kopfschmerzen. Daneben Erregungszustände. Wesensänderung. Bei längeren Dämmerzuständen sehr unruhig, schreit laut um Hilfe, gestikuliert und greift mit den Händen um sich, redet ununterbrochen monoton sinnlose Worte. — Rostbraun verfärbte und fibrotisch verdickte Meningen perieto-occipital. Ammonshorn- und Kleinhirnausfälle.

Fall 213/40. 23 Jahre alt. Depressive Stimmung mit Todesahnungen und hypochondrischen Schmerzvorstellungen. Im Anfallsbeginn „Gefühl, als ob der Bergwind komme". Später tagelange Dämmerzustände. — Rindenverletzung am rechten Occipitalpol mit Hirn-Dura-Knochennarbe.

Fall 26/55. 25 Jahre alt. Bei Anfallsbeginn Stechen in der Herzgegend. Hört Stimmen, fühlt sich verfolgt. Gefühl, als ob alles ihm bekannt vorkomme. Episodische Verstimmungen. Wesensänderung. — Angiom der ersten Temporalwindung und der Medialseite des Temporalpols (Abb. 21).

Fall 169/54. 50 Jahre alt. Unvermittelt unmotiviertes Lachen, klatscht in die Hände, klopft unaufhörlich mit dem Fingerring an die Bettwand. Daneben zeitweise paranoische Ideen.

Glaubt, man habe ihre Sachen gestohlen. Geht umdämmert in Filzpantoffeln und Klinikkleidung bei Regen auf die Straße und hält Autos an. Zerreißt plötzlich Bettwäsche. Starke Merkfähigkeitsstörungen. — Multiformes Glioblastom fronto-orbital, temporal, occipitotemporal, Nucleus amygdalae, Balken und Nucleus caudatus.

Fall 86/43. 36 Jahre alt. Druck in der Herz- und Magengegend. Übelkeit, sieht alles klein, Gefühl, als ob sie weit weg sei, „gar nicht da". Blickt regungslos zur Decke, wendet sich dann um: „Jetzt ist's vorbei". Kurzdauernde Verstimmungszustände. Als Aura großer Anfälle Angstgefühl, von der Brust aufsteigend, ruft nach Hilfe und fällt um. Kann Anfälle gelegentlich unterdrücken. Dann nur Übelkeit. — Krampfschäden in den Ammonshörnern.

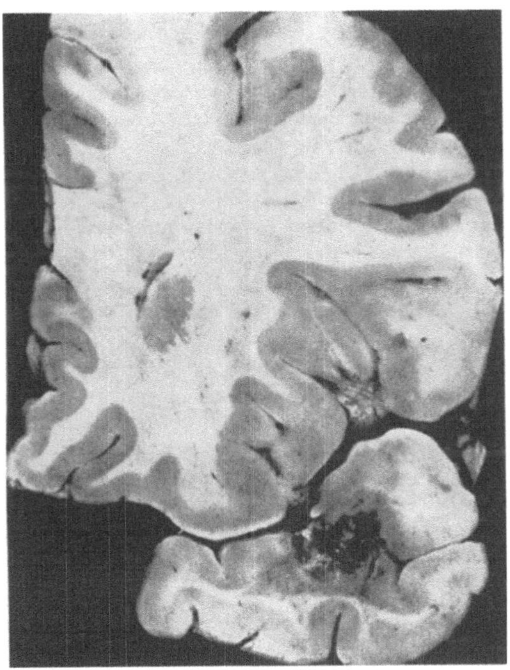

Abb. 21. Angiom an der Medialseite des Temporalpoles. Psychomotorische Epilepsie (F.A.-Nr. 26/55)

Fall 182/40. 31 Jahre alt. Kurze „Aufregungszustände", in denen Patient Angst äußert, Feuer und Blumen sieht und irgend etwas hört. Versucht dabei einmal, aus dem Fenster zu springen. Sieht in nächtlichen Anfällen immer etwas ganz Furchtbares auf sich zukommen, sieht oft Gestalten, hört aber keine Stimmen. Lokalisiert Angst- und Beklemmungsgefühl in die Magengegend, von wo es aufsteigt. Neben Dämmerattacken auch Stunden und Tage dauernde Dämmer- und Erregungszustände. Wesensänderung. — Ausgeprägte Krampfschäden in der Großhirnrinde mit multiplen kleinherdförmigen Nekrosen. Ammonshornausfälle. Zelllichtungen im Thalamus. Kleinhirnläppchenatrophie. Temporo-occipital zwei Rindenprellungsherde.

Fall 170/40. 59 Jahre alt. Anfallsbeginn mit Angstgefühl in der Herzgegend. Weiß dann plötzlich nichts mehr von sich, läuft davon, läßt sich aber ruhig in das Bett bringen. Daneben Anfälle mit „furchtbarem Weh im Inneren", starker Aufgeregtheit mit Zittern der Arme ohne Bewußtseinsverlust. Auch Ausnahmezustände mit folgender Erlebnisschilderung: Sie glaube, in drei nebeneinanderstehenden Sternen Glückssterne für sich zu sehen. Dann gehe das Beten an, weil sie zuvor schon den Herrgott gesehen habe, der zu den Wolken herausschaute. Später sah sie dann die Sonne und so einen Geist, der sie selbst gewesen sei. Infolge dieser Erscheinungen fing sie an zu beten und meinte, daß das, was in den Gebeten stehe, gefälscht sei, alles umgeändert. Im Katechismus sei was geändert, es sei nicht das Richtige. Sie habe immer weiter gebetet und plötzlich gehört „es gibt etwas auf der Erde", dann sah sie eine große Kugel und in deren Mitte wieder einen Engel und drei Sterne und dachte sich, die Kugel ist der Herrgott und die Sonne ist die Muttergottes und die drei Sterne sind der Geist. Anfallsbeobachtung: schreit laut auf, konvergiert die Augen maximal. Kurz darauf wirft sie sich plötzlich aus dem Bett, reißt dabei das auf dem Nachttisch stehende Geschirr mit, liegt ausgestreckt auf dem Rücken, die Augen nach oben gewendet, die Pupillen übermäßig weit. — Krampfschäden in den Ammonshörnern und der Zentralrinde.

Fall 12/49. 45 Jahre alt. Übelkeitsgefühl. Starrer Blick, „abwesend", ohne aber umzufallen. Schluckbewegungen. Putzt mit Wasser die Schuhe oder begeht ähnliche unsinnige Handlungen. — Frisches perivenöses Ödem unklarer Genese.

Fall 216/54. 42 Jahre alt. Hört zu sprechen auf, blickt starr, antwortet nur „Papi", folgt Aufforderungen nicht, springt plötzlich auf und läuft aus dem Zimmer. Glaubt, man wolle sie erschießen. — Krampfschäden im Nucleus amygdalae und an der Großhirnrinde.

Fall 231/52. 29 Jahre alt. Angst, zu fallen. Ruft „Haltet mich, ich rutsche“. Verwirrt, krallt sich an Umstehende an. Ängstliche Herzsensationen. Ruft auch plötzlich unvermittelt „Jetzt wird's mir schlecht!“, ist kurz bewußtseinsgetrübt, knirscht mit den Zähnen, blickt um sich, redet etwas Unsinniges. Zunehmende Merkfähigkeitsstörungen, Wesensänderung. — Morphologisch kein sicherer krankhafter Befund.

Fall 158/50. 52 Jahre alt. Farbige Flecken vor den Augen, dann starkes Angstgefühl. Schimpft und schreit dabei manchmal. Später monatelang anhaltender Dämmerzustand und schwere Demenz. — Morphologisch kein sicherer krankhafter Befund.

Fall 126/42. 57 Jahre alt. Ruft nach Christus und der Mutter. Weint, glaubt umgebracht zu werden. Hört läuten. Ruft manchmal auch unsinniges und unverständliches Zeug. — Krampfschäden in den Ammonshörnern. Starke Chaslinsche Randsklerose. Etat criblé im Thalamus.

Fall 54/46. 25 Jahre alt. Auffallende Kau- und Schmatzbewegungen, dann auch tetanieähnliche Zustände mit Zittern und Zusammenziehen bei Lufthunger. Gedunsenes Gesicht. Hat auch protrahierte Dämmer- und Erregungszustände. Zunehmende Wesensänderung. — Morphologisch kein sicherer krankhafter Befund.

Fall 121/44. 24 Jahre alt. Schnalzt mehrmals mit der Zunge, drängt aus dem Bett, wiederholt in stereotyper Weise die gleiche Redewendung. — Krampfschäden in der Großhirnrinde.

Fall 236/41. 42 Jahre alt. Anziehen des Armes, Verziehen des Gesichtes, krampfhaftes Lachen, dabei kein Bewußtseinsverlust. Dauer 1 min. Nachts mehrfach aus tiefem Schlaf heraus Anfall mit Wälzen in Rückenlage, vorher blasse Gesichtsfarbe, wird feuerrot. Hände geballt, Schulter hochgezogen, Beine gestreckt, beschleunigte Atmung, keine Kloni. Tagsüber während einer Dämmerattacke plötzlich rückwärts eine Flußböschung hinuntergegangen und in das Wasser gefallen. Nach großen Anfällen passagere Blindheit! — Krampfschäden in der Groß- und Kleinhirnrinde.

Fall 134/42. 45 Jahre alt. Plötzlich verwirrt, sieht den Teufel, glaubt sich verfolgt. Alle 3 Monate 14tägiger Verstimmungszustand. Hierbei Dipsomanie mit Alkoholismus. — Krampfschäden in den Ammonshörnern.

Fall 224/39. 18 Jahre alt. Schwindelgefühl, Speichelfluß, Zucken des Kopfes, manchmal Hinstürzen. — Krampfschäden in der Kleinhirnrinde.

Fall 166/55. 46 Jahre alt. Angstgefühl, Schwindel, Herzklopfen, muß sich hinsetzen. Hört, was um ihn vorgeht, aber wie aus weiter Ferne. Auch beim Sehen alles verschwommen und unklar. Gibt manchmal auf Fragen richtige Antworten, äußert meist aber unsinniges Zeug oder stammelt unverständliche Worte. Umwelt ganz verändert, starke Wesensänderung. — Konvolut kavernös erweiterte Gefäße occipital rechts. Ammonshornsklerose. Olivenausfälle.

Fall 205/52. 58 Jahre alt. Sieht alles ganz klein oder auf dem Kopf stehend. Beginn mit Übelkeit. Manchmal „nicht bei sich“, hört die verstorbene Mutter rufen, sieht einen Priester oder Ordensschwestern in der Ecke stehen, ruft „Jagt den Pfaffen weg“. Klagt über Herzangst und -druck sowie Luftmangel. — Arteriosklerotische Veränderungen mit multiplen Kriblüren und Lacunen in den Stammganglien. Markerweichungen. Cystische Erweichungsherde an der Rindenmarkgrenze parieto-occipital.

Fall 29/42. 22 Jahre alt. Hitzegefühl in den Händen, greift in das Gesicht. Setzt sich, falls möglich, hin, fällt sonst um. Es jage im Kopf herum. Im Ohr erst leises, dann immer lauteres Geräusch, glaubt, da schreie einer hinein. Patient ist dabei plötzlich verändert, klopft dem Arzt auf die Schulter, erzählt eine lange Geschichte von einem Traum, in dem der liebe Heiland zu ihm gesprochen habe. Später tagelange Dämmer- und Erregungszustände. Unvermittelte Heiterkeit mit Lachen, Pfeifen und Singen. — Oligodendrogliom in den vorderen Abschnitten der ersten Temporalwindung mit Übergang in das Temporalmark in Richtung Occiput und nach medial zum Putamen. Ammonshorn- und Thalamusausfälle.

Fall 142/52. 54 Jahre alt. Verwirrt, zieht sich aus, versteckt alles mögliche, streicht sich mit Ruß an, wird blaß. Ein andermal erregt, ruft, es stecke etwas in ihrem Hals, sie bekomme keine Luft. Später Verstimmungszustände. Weint und jammert, mitunter mit Vernichtungsgefühl. Stimmenhören. — Erweichungsporus hinter dem linken Temporalpol und multiple kleinere Rindennekrosen bei cerebraler Arteriosklerose. Ammonshornausfälle.

Betrachten wir nun die *Art und die Verteilung der morphologischen Befunde* bei diesen 30 Fällen: Bei 26 Fällen fanden sich morphologische Veränderungen, jedoch nur bei 18 Fällen bewerteten wir sie im Sinne symptomatischer Epilepsien. Es handelt sich hierbei um folgende Krankheiten:

3 multiforme Glioblastome (alle ohne Grand mal),
1 Astrocytom,
1 Oligodendrogliom,
1 Meningeom,
3 Angiome,
3 traumatische Rindenprellungsherde,
3 Erweichungsprozesse auf arteriosklerotischer Grundlage,
1 Hemiatrophie (frühkindlicher Hirnschaden),
1 progressive Paralyse mit vorwiegender Insel- und Hippocampuslokalisation,
1 atypische Encephalitis mit Ammonshornveränderungen (nicht nekrotisierend).

Zwei der Tumorfälle waren klinisch als genuine Epilepsie diagnostiziert worden. Einer davon, ein 25jähriger Mann, litt seit dem 5. Lebensjahr an generalisierten Anfällen. Seit dem 10. Lebensjahr fühlte er sich tageweise verfolgt, hörte offenbar Stimmen, zeigte episodische Verstimmungen und häufige Dämmerzustände. Vor den generalisierten Anfällen klagte er öfters über Herzschmerzen. Seit der Pubertät trat bei zunehmender Häufigkeit der generalisierten Anfälle eine Wesensänderung ein. Der Patient zeigte eine starke sexuelle Triebhaftigkeit. Die Sektion ergab ein Angiom an der Medialseite des rechten Temporallappens dicht hinter dem Pol (Abb. 21).

Die pathologischen Veränderungen sind vorwiegend in folgenden Regionen lokalisiert:

Orbito-temporal	2
Temporalpol (1 mit Uncus)	3
Mediale Temporalrinde und Insel	2
Temporo-occipital	3
Frontal	2
Diffus (2 mit Temporalrinde, 1 mit Insel und Ammonshorn)	3

Pararhinale Strukturen (nach GASTAUT) sind bei 13 (= 43,3%) der 30 Fälle (72% der 18 symptomatischen Formen) betroffen, sofern man diejenigen Schädigungen nicht berücksichtigt, die wir als sekundäre Krampfschäden auffassen. Solche bestanden neunmal im Ammonshorn, je einmal im Uncus und im Nucleus amygdalae. Bezieht man auch sie als Herde ein, so erhöhen sich die Werte pararhinaler Gewebsschädigungen auf 56,8% aller psychomotorischen, 94,5% der symptomatischen Fälle.

Als *kryptogen* bezeichneten wir 12 der 30 psychomotorischen Epilepsien. Es fanden sich bei ihnen nur solche Schäden, die wir als Krampfschäden aufzufassen geneigt sind. Im einzelnen lagen Parenchymuntergänge und Gliareaktionen in folgenden Regionen vor:

Ammonshorn	4 Fälle
Temporal- und Zentralrinde	3 Fälle
Nucleus amygdalae	1 Fall
Kleinhirnrinde	2 Fälle

Bei 4 Fällen zeigte die Untersuchung der üblichen Hirnregionen keine krankhaften Veränderungen.

e) Vergleich mit protrahierten Dämmer- und Verstimmungszuständen

Bei der *Vergleichsgruppe protrahierter Dämmer-, Verstimmungs- und Erregungszustände,* deren Abgrenzung von der psychomotorischen Epilepsie oft schwer fällt, haben wir auf eine Einzelschilderung der Fälle verzichtet. Wir finden hier von den 41 Fällen 16 symptomatische, 25 kryptogene Fälle. Zu den symptomatischen Formen (39%) gehören ein Tumor, 3 Mißbildungen, 3 Ulegyrien bzw. lobäre Sklerosen bei frühkindlicher Hirnschädigung, 2 arteriosklerotisch bedingte Kreislaufstörungen und schließlich 7 Traumata, von denen möglicherweise 4 erst sekundär während des Anfallsleidens entstanden sind, als Epilepsieursache aber nicht in Frage kommen. Die Herde zeigen folgende Lokalisation:

Orbital	1
Temporalpol	1
Temporal	9
Temporo-occipital	1
Frontal	1
Diffus	3

5 dieser 16 Fälle haben Krampfschäden (3mal Ammonshorn, 2mal Zentralrinde. 2mal Kleinhirnrinde, 1mal Thalamus).

Kryptogen blieben 25 Fälle (61,2%). Unter ihnen finden sich folgende Krampfschäden:

Ammonshorn	16
Großhirnrinde	7
Kleinhirnrinde	4
Nucleus dentatus	7
Thalamus	8

Gerade die Kombination verschiedenartiger Schädigungen zu dem früher beschriebenen charakteristischen Muster weist auf die Krampfschadennatur dieser Veränderungen. 7 Fälle ließen keinerlei krankhaften Befund erkennen.

Bezieht man wieder die Krampfschäden als möglicherweise iktogene Herde ein, so sind pararhinale Strukturen bei 29, also 70,9% der 41 Fälle betroffen. Ohne Berücksichtigung der Krampfschäden liegen nur 12 Herde, also 29,4% pararhinal.

Versuchen wir nun den Einfluß pararhinal lokalisierter Gewebsschäden auf die Entstehung der psychomotorischen Epilepsie zu beurteilen, so müssen wir zunächst feststellen, daß 4 der 30 Fälle keinen krankhaften Befund erkennen ließen, daß ferner weitere 4 Fälle keine pararhinale Schädigung besaßen. Über ein Viertel unserer Fälle hatte also Dämmerattacken, ohne eine „Temporallappenepilepsie" zu sein —, soweit dies jedenfalls morphologisch nachweisbar ist. Bei unserer Vergleichsgruppe mit protrahierten Dämmerzuständen ist dieser Wert (11 von 41) nahezu gleich. Diese Zahlen sprechen zunächst dagegen, daß eine Schädigung der pararhinalen Region Voraussetzung der Dämmerattacken ist[1]. Immerhin besitzen aber Herde in der pararhinalen Region

von 30 Epilepsien mit Dämmerattacken	43,3%
von 277 Epilepsien ohne Dämmerattacken	11,2%
von 1967 Fällen ohne Epilepsie	7,0%

[1] Daß die Häufigkeit temporaler Herde bei allen von neurochirurgischer Seite aus erscheinenden Arbeiten höher ist, erklärt sich durch deren Ausleseverfahren.

Dies beweist die signifikant höhere Beteiligung des Temporallappens bei psychomotorischer Epilepsie. Einen weiteren Hinweis auf die Bedeutung der Temporallappenschädigung geben auch unsere 5 Fälle, bei denen nur Dämmerattacken und keine generalisierten tonisch-klonischen Anfälle aufgetreten waren. Es handelt sich um 3 multiforme Glioblastome, eine gedeckte Hirnverletzung und eine lokal akzentuierte atypische Encephalitis. In jedem Fall lag die Schädigung im Temporallappen.

Wir haben in der obigen Aufstellung die Veränderungen in der Hippocampusregion, die wir als Krampfschäden ansprechen, nicht berücksichtigt. Die Werte würden sich sonst von 43,3% auf 83,5% erhöhen. (Der Unterschied beweist, daß die jeweilige Einstellung des Autors zu recht verschiedenen Häufigkeitsbeurteilungen führen kann). Wenn wir hier die Krampfschäden zunächst nicht einbezogen haben, so müssen wir doch zugestehen, daß vor allem die Ammonshornschädigung wahrscheinlich nicht ohne Einfluß auf das Erscheinungsbild einer Epilepsie ist. Von der psychomotorischen Epilepsie besaßen 50%, von der Grand mal-Epilepsie 39,6% Ammonshornschädigungen, während diese sich unter 1881 anfallsfreien Fällen nur in 9,4% fanden. Nun erfassen wir mit unserer gegenwärtigen morphologischen Methodik sicher nicht alle krankhaften Nervenzellzustände, die zum Teil mit neurophysiologischen Methoden aufgedeckt werden können. Man muß also damit rechnen, daß Ammonshornschädigungen ein Moment darstellen, das das Auftreten von Dämmerzuständen begünstigt, wenn es auch keineswegs deren einzige Voraussetzung ist.

Unter *38 Fällen mit Temporallappenherden*, aber *ohne psychomotorische Epilepsie* befinden sich nämlich zum Beispiel 19 mit Ammonshornschädigungen. Selbst diese Kombination zweier pararhinaler Gewebsschäden genügte hier also nicht, eine psychomotorische Epilepsie hervorzurufen. Auffallend ist dagegen auch bei uns der Anstieg in der Häufigkeit der Ammonshornschädigungen bei den Patienten mit protrahierten Dämmerzuständen (meist alten, asylierten Epileptikern) —, entsprechend den Erfahrungen von Sano u. Malamud sowie Belinson.

Bemerkenswert ist schließlich auch, daß sich unter den 71 Patienten mit Dämmerattacken und Dämmerzuständen (30 + 41) 22mal eine schwere *Demenz* und 28mal (39,5%) eine ausgeprägte epileptische *Wesensänderung* fanden. Da sich unter unserem gesamten Grand mal-Material von 362 Fällen nur bei 57 (davon 28 mit Ammonshornschädigungen) eine Wesensänderung vermerkt fand (= 15,8%), erscheint sie bei der psychomotorischen Epilepsie besonders häufig und wahrscheinlich nicht ohne Beziehung zur Herdlokalisation (s. auch Gibbs). Bei 10 Fällen der psychomotorischen Epilepsie waren ausdrücklich *Merkfähigkeitsstörungen* erwähnt (wie bei Meyer-Mickeleit). Drei dieser Fälle besaßen beiderseits erhebliche Ammonshornausfälle, jedoch keine totalen wie bei Grünthal.

Bei Betrachtung der Symptomatologie der Dämmerattacken fällt auf, daß von den 30 Fällen 11 über Angstgefühle, 2 über Beglückungsgefühle im Anfall, weitere 6 über depressive Verstimmungen klagten —, daß *Störungen der Gefühlssphäre* also bei der psychomotorischen Epilepsie eine beträchtliche Rolle spielen. Die Verteilung der Herde entspricht bei diesen Fällen im Durchschnitt denen der übrigen Fälle psychomotorischer Epilepsie. Williams hat sich mit diesen emotionellen Störungen sehr eingehend auseinandergesetzt. Hill (1945) konnte zeigen, daß während der Verstimmungen das EEG pathologisch verändert sein kann.

Optische Trugwahrnehmungen erlebten die Fälle, ohne daß ein Überwiegen occipitaler Herde nachgewiesen werden konnte; akustische Wahrnehmungen machten 4, Geruchswahrnehmungen 1 Patient mit einem Astrocytom der Inselrinde, der Hippocampusformation und der 1. Temporalwindung. Orale Symptome wie Schmatzen, Schlucken oder Speicheln zeigten sich bei 12 der 30 Fälle (was gegen die Verallgemeinerung der Dämmerattacken als Oral-Petit mal nach HALLEN spricht).

Im Hinblick auf die Thesen von PENFIELD ist noch zu erwähnen, daß nur bei einem unserer 30 Fälle psychomotorischer Epilepsie eine Geburtsschädigung vorlag. Bei 2 weiteren Fällen mit Temporallappentumoren bestanden deutliche Hernienbildungen am Tentoriumrand.

6. Jackson-Anfälle

Wir zählten hierzu nur diejenigen Fälle, die ausschließlich motorische Herdanfälle ohne Bewußtseinsverlust erlitten und — soweit dies den Krankengeschichten zu entnehmen war — keinen großen generalisierten Anfall durchgemacht hatten. Diese Einschränkung erschien uns notwendig, denn bei gleichzeitigem Vorhandensein großer Anfälle liegt die Gefahr zu nahe, daß deren Folgen die eventuellen Folgen der Jackson-Anfälle überdecken. In allen 37 Fällen, die diese Voraussetzungen erfüllten, handelt es sich — wie zu erwarten — um symptomatische Epilepsien. Nur bei 2 der 37 Fälle könnte auf Grund des morphologischen Befundes daran gedacht werden, daß Krämpfe die Ursache der Schädigungen bilden: Es handelt sich erstens um einen zwölfjährigen Knaben mit einem Little-Syndrom. Bei der Geburt war das Kind wegen einer doppelten Nabelschnurumschlingung asphyktisch. Es erlitt seltene Herdanfälle. Bei der Hirnsektion fanden sich neben ausgedehnten Heterotopien Lichtungen des Nervenzellbestandes im Pallidum und in der Kleinhirnrinde. Wahrscheinlich sind diese älteren Zellausfälle auf die Geburtsasphyxie und nicht auf die vereinzelten Jackson-Anfälle zu beziehen.

Ähnliche Bedenken müssen auch bei dem zweiten Fall erhoben werden, der mehrfache Hypoglykämien durchmachte, von denen man weiß, daß sie zu unspezifischen Nervenzellschädigungen führen, die — da ihnen im Prinzip eine histotoxische Hypoxydose zugrunde liegt (BODECHTEL u. ERBSLÖH) — dem Muster der Krampfschäden entsprechen. Auch in diesem Falle sind die disseminierten Nervenzellschädigungen im Thalamus, in der Groß- und Kleinhirnrinde mit größerer Wahrscheinlichkeit den Hypoglykämien als den Jackson-Anfällen zuzuschreiben.

Unter unseren Jackson-Anfällen fanden sich folgende Diagnosen:

Encephalitis	2
Meningitis	6
Tumoren	18
Hirnabsceß	1
Hirntrauma (mit Mißbildung)	1
Hypoglykämie	1
Geburtsasphyxie	1
Aneurysma	3
Mediaverschluß	4

Abgesehen von den beiden obengenannten fraglichen Fällen besaß keiner der übrigen Hirnveränderungen, die auf das Vorliegen von Krampfschäden verdächtig waren. Unsere allerdings nicht sehr zahlreichen Fälle sprechen also dafür, daß einfache Jackson-Anfälle nicht zu Krampfschäden führen, sondern daß sich die morphologischen Veränderungen auf die Anfallsursache im geschädigten Rindengebiet beschränken (s. auch unter Kapitel 8). Gegen eine cerebrale Allgemeinschädigung spricht hierbei ja schon der klinische Eindruck mit der fehlenden Bewußtseinstrübung. Erst wenn der Jackson-Anfall sich — wie so oft — generalisiert, wird man im gleichen Maß wie bei normaler Grand mal-Epilepsie auch mit dem Auftreten von Krampfschäden rechnen müssen.

7. Blitz-, Nick- und Salaam-Krämpfe

Ebenso wie die Dämmerattacken der psychomotorischen Epilepsie sind die Blitz-, Nick- und Salaam-Krämpfe des Kindesalters eine Anfallsform, die meist mit großen generalisierten Anfällen kombiniert ist. Sie unterscheidet sich von ihnen durch den anderen motorischen Anfallsablauf. Die Kinder nicken — ausgeprägter als bei dem leichten Nicken während des einfachen Petit mal — durch plötzlichen Tonusverlust mit dem Kopf, selten auch mit dem ganzen Körper vorwärts (akinetic seizure, Lennox). Außerdem kann es zu einer tonischen Beugung der Arme, oft auch der Oberschenkel kommen, so daß mitunter das Bild des Salaamgrußes entsteht. Pache verglich diesen Krampf nach seiner Erscheinung mit dem Umklammerungsreflex der Säuglinge. D. Janz spricht anschaulich von einem igelförmigen Zusammenrollen des Körpers nach vorne mit in die Schulter eingezogenem Kopf (Emprosthotonus). Die Anfälle setzen ganz unvermittelt ein, oft nach dem Schlafen. Die Prognose dieses Leidens ist nicht gut; die Kinder werden rasch dement. Nach Janz u. Matthes ist es aber nicht die Anfallsform als solche, sondern die Anfallsfrequenz, die den deletären Effekt bewirkt —, eine Anschauung, die sich mit unserer deckt. Außer dem Salaam-Anfall erfolgen häufig blitzartige Zuckungen durch den Körper (Blitzkrampf Moro 1925), deren Bewegungseffekt ebenfalls in einer Beugung im Sinne des Taschenmesserzuklappens liegt (daher jack knife convulsions). Im Gegensatz zu dem zur späteren Kindheit gehörenden Impulsiv-Petit mal treten diese Zuckungen nach Janz nicht in Schauern auf.

Diese Anfallsformen sind bekannt seit den Beschreibungen, die West, Clarke 1841, Newnham 1849, Herpin 1867, später Asal u. Moro 1924 gaben. In der anglo-amerikanischen Literatur werden für die Blitz-, Nick- und Salaam-Krämpfe, wie Zellweger sie nennt, die Bezeichnungen akinetic seizures, infantile myoclonic seizures[1], lightening major convulsions, mass myoclonic jerks oder infantile spasm verwendet, während D. Janz u. Matthes nach Abrahamson (1922) den Ausdruck Propulsiv-Petit mal schufen, um das Zusammenfallen nach vorne zu betonen.

Die Abgrenzung gegenüber dem Grand mal ist nicht nur durch den klinisch anderen Ablauf, sondern oft auch durch das eigenartige EEG möglich. Gibbs

[1] Baird u. Borofsky (1957) beschrieben diese Form sehr eingehend und setzten sie mit den Blitzkrämpfen von Asal u. Moro und den Beschreibungen von Herpin in eine Linie. Es ergeben sich hierbei leicht terminologische Fehlschlüsse, da das, was Lennox als Myoclonic Petit mal beschreibt, kein B.N.S.-Krampf ist, sondern dem Impulsiv Petit mal von Janz entspricht. Symonds (1955) definiert die myoclonic attacks und die akinetic attacks nochmals anders.

bezeichnet den EEG-Typ, den LENNOX u. DAVIS erstmals beschrieben, als Hypsarrhythmie (von ὕψις, die Höhe, ὑψηλός, hoch), GASTAUT als Dysrhythmie majeure. Es handelt sich hierbei um eine für das Alter von 1 bis 2 Jahren charakteristische krankhafte EEG-Veränderung mit Auftreten diffuser gemischter Krampfpotentiale (HESS u. NEUHAUS), die aus einem unregelmäßigen Gemisch hoher langsamer Wellen um 1,5 bis 2,5/sec bestehen, in die scharfe spikes and wave eingestreut sind. Die Veränderungen treten bevorzugt occipital auf, was nach GIBBS eine Eigenart des Kleinkindesalters ist. Bei HESS u. NEUHAUS handelte es sich in der Hälfte der Fälle um Herdbefunde. Bei etwas älteren Kindern kommen neben den gemischten Krampfpotentialen auch langsame spike- and wave-Komplexe einer Frequenz von 1,5 bis 2,5/sec oder Perioden von 3/sec δ-Wellen ohne spikes vor. Die Hypsarrhythmie kann auch im Schlaf anhalten. Klinisch handelt es sich bei den Kindern mit B.N.S.-Krämpfen häufig um Little-Syndrome oder Schwachsinnige (BAIRD u. BOROFSKY). Unter den Epilepsieformen kommen die B.N.S.-Krämpfe nach GIBBS in 20%, nach BAMBERGER u. MATTHES in 15%, nach HESS u. NEUHAUS in 12% vor, wobei die beiden letzten Werte sich auf kindliches Krankengut beziehen. Therapeutisch wirken nach DUMERMUTH (1949) ACTH und Hydrocortison als intermittierende Medikation in Verbindung mit einem Antiepilepticum günstig.

Pathologisch-anatomische Publikationen, die sich speziell den B.N.S.-Krämpfen widmen, sind sehr selten. In einer Reihe von Arbeiten über Little-Syndrome oder frühkindliche Hirnschädigungen finden sich aber entsprechende Hinweise, so z. B. bei VEITH (1959). BAMBERGER u. MATTHES zitieren 2 makroskopische Obduktionsbefunde von FINKELSTEIN (1938) und bringen einen Befund von DIEZEL. HIRT erwähnt — ohne Sektionsbefunde —, daß in 65% der Fälle organische Hirnschädigungen vorliegen —, was den EEG-Befunden entspricht. Nach LEDERER und ZELLWEGER ist häufig das Pallidum befallen, weswegen ZELLWEGER geradezu von einer Pallidumepilepsie spricht. Diese Ansicht stützt sich jedoch nicht auf Sektionsbefunde. Es werden vielmehr die Anfälle in rein hypothetischer Weise mit den Massenbewegungen des Säuglings verglichen, bei dem nur die Pallidumbahnen markreif sind. Möglicherweise verbirgt sich hinter dieser Annahme die Erfahrung, daß bei diesen frühkindlichen Hirnschädigungen häufig ein Status marmoratus vorliegt. Für die Richtigkeit der Annahme, eine Pallidumschädigung für wesentlich zu halten, spricht allerdings der Erfolg stereotaktischer Operationen. Eine Pallidoamygdalektomie führte bei Salaamkrämpfen mehrfach zu guter Besserung der Zustandsbilder (SPIEGEL, WYCIS u. BAIRD 1958, VIZIOLI 1959).

Nur 7 unserer Fälle hatten unter Blitz-, Nick- und Salaamkrämpfen zu leiden, alle außerdem auch unter typischen generalisierten Anfällen. In 6 der 7 Fälle setzten die Anfälle im 1. oder 2. Lebensjahr ein. Bei einem Kind mit einer Gliaknötchenencephalitis, das nach halbjähriger Krankheit verstarb und bei dem die BNS-Krämpfe als Durchgangsstadium aufgetreten waren, begannen sie im 9. Lebensjahr. Das älteste Kind starb mit 14 Jahren, die übrigen durchschnittlich um das 7. bis 8. Lebensjahr. Alle waren erheblich dement bzw. idiotisch.

Pathologisch-anatomisch fand sich einmal eine Megalencephalie. Ein Fall mußte unter die sogenannten „befundlosen Idiotien" gerechnet werden. Vier Fälle zeigten ausgedehnte Kreislaufschäden bis zum Grade von Hemisphärenatrophien (Abb. 22). Bei ihnen seien die morphologischen Befunde kurz geschildert:

1. Fall 87/44. $2^3/_4$ Jahre alt. Normale Geburt. In den ersten 5 Monaten normal entwickelt. Mit 8 Monaten plötzliches Einsetzen epileptischer Anfälle. In der Universitäts-Kinderklinik wurde die Diagnose einer Encephalitis gestellt. Die cerebralen Erscheinungen waren von Fieber, schweren Durchfällen und toxischen Erscheinungen begleitet. Auffallende Schläfrigkeit. Serienweise Blitzkrämpfe. Zunehmende Demenz. Tetraspastik. Athetoide Handstellung. Verlust der Steh-, Sitz- und Gehfähigkeit. Neben typischen generalisierten Krämpfen auch Anfälle, in denen das Kind plötzlich zusammenzuckt und die Augen nach oben verdreht.

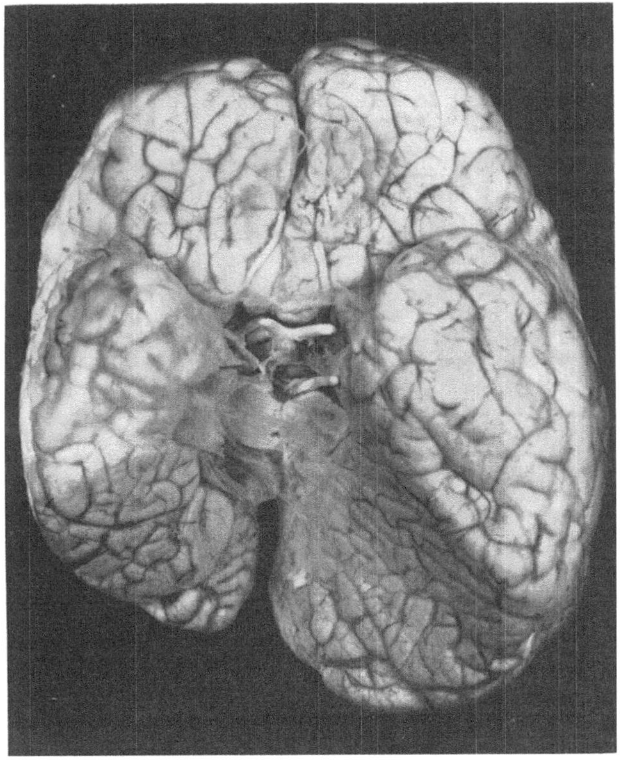

Abb. 22. Atrophie des rechten Occipitallappen bei einem Idioten mit Blitzkrämpfen seit dem ersten Lebensjahr (F.A.-Nr. 407/35)

Hirnsektion: 650 g schweres Gehirn. Allgemein verschmälerte und verhärtete Windungen am Großhirn, besonders ausgeprägt in Form von Ulegyrien an beiden Zentralregionen und an den Occipitalpolen. Die narbigen Veränderungen folgen zum Teil den Grenzgebieten der großen Hirnarterien. Auf den Frontalschnitten erkennt man eine hochgradige Erweiterung der drei vorderen Ventrikel. Der Balken ist stark verdünnt. Im Striatum besteht ein Status marmoratus. Am Kleinhirn zentrale Läppchenatrophie. Pyramidenbahnen beiderseits sehr schmächtig.

Histologisch: Ausgedehnte elektive Parenchymnekrosen, vor allem occipital. In den Windungstälern auch ausgedehntere Nekrosen. Typische alte Kreislaufschäden in den zentral gelegenen Abschnitten der Kleinhirnbäumchen. Status marmoratus.

2. Fall 112/42. 12 Jahre alt. Vater Epileptiker. Normale Geburt. Lernte nicht sprechen und gehen. Mit 1 Jahr Rachitis. Mit 2 Jahren Beginn der Anfälle, teils als große generalisierte Anfälle, teils als Absencen. Mit 3 Jahren Entwicklung eines grobschlägigen Tremors an Kopf und Extremitäten. Während des Klinikaufenthaltes mehrfach Anfälle beobachtet, bei denen das Kind aus dem Spielen heraus plötzlich starr vor sich hinblickt, dann blitzartig nach vorne zusammenfällt. Hebt man es wieder auf, so ist es sofort wieder bei sich, spricht weiter. Am Tage können bis zu sechs derartige Anfälle auftreten. Spastisch-ataktischer Gang. Idiotie.

Hirnsektion: 1285 g schweres Gehirn. Auf den Schnitten durch das Großhirn kein krankhafter Befund. Dagegen hochgradig verkleinertes Kleinhirn. Auf den Sagittalschnitten Atrophie sämtlicher Kleinhirnläppchen. Auffallend blasse untere Oliven.

Histologisch: Weite Strecken der Kleinhirnrinde zeigen eine totale Atrophie mit völligem Schwund der Purkinjezellen und der Verschmälerung der Körnerschicht. Nur die Golgizellen sind auffallend gut erhalten. Die Bergmannschen Zellen sind gewuchert. Keine Zellausfälle an den Oliven und Brückenfußkernen. Die Nervenzellen sind hier aber auffallend klein. Auf dem Holzerbild dichte Fasergliose im Bereich der Kleinhirnrinde und im Dentatumvließ. Hier auch Lichtung der Markscheiden.

Diagnose: Genuine (?) Kleinhirnatrophie.

Während es sich beim erstgenannten Fall zweifellos um Kreislaufschäden handelte, wie wir sie auch bei den Krampfschäden kennengelernt haben, ist die Genese der Kleinhirnveränderungen im 2. Fall nicht so eindeutig bestimmbar. Der gleiche Schädigungstyp kann bei heredogenerativen Kleinhirnerkrankungen vorkommen, ebenso aber bei Hypoxydoseschädigungen, wogegen allerdings hier das Fehlen entsprechender Veränderungen im Großhirn spricht. Die beiden nächsten Fälle zeigen wiederum typische Kreislaufschäden.

3. Fall 216/41. Besaß Salaamkrämpfe. Das Kind war idiotisch. An dem 1145 g schweren Gehirn des neunjährigen Kindes bestanden im Bereich beider Occipitalpole starke Schrumpfungen der Windungsoberflächen. Frontalschnitte zeigten eine entsprechende Verschmälerung der Rinde mit starker Verhärtung des Gewebes.

Histologisch waren die Nervenzellen auf weite Strecken der Occipitallappen völlig ausgelöscht und durch ein teils gliöses, teils bindegewebiges Narbengewebe ersetzt. Die Narben besaßen zum Teil pseudolaminären Charakter oder waren völlig regellos angeordnet. Hier und dort war es zu Cystenbildungen innerhalb der Rinde und an der Rindenmarkgrenze gekommen. In der Zentralrinde und am Ammonshorn zeigten die Nervenzellen zum Teil das Bild der akuten Zellschwellung.

Bei diesem Fall vermerkte die Anamnese eine Geburtsschädigung. Genauere Angaben über diese waren aber nicht zu erhalten.

4. Fall 228/40; wurde nur ein Jahr alt. Es bestanden Blitzkrämpfe. Das 650 g schwere, formolfixierte Gehirn zeigte eine erhebliche Verschmälerung fast aller Großhirnwindungen vor allem parietal und temporal. Frontalschnitte zeigten, daß die ulegyrischen Rindenveränderungen vor allem in den Windungstälern akzentuiert sind und daß das parietale und occipitale Marklager abgeblaßt und verhärtet ist. In den occipitalen Windungsanteilen befanden sich cystische Bezirke.

Histologisch. Ausgedehnte Nervenzellausfälle, vor allem in den Occipitallappen, wo auch cystische Rindenveränderungen nachweisbar waren. Starke Gliavermehrung, auch im Marklager, das einen dichten Faserfilz zeigt. An einigen Stellen Verkalkung der Nervenzellen und Kalkkonkremente in der Nähe der Cysten. Starke Gliavermehrung auch im Thalamus. Läppchenatrophie an einer Kleinhirnhemisphäre. Disseminierter Ausfall von Purkinjezellen. Gliazellvermehrung im Nucleus dentatus.

Blitz-, Nick- und Salaam-Krämpfe sind also, gemessen an unserem gesamten Material, ziemlich selten. Treten sie auf, so kann man im allgemeinen mit dem Vorliegen ausgedehnter Hirnveränderungen im Sinne von Ulegyrien rechnen, doch kommen — wie ein Vergleich mit der Gruppe der lobären Sklerosen zeigt — auch bei diesen in kaum einem Zehntel der Fälle derartige Krampfformen auf. Die letzte Ursache für diese Anfallsformen ist noch nicht geklärt. Auf Grund der vorliegenden morphologischen Befunde ist es jedenfalls nicht ausreichend begründet, wenn man — wie Zellweger — von den Blitz-, Nick- und Salaam-Krämpfen als von einer Pallidumepilepsie spricht.

8. Über die Fälle mit pathologisch-anatomisch nachweisbaren Ursachen der generalisierten Anfälle (die symptomatischen Epilepsien)

a) Die symptomatischen Epilepsien

Von einer symptomatischen Epilepsie spricht der Kliniker dann, wenn die Anamnese und der neurologisch-psychiatrische Untersuchungsbefund es wahrscheinlich machen, daß ein Anfallsleiden auf eine Hirngewebsschädigung zurückzuführen ist, deren pathologisch-anatomischer Nachweis erwartet werden kann. Nicht in allen Fällen klinisch offensichtlich symptomatischer Epilepsien gelingt dieser Nachweis. Andererseits ist es keineswegs so, daß eine morphologisch nachweisbare Veränderung beweist, daß es sich um eine symptomatische Epilepsie handelte. Wir haben ausführlich darauf hingewiesen, daß Gewebsschäden einer bestimmten Qualität und eines charakteristischen Verteilungsmusters als Folgen der Anfälle angesprochen werden müssen, also auch bei kryptogener Epilepsie vorhanden sein können. Die Beurteilung einzelner derartiger Befunde schwankt von Schule zu Schule, worauf wir bei der Behandlung der psychomotorischen Epilepsie hinwiesen. Treffen wir nun auf Gewebsschäden, die offensichtlich keine Krampffolge darstellen — wie z. B. ein kleines Angiom —, so sind wir geneigt, sie als Ursache der Epilepsie anzusprechen. Daß gleichartige Veränderungen bei anderen Patienten nicht zu Anfällen führen, weist darauf hin, daß die Narbe, der Tumor oder sonstige Läsionen als solche wahrscheinlich nicht anfallsbildend sind, daß vielmehr eine individuelle Krampfbereitschaft hinzutreten muß, die offenbar konstitutionell verankert ist. Das Verhältnis zwischen konstitutioneller Anfallsbereitschaft und Schweregrad der Hirnschädigung wechselt sehr. Es verwundert nicht, daß sich immer wieder Stimmen erheben, die für eine Aufhebung der Trennung zwischen symptomatischer und genuiner Epilepsie (als der Kerngruppe der kryptogenen Epilepsie) plädieren. Dazu gehören REDLICH, LEWY, BUMKE, in neuerer Zeit PENFIELD, NIELSEN, BÄRTSCHI-ROSCHAIX, MARCHAND und AJURIA-GUERRA. Von JANZ wurde sogar die Bildung einer eigenen Gruppe diskutiert, die im Sinne der „*provozierten Epilepsie*“ von STAUDER Fälle genuiner Epilepsie umfassen soll, bei denen äußere Einflüsse zur Auslösung einer Epilepsie führten, deren Anfallsrhythmus mit dem Vorherrschen nächtlicher Anfälle dem der genuinen Epilepsie entspricht. Der hohe Prozentsatz familiärer Epilepsiebelastung auch bei der symptomatischen Epilepsie — wir werden darauf noch zu sprechen kommen — stützt derartige Auffassungen. Er erklärt auch, warum es dem Morphologen nicht gelingen kann, pathologisch-anatomische Kriterien für die iktogene Eigenschaft eines Herdes zu gewinnen. PENFIELD spricht lapidar aus: „Der Pathologe kann der Narbe nicht ansehen, daß sie iktogen ist“. Er fährt fort: „Die epileptogene Schädigung muß definiert werden als ein verletztes Gebiet grauer Substanz, in welchem spontane Entladungen entstehen.“ PENFIELD weist damit auf die für seine Schule so charakteristische und fruchtbare Vereinigung morphologischer und neurophysiologischer Betrachtung, aus der heraus in den letzten Jahren doch einige neue Vorstellungen über das

b) Wesen des epileptogenen Focus

entstehen konnten:

Eine wesentliche Erkenntnis war, daß der elektrophysiologisch aktive Krampfherd keineswegs mit dem pathologisch-anatomisch nachweisbaren Herd übereinzustimmen braucht. Das Zentrum einer Narbe oder eines Tumors ist sogar meistens elektrisch inaktiv. Als epileptogen sieht PENFIELD dagegen die durch Nervenzellausfall und Fasergliose sklerotisch gewordenen Windungsabschnitte an, wie sie z. B. auch in naher Umgebung von Narben und Tumoren vorkommen können. Reizversuche lassen darauf schließen, daß noch in weiterer Umgebung der Narbe der Ausbreitung abnormer Erregungen ein verminderter Widerstand entgegengesetzt wird, da der charakteristische Herdanfall oder eine typische Aura durch Reizung auch von der weiteren Umgebung ausgelöst werden können. Diese mehr oder weniger breite Randzone des eigentlichen Herdes ist es wahrscheinlich, die epileptogen ist. Man weiß, daß bestimmte Hirnregionen bei Schädigung besonders leicht zu Anfällen führen, so die zentro-parietale und die temporale Rinde (BAUMM 1930, CREDNER 1930, RUSSELL u. WHITTY 1952 sowie DODGE 1958). Man weiß ferner, daß bestimmte Tumorarten eine besondere Neigung zur Entwicklung einer symptomatischen Epilepsie besitzen, so die Oligodendrogliome. Bei dieser Gliomart ist das Parenchym im allgemeinen noch recht gut erhalten; Nervenzellen finden sich noch inmitten der Geschwulstzellen. Möglicherweise spielt dies eine Rolle für die besondere Krampfbereitschaft dieser Geschwulstart (PEIFFER 1953). Bei den traumatischen Epilepsien kommt offenbar der Verlötung von gliösem und mesodermalem Gewebe, wie sie bei Hirn-Dura-Narben vorliegt, eine besondere Bedeutung zu. Derartige Narben, wie sie schon MORGAGNI 1767 beschrieb, führen zur Fixierung des Gehirns. Gerade beim Trauma treffen wohl mehrere Faktoren zusammen, um eine derartige Narbe zur epileptogenen Ausreifung zu bringen: Teile des Hirngewebes sind durch unmittelbare Gewebszerstörung nekrotisiert. Die erweichten Massen werden abgebaut, das Gewebe sinkt ein. Das umgebende Ödem bildete einen Reiz für die Verdichtung der Gliafaser. In der Narbe zwischen Meningen und Hirngewebe verflechten sich Bindegewebs- und Gliafasern, um langsam zu schrumpfen und das umgebende weiche Hirngewebe an sich zu ziehen, wodurch es z. B. zu den röntgenologisch nachweisbaren Ventrikelausziehungen kommen kann. HOLGER u. PENFIELD (1923) haben diese Vorgänge eingehend untersucht. Sie gaben der langsamen Narbenschrumpfung im Sinne einer *Ausreifung des Herdes* ein besonderes Gewicht. Da auch Gefäße in die gemischt gliös-mesodermale Narbe einbezogen sind, erscheint es plausibel, daß die Druckschwankungen, denen das Gehirn schon beim normalen Pulsschlag ausgesetzt ist, an den Narbenfixierpunkten zu einer mechanischen Irritation der Gefäße führen. Selbst M. SCHNEIDER gibt zu, daß derartige mechanische Reizungen der Gefäßwand in der Lage sind, Gefäßconstrictionen auszulösen, die zu passageren Versorgungsstörungen führen können. Auf diesem Wege ließe sich eine wechselnde Krampfbereitschaft in dem Gebiet erklären, dessen Nervenzellbestand ohnehin gelichtet und geschädigt ist.

PETERS konnte außerdem nachweisen, daß derartige Narben noch nach 6 Jahren keineswegs „tot" sind, sondern daß die Ansammlung frischer Fettkörnchenzellen in der Umgebung der Nekroseherde darauf deutet, daß hier noch ständige Umbauvorgänge vorhanden sind, die wahrscheinlich mit den häufig anzutreffenden anhaltenden entzündlichen Veränderungen zusammenhängen. Es können aber zweifellos auch „ruhende" Narben, an denen keine entzündlichen Infiltrate nachweisbar sind, zu epileptogenen Herden werden.

Die gestörte Durchblutung und mangelhafte O_2-Versorgung, auf die man in der unmittelbaren Umgebung der Hirn-Dura-Narben auch wegen der dort häufigen Zellverkalkungen schließen kann (ALEXANDER u. WOODHALL 1943), läßt sich bei fermenthistochemischen Untersuchungen nicht ohne weiteres bestätigen. POPE fand im Cytochrom-Cytochromoxydase-System und im p_H der Gewebsflüssigkeit keinen Unterschied zwischen Narbenherden und normalem Gewebe. Gewisse Unterschiede bestehen aber im Cholinesterasegehalt. TOWER sah außerdem in operativ excidierten epileptogenen Herden eine Unfähigkeit, gebundenes, inaktives Acetylcholin zur aktiven Form zu resynthetisieren, während das freie Acetylcholin normal resynthetisiert werden konnte. Zugaben von l-Asparagin und l-Glutamin oder Adenosinphosphat konnten — wie schon eingangs erwähnt — diese Funktionsstörung der Cholinacetylase beheben. Ob das, was der Biochemiker hier an Hirnnarben feststellte, auch für die Umgebung von Angiomen, für Tumoren oder für obliterierende Gefäßprozesse gilt, wird noch durch weitere Untersuchungen zu klären sein. Es bleibt auch fraglich, ob es genügt, sich auf die Betrachtung der lokalen Hirnveränderungen zu beschränken, oder ob man nicht bei corticalen Narben mit einer ständigen Irritation zentraler Ganglien rechnen muß, die Einfluß auf die Entstehung des Krampfes nehmen können. Bei raumbeschränkenden Prozessen kommt außerdem den Massenverschiebungen und den Druckschäden im Bereich des Tentoriums in manchen Fällen wahrscheinlich größere Bedeutung zu als der Schädigung im ursprünglichen Gebiet des Tumorwachstums.

Wir sehen uns jedenfalls einer ganzen Reihe von Faktoren gegenüber, die nur zum kleinsten Teil mit morphologischen Mitteln erfaßt werden können. Wenn der Morphologe also auch wenig zu der Frage beitragen kann, warum eine Hirnschädigung zu einer Epilepsie führt, so kann er doch im allgemeinen den Herd symptomatischer Epilepsie bestimmen. Differenzen können nur im Rahmen der Temporallappenepilepsie darüber entstehen, was als Krampfursache, was als Krampffolge anzusprechen ist. Wir haben unsere Entscheidung im Sinne unserer früheren Ausführungen gefällt. Sowohl was die Tumoren (BORMAN u. SCHIEFER 1951) als auch die Traumata (RUSSEL u. WHITTY 1952) oder die vasculären Schäden (RICHARDSON u. DODGE 1954) betrifft, sind sich die Autoren darüber einig, daß es nicht auf die histologische Eigentümlichkeit, sondern in erster Linie auf den Sitz des jeweiligen Herdes ankommt, ob eine Epilepsie entsteht. Wir haben daher auch darauf verzichtet, in der folgenden Darstellung auf histologische Einzelheiten einzugehen.

Wir teilen unsere 362 Fälle mit großen generalisierten Anfällen auf in:

1. 298 (82,5%) pathologisch-anatomisch symptomatische Epilepsien.

2. 54 (14,8%) pathologisch-anatomisch kryptogene Epilepsien, außerdem — eigens behandelt — 10 (2,7%) „befundlose“ Idiotien mit Anfällen, bei denen die pathologische Untersuchung keine Gewebsschädigungen aufdecken konnte, die das Auftreten der Anfälle, vor allem aber auch die meist seit früher Kindheit währende Idiotie erklären könnten.

Die Zahl symptomatischer Epilepsien liegt mit 82,5% etwas höher als die Werte von SCHRECK (78%), BRIDGE (70%), FOERSTER (75%) oder BAMBERGER u. MATTHES (77,5%). Dementsprechend sind die kryptogenen Epilepsien mit 14,8% wesentlich seltener als bei ALZHEIMER (70%), LENNOX (44%) oder ARNOLD (24,1%) bei Männern, 35,9% bei Frauen). Dies mag mit der Zusammensetzung unseres Materials zusammenhängen, das viele Kinderfälle mit symptomatischen Krampfleiden enthält. Zweifellos ist die wesentliche Ursache für die Differenzen aber die Tatsache, daß es sich bei uns um Sektionsmaterial handelt, bei dem sich viele Fälle als symptomatisch erwiesen, die auf Grund der klinischen Untersuchung kryptogen zu sein schienen. Auch nach den klinischen Diagnosen hätte in unserem Material aber ein Verhältnis von 74,8% symptomatischen zu 25,2% kryptogenen Epilepsien bestanden (10,1% wurden als genuine Epilepsien diagnostiziert).

c) Manifestationsalter

Bevor wir auf die einzelnen Ursachen der Anfälle bei den beiden Gruppen eingehen, soll durch eine Übersicht gezeigt werden, daß das *Manifestationsalter bei symptomatischen Epilepsien* einen deutlich *anderen Gipfel* aufweist, *als bei der kryptogenen Form* (bei 28 Fällen ließ sich das Manifestationsalter nicht ausreichend klären):

Anfallsbeginn	280 symptomatisch	50 kryptogen	9 befundlose Idiotien
0— 3	101 (35,7%)	1 (2%)	6 (66,7%)
4—12	46 (16,3%)	17 (34%)	2 (22,2%)
13—18	19 (6,7%)	17 (34%)	—
19—35	46 (17,3%)	13 (26%)	—
über 36	68 (24,0%)	2 (4%)	1 (11,1%)

Die prozentuale Verteilung des Manifestationsalters zeigt bei den symptomatischen Epilepsien eine Häufung im frühkindlichen Alter, ein Abfallen in der Pubertätszeit und einen langsamen Wiederanstieg mit fortschreitendem Lebensalter. Bei der kryptogenen Epilepsie liegt der Gipfel eindeutig im späten Kindesalter und in der Pubertätsperiode.

Das so verschiedenartige biologische Verhalten bei der symptomatischen und der kryptogenen Gruppe, das sich in den verschiedenen Gipfeln des Manifestationsalters ausdrückt, deutet darauf hin, daß der pathologisch-anatomisch kryptogenen Gruppe tatsächlich eine Sonderstellung zukommt. Dieses andersartige Verhalten der kryptogenen Fälle, bei denen wir nur Befunde erheben konnten, die wir als Krampfschäden auffassen zu müssen glauben, spricht gegen die Richtigkeit der Tendenzen, die kryptogene Gruppe immer stärker einzuengen und das Bestehen einer genuinen Epilepsie anzuzweifeln.

d) Ursachen

Wir unterteilen die 298 Fälle symptomatischer Epilepsien nach den *Ursachen der Anfälle* in folgende später näher erläuterte Gruppen:

α) Fetale Schäden und Mißbildungen . . . . 23 Fälle (7,7%)
β) Geburtsschäden . . . . 26 Fälle (8,7%)
γ) Infektionen und Schrankenstörungen . . . . 103 Fälle (34,5%)
δ) Trauma (ohne Geburtstrauma) . . . . 20 Fälle (6,7%)
ε) Tumoren . . . . 40 Fälle (13,4%)
ζ) Vasculäre Schäden (Arteriosklerose u. ä.) . . . . . 28 Fälle (9,4%)
η) Verschiedenes (Entmarkungskrankheiten, Vergiftung u. ä. 21 Fälle (7,1%)
ϑ) Unklare Fälle . . . . 37 Fälle (12,5%)

Die folgende Tabelle über das Manifestationsalter dieser Gruppen zeigt, daß diese Ursachen sich nicht in gleicher Weise über das ganze Lebensalter verteilen: Verständlicherweise führen die fetalen Schäden, die Mißbildungen und Geburtsschäden schon in früher Kindheit zu Anfällen, während die Tumoren im mittleren Lebensalter dominieren. Die Infektionskrankheiten besitzen ihren Gipfel im Kindes- und Jugendalter, die vasculären Schäden im höheren Lebensalter.

	0—3	4—12	13—18	19—35	über 36	unbekannt
Geburtsschäden	16	6	—	2	—	2
Fetale Schäden und Mißbildungen	13	3	4	3	—	—
Infektionen und Schrankenstörungen	49	15	8	13	17	1
Traumata	—	3	2	6	6	3
Tumoren	—	7	—	16	15	2
Vasculäre Schäden	1	—	1	4	19	2
Verschiedenes	4	1	2	5	9	—
Unklar	18	7	1	4	2	5

Bei der Unterteilung der Fälle nach verschiedenen Ursachengruppen legten wir folgende Maßstäbe an:

α) **Fetale Schäden und Mißbildungen** (23 Fälle): Zu dieser Gruppe zählten wir zunächst die 12 Fälle, bei denen die Sektion Mißbildungen des Gehirns in Form von Heterotopien (ähnlich wie bei KRAMER 1959), Balkenseptumdefekten, Migrationshemmungen, Aquaeduktfehlbildungen mit angeborenem Hydrocephalus internus oder Windungsmißbildungen aufdecken konnte (Abb. 23 u. 24). Bei den letzteren, den Mikrogyrien, kann manchmal die Entscheidung zunächst schwer fallen, ob man eine in ihrer Entwicklung gehemmte und dadurch fehlgebildete Rinde vor sich hat, oder eine durch äußere Einflüsse geschädigte und vernarbte Rinde (Ulegyrie). Bei Betrachtung mit bloßem Auge kann man in der Entscheidung zweifeln, die histologische Untersuchung erlaubt es aber meist, auf Grund der Glia- und Mesodermreaktion eine Ulegyrie von einer Mikrogyrie abzutrennen. Auf die Ursachen dieses Nebeneinanders sind wir früher bei der Untersuchung der lobären Sklerosen eingegangen.

Eine Mischung von Mikro- und Ulegyrien zeigten fünf unserer Fälle. Zwei Fälle mit einer tuberösen Sklerose (Abb. 25) zählten wir zu den Tumoren, davon einen, der mit Heterotopien kombiniert war. Die restlichen Fälle waren Frühgeburten. Zwei davon krampften seit Geburt, obwohl die Geburt normal abgelaufen sein sollte. Pathologisch-anatomisch bestanden u. a. Ulegyrien und ein Status marmoratus. Es ist wahrscheinlich, daß hier die Frucht schon vor der Geburt durch einen hypoxämischen Zustand geschädigt wurde.

β) **Geburtsschäden:** Zu den *Geburtsschäden* zählten wir 26 Fälle. 24mal ergab die Anamnese einen Hinweis auf eine Schädigung beim Geburtsvorgang. Bei den restlichen Fällen setzten die Anfälle kurze Zeit nach der Geburt ein und pathologisch-anatomisch zeigte sich dasselbe Syndrom wie bei den übrigen Fällen, so daß wir es für verantwortbar hielten, die Fälle hier anzugliedern. Im einzelnen handelt es sich sechsmal um Zangengeburten, zwölfmal um Geburtsasphyxien, zum Teil durch sehr lange Geburten, zum Teil durch Nabelschnurumschlingungen. Viermal bestanden intracerebrale Blutungen. Fünf der Fälle litten an choreatisch-athetotischen Bewegungsstörungen, nur einer davon besaß einen Status marmoratus im Striatum. In 21 der Fälle fand sich pathologisch-anatomisch eine schwere Schädigung mit ausgedehnten, bevorzugt occipital lokalisierten Ulegyrien, einmal ein altes subdurales Hämatom und sechsmal nur Veränderungen vom Typ der Krampfschäden.

γ) **Infektiöse Krankheiten:** Zu der Gruppe *infektiöser Krankheiten* fügten wir noch diejenigen Fälle hinzu, die mit einem deutlichen Hirnödem oder Zeichen einer Störung der Blut-Hirn-Schranke einhergehen, wie man sie als Frühstadium z. B. einer postvaccinalen Encephalitis beobachten kann. Die Abb. 26 zeigt als Beispiel einen solchen Fall mit dem klinischen Bild einer Encephalitis am 10. Tag nach der Impfung, der am 2. Krankheitstag, 12 Tage nach der Impfung starb. Er zeigt keine entzündlichen Infiltrate, aber ein ausgedehntes pericapillares Ödem im Striatum. Bei den postvaccinalen und parainfektiösen Encephalitiden spielen derartige Schrankenstörungen im Sinne einer „serösen Entzündung" sicher eine große Rolle in der formalen Pathogenese. Offenbar tritt diese Komponente besonders beim kindlichen Hirngewebe hervor. Die erhöhte Krampfbereitschaft im Kindesalter hängt — wie wir oben ausführten — wahrscheinlich mit dieser stärkeren Tendenz zu Ödemreaktionen zusammen. Vorwiegend im Kindesalter führt eine Meningitis zu Anfällen und besonders hier kann diese Kombination so schwere Folgen mit Ulegyrien bis zu lobären Sklerosen hinterlassen, wie wir es bei deren Diskussion besprochen haben. Auch bei hypoxämischen Zuständen ist die Bereitschaft zur Permeabilitätsstörung höher, was erklärt, warum gleichartige Noxen im Kindesalter zu weit tiefergreifenden Gewebsschädigungen führten. Etwa die Hälfte unserer Patienten erkrankte im Kindesalter.

Nicht alle Fälle gehören dementsprechend im strengen Sinne zu den entzündlichen Krankheiten (z. B. die Verbrennung, die wir bei den lobären Sklerosen erwähnten). Bei anderen sind Schrankenstörungen kombiniert mit Zeichen einer Hypoxämie, so z. B. bei dem Fall von Serumkrankheit nach Diphtherieseruminjektion, bei dem asphyktische Zustände zum Tode führten (s. MERIWETHER, HAGER u. SCHOLZ 1955). Wir fügten diese Fälle aber doch hier ein, weil sie morphologisch am ehesten den Frühstadien entzündlicher Krankheiten ähneln.

Es handelt sich insgesamt um 103 Fälle. Unter dieser Gruppe findet sich der Großteil der terminalen Anfälle, die im strengen Sinne gar nicht zur Epilepsie zu

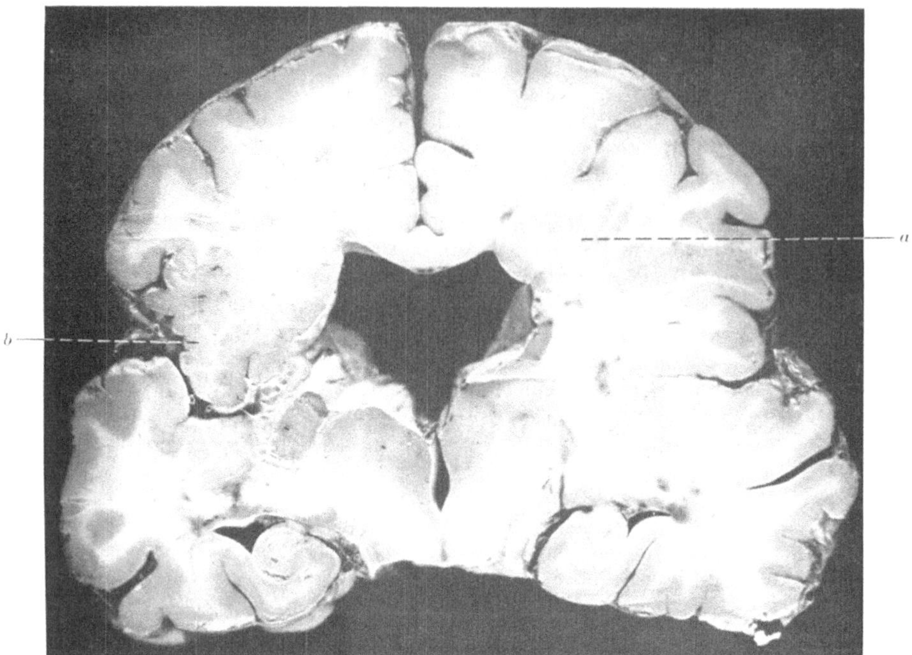

Abb. 23. Ventrikelmißbildung mit Septumdefekt, Heterotopien *a* und Mikrogyrien *b* bei einem idiotischen Epileptiker (F. A.-Nr. 86/53)

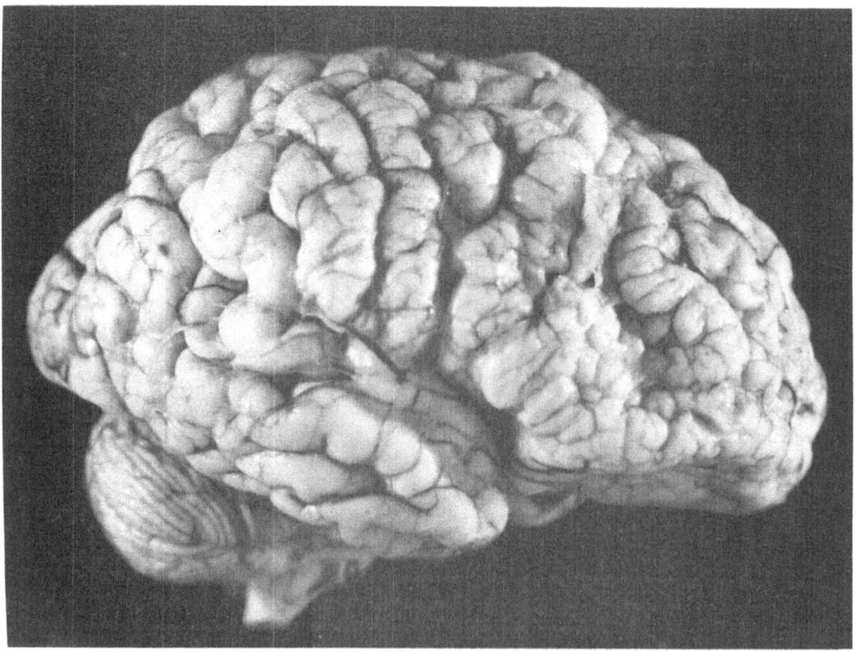

Abb. 24. Mikrogyre Windungsmißbildung. Tod am 6. Lebenstag

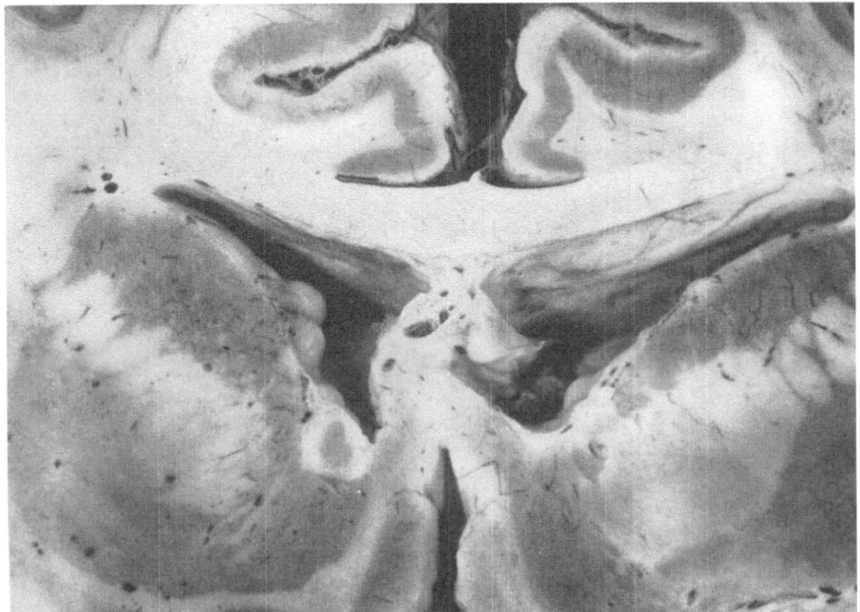

Abb. 25. Ventrikeltumoren bei tuberöser Sklerose (F. A.-Nr. 33/55)

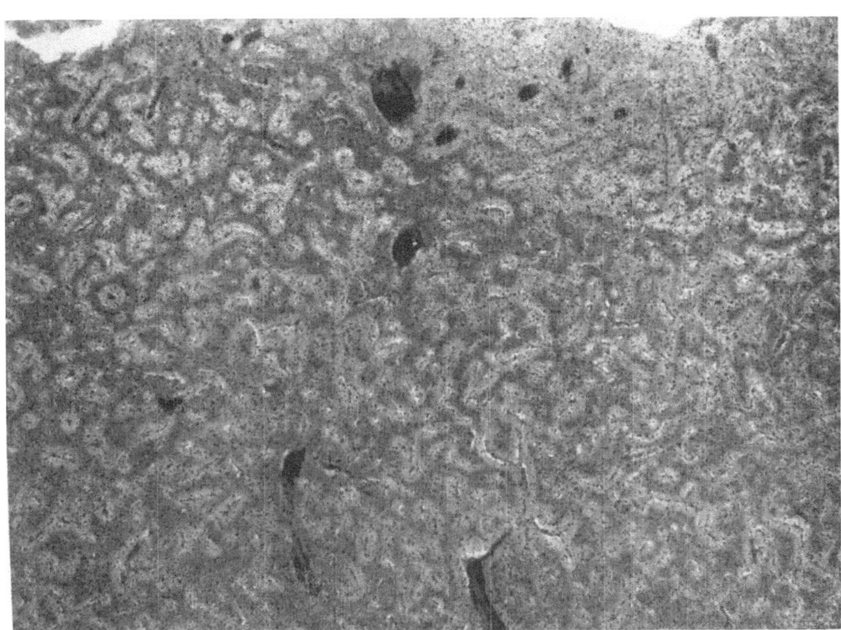

Abb. 26. Frühstadium einer postvaccinalen Encephalitis mit starkem pericapillärem Ödem. Zweiter Krankheitstag, 12 Tage nach der Impfung. Van-Gieson-Färbung am Celloidinschnitt (Striatum)

rechnen sind, die aber doch — gemäß unseren eingangs geschilderten Auswahlbedingungen — mehr als drei Anfälle erlitten und insofern bei der Frage nach den Krampfschäden interessierten.

Wir gliedern die Krankheiten folgendermaßen:

Meningitiden	
M. purulenta	24
M. pur. mit Hirnabsceß	4
Meningoencephalitiden	
M. luetica	2
M. tuberculosa	5
M. chronica non specifica	4
Progressive und juvenile Paralysen	12
Pan- und Leukoencephalitiden	12
Parainfektiöse und postvaccinale Encephalitiden	
postvaccinal	7
bei Masern	2
bei Varicellen	1
bei Rubeolen	1
bei Grippe	2
bei interstitieller Pneumonie	1
bei Scharlach	1
bei Typhus abdominalis	1
Sonderformen mit ischämischer Komponente	
Pertussisencephalopathie	2
Tetanus neonatorum	1
Poliomyelitis anterior acuta	2
Metastatische Encephalitis bei Sepsis	1
Von Schrankenstörungen und Ödemen begleitete Prozesse	
bei Masernpneumonie	1
bei Darminfektionen und Säuglingsintoxikationen	2
Urämie	1
bei diabetischem Koma	1
bei Salvarsan-Pseudoencephalitiden	5
bei Serumkrankheit	1
bei Verbrennung	1
bei Fieberkrampf mit unklarem Infekt	6

δ) **Trauma:** Über das *Hirntrauma* als Anfallsursache braucht nicht viel gesagt zu werden. Wir bemühten uns, alle diejenigen Fälle auszuschließen, bei denen der Verdacht bestand, daß Rindenprellungsherde die Folge von Anfällen waren. Geburtsschäden wurden ebenfalls nicht zu den Traumata gezählt. In jeder Hälfte führte die Schädigung zu einer offenen bzw. gedeckten Verletzung. Mit 10 Fällen stellte das Stirnhirn den Hauptanteil der verletzten Regionen, an zweiter Stelle mit 7 Fällen die Temporalregion, während nur 4mal die Zentralregion mitbeteiligt an frontalen bzw. temporalen Verletzungen war.

ε) **Tumoren:** Die 40 *raumfordernden Prozesse* verteilten sich auf folgende Diagnosen:

Glioblastoma multiforme	11	Meningeom (Abb. 27)	5
Astrozytom	3	Metastasen	3
Spongioblastom	4	Melanoblastom	1
Oligodendrogliom	5	Angiom	3
Medulloblastom	1	Sturge Weber	2
Neurinom	1	Subdurales Hämatom	1

Lokalisatorisch verteilen sich die Fälle folgendermaßen auf die verschiedenen Regionen:

Frontal	7	Temporo-occipital	2
Fronto-parietal	6	Stammganglien	2
Parietal	6	Mittelhirn	2
Parieto-occipital	1	Kleinhirn	2
Temporal	6	Diffus	4
Temporal (mediobasal)	2		

Die Aufstellung bestätigt die bekannte Krampfbereitschaft der Frontal-, Parietal- und Temporallappen.

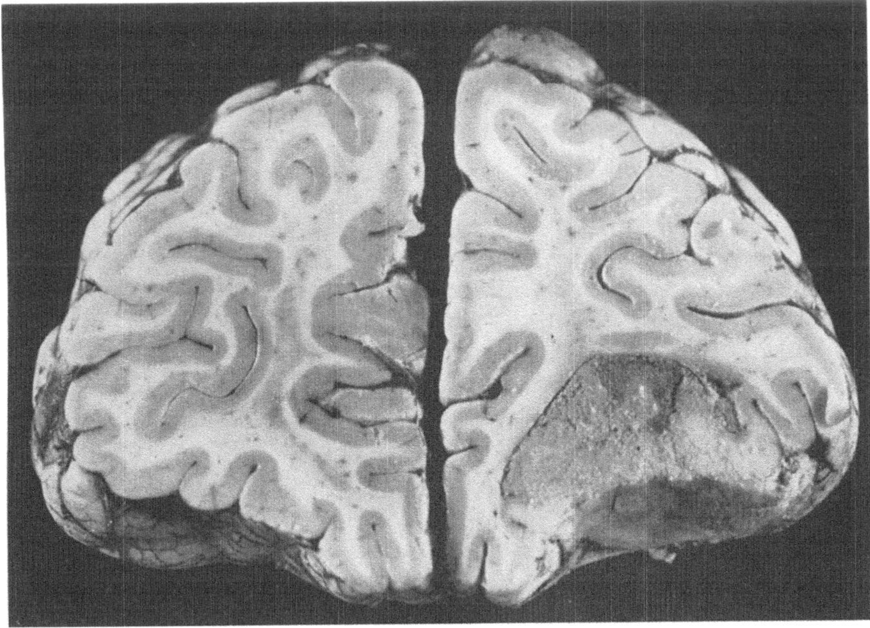

Abb. 27. Psammomatöses Meningeom der vorderen Schädelgrube. Klinisch genuine Epilepsie (F. A.-Nr. 255/55)

ζ) **Vasculäre Schäden** finden sich vorwiegend im höheren Lebensalter. An der Spitze liegt die Pialarteriosklerose mit 11 Fällen.

Unter den Gefäßkrankheiten findet sich die von Winiwarter-Buergersche Krankheit mit zwei Fällen. Ein Patient litt an einer Periarteriitis nodosa des Zentralnervensystems. Richardson u. Dodge sowie Dodge, Richardson u. Victor haben sich 1954 ausführlich mit diesen Zirkulationsstörungen auf vasaler Grundlage beschäftigt. Unsere Befunde deckten sich völlig mit den ihren. Entscheidend ist offenbar auch hier der cerebrale Sitz der Erweichung, nicht die Art der Gewebsschädigung. Wir berücksichtigten in dieser Gruppe ferner 2 Pachymeningosen, 2 Massenblutungen, 3 Sinusthrombosen und eine Aneurysmaruptur, schließlich auch eine schwere Kreislaufschädigung bei Narkosezwischenfall mit über Stunden dauerndem Atemstillstand. Weniger ischämische Gewebsschäden wie dieser, sondern alte hypoxämische Pallidumschäden besaß ein Fall von Morbus coeruleus, der an einer Sinusthrombose starb. Eine Patientin erlag multiplen Luftembolien nach einem Abortus arteficialis. An ihrem Gehirn fanden sich zahlreiche kleinherdförmige Nervenzellausfallsbezirke.

η) **Verschiedene Ursachen:** Zu der Gruppe „*verschiedene Ursachen*“ gehören 21 Fälle, darunter die restlichen Fälle mit seltenen oder terminalen Krämpfen.

Es fanden sich Entmarkungskrankheiten (2 multiple Sklerosen, 2 Leukodystrophien), senile Krankheiten (2 Morbus Alzheimer, eine senile Demenz), eine Strangulation, 3 eigenartige Ödemkrankheiten (2 Fälle publiziert von J. E. Meyer), 1 Diabetes mit Leberschädigung, 1 Pubertas praecox bei Nebennierentumor, 3 Fälle von chronischem Alkoholismus und Delirium tremens (Giroire und Mitarbeiter 1956, Geraud und Mitarbeiter 1956), 1 CO-Vergiftung, 1 perniziöse Anämie, 1 Pilzvergiftung, 1 Fall mit Capillarverkalkung nach AT 10-Überdosierung bei einer Tetanie, schließlich eine Kachexie bei Morphinismus. Mit Ausnahme der beiden Leukodystrophien und der Ödemkrankheiten handelte es sich um Erkrankungen im Erwachsenenalter.

ϑ) **Ätiologisch unklar.** Zu den 37 *ätiologisch unklaren Fällen* haben wir jene gezählt, bei denen der pathologisch-anatomische Befund keine sichere Klärung der Anfallsursache erlaubte, obwohl der klinische Befund und die Anamnese darauf schließen ließen, daß es sich um symptomatische Epilepsien handelte. Dies trifft z. B. für einen Teil der Ulegyrien und lobären Sklerosen zu, bei denen sich morphologisch zwar diese schweren Schädigungen fanden, die möglicherweise reine Krampfschäden darstellen, bei denen aber nicht sicher auszuschließen war, daß sich hinter den Krampfschäden die die Anfälle letztlich auslösende Ursache der Epilepsie verbarg, ohne daß sie nach dem morphologischen Befund bestimmt werden konnte. Daß über die Hälfte der ätiologisch unklaren Fälle ihr Anfallsleiden vor dem Ende des 3. Lebensjahres bekamen, deutet darauf hin, daß den perinatalen Noxen eine wesentliche Rolle zuzuschreiben sein wird (öfters Status marmoratus!).

Bei einem weiteren Teil konkurrierten mehrere Krankheiten als Anfallsursache, so daß wir uns nicht sicher für eine bestimmte Hauptursache entscheiden konnten. Auch diese Fälle wurden daher hier berücksichtigt. Ein Teil gehört schließlich zu den sogenannten Fieberkrämpfen.

e) Tonische Streckkrämpfe

Wenn wir die *tonischen Streckkrämpfe* im Rahmen der symptomatischen Epilepsien erwähnen, so deswegen, weil sie Auswirkungen einer Hirnstammschädigung sind, die meist durch plötzliche intracranielle Drucksteigerung (z. B. bei traumatischen Blutungen, Aneurysmarupturen, Druckkrisen bei Kleinhirntumoren) entstehen. Dies deutet aber auch darauf hin, daß es sich hierbei nie um das Zeichen eines Anfallsleidens im strengeren Sinne handelt, daß sie also eigentlich nicht zur Epilepsie gezählt werden sollten. Wir haben sie hier auch nur unter dieser Einschränkung als Vergleichsmaterial aufgenommen. Dieser Anfallstyp wird von manchen Autoren als „mesencephaler“ Anfall, von anderen als „cerebellar fit“ bezeichnet. Er ist eng gekoppelt mit dem, was wir als Enthirnungsstarre aufzufassen gewohnt sind und tritt auch oft bei einer zumindest funktionellen Decortication auf. Bei manchen Endzuständen cerebraler Abbauprozesse wie z. B. den Leukodystrophien können die Kranken diese Krämpfe über längere Zeit beibehalten, wenn sie das Stadium typischer generalisierter Anfälle hinter sich gelassen haben. Für diese Stadien ist charakteristisch, daß schon leichte äußere Reize wie ein Berühren oder Umbetten des Kindes oder ein Stoß gegen das Bett in der Lage ist, tonische Streckkrämpfe auszulösen (Peiffer 1959). Nach schweren Hirntraumen bei Kindern beschrieb HERINK vor kurzem derartige Krampfformen, nach schwerer Anoxie MONRAD-KROHN. Wir sahen sie auch bei Erwachsenen mehrfach in den ersten Stunden nach der Lösung einer Strangulation.

Unter unseren Sektionsfällen befanden sich 10 derartige Fälle. Die Hirnsektionen ergaben gewisse pathogenetische Gruppen:

1) Abrupt einsetzende intrakranielle Drucksteigerung:
   2 Aneurysmarupturen,
   1 Massenblutung mit Tentoriumverquellung.

2) 3 Hirnstammtumoren (Gumma, Ependymom), die ebenfalls zu Druckkrisen bei extremem Hydrocephalus internus führten.

3) Asphyktische Zustände (1 Narkosezwischenfall mit Atemlähmung, eine schwere Keuchhusteneklampsie, eine septische Angina). Der letzte Fall hatte eine schwere eitrige Meningitis, kombiniert mit einem Tetanus. Hier spielte wahrscheinlich das Übergreifen meningo-encephalitischer Veränderungen auf den Hirnstamm die wesentliche Rolle. In keinem Fall fanden sich Hirngewebsschädigungen, die als Folgen der Streckkrämpfe hätten aufgefaßt werden können.

9. Die kryptogenen Epilepsien und die hereditäre Belastung der Epilepsien

Unter den 298 Fällen mit symptomatischer Epilepsie befanden sich bereits 37 Fälle, bei denen sich die Herkunft der Hirnveränderungen nicht sicher deuten ließ. Immerhin bestand auf Grund der anamnestischen Daten die Wahrscheinlichkeit, daß es sich um symptomatische Anfallsleiden handelte. Es bleiben nun von den 362 Grand mal-Fällen noch 64 Fälle, bei denen sich eine morphologisch faßbare Ursache für die Anfälle nicht nachweisen ließ und bei denen auch die Klinik nicht für eine symptomatische Epilepsie sprach. 39 dieser Fälle besitzen zwar histopathologische Veränderungen, sie beschränken sich aber auf die Qualität und topographische Verteilung derjenigen Gewebsschäden, die wir als Krampfschäden zu erkennen lernten.

Bei 54 der 64 Fälle beschränkte sich das Krankheitsbild auf das Anfallsleiden. Mit ihm kombiniert bzw. ihm folgend fanden sich Zeichen einer epileptischen Wesensänderung bzw. einer Demenz. Hinzu kommen 10 Fälle, bei denen die pathologisch-anatomische Untersuchung des Gehirns ebenfalls keine Schädigung ergab, die das Auftreten der Anfälle hätte erklären können, bei denen aber bereits vor dem Einsetzen der Anfälle eine Idiotie oder schwere Imbezillität bestanden, zum Teil kombiniert mit Mikrocephalie —, also psychische Veränderungen, die nicht als Anfallsfolgen gedeutet werden konnten. Wir bezeichneten diese Fälle als *befundlose epileptische Idioten*. Obwohl sie eigentlich als kryptogene Epilepsien aufzufassen wären, reservieren wir uns diese Bezeichnung für die 54 Epilepsiefälle, die nicht durch angeborenen oder früherworbenen Schwachsinn kompliziert wurden.

Es fragt sich, ob unsere bisherigen morphologischen Methoden nicht ausreichen, um auch diese vorläufig noch kryptogenen Epilepsiefälle noch als symptomatisch zu entlarven oder ob es eine morphologisch tatsächlich grundsätzlich befundlose

Epilepsieform gibt („funktionelle“ Epilepsie nach GASTAUT), die sich wahrscheinlich mit dem Begriff der genuinen Epilepsie decken würde. GRUHLE äußerte sich zu dem Problem der genuinen Epilepsie 1930 folgendermaßen: „Das, was heute gemeinhin als genuine Epilepsie bezeichnet wird, hat keine einheitliche Ursache (nicht einmal per exclusionem), keine einheitliche Symptomatologie, einen verschiedenen Ausgang und verschiedenen Befund.“ Dieses kritische Wort braucht heute nicht mehr in dieser Schärfe aufrecht erhalten werden. Wenn GRUHLE, der die Eigenständigkeit der genuinen Epilepsie nicht bezweifelte, 1930 äußerte, daß das Vorhandensein einer solchen vielleicht in einem halben Jahrhundert geleugnet würde, so kann man sagen, daß dies auch im Augenblick noch nicht berechtigt erscheinen würde, wenn sich auch mancher Autor wie BÄRTSCHI-ROCHAIX dafür ausspricht. Man hat allgemein gelernt, die Grenzen der genuinen Epilepsie enger zu stecken. Man kann jedoch meines Erachtens auch noch heute unterschreiben, was STERTZ 1933 zur positiven Umgrenzung der genuinen Epilepsie anführte: Sie äußere sich „neben der endogenen Krampfdisposition in den Erblichkeitsverhältnissen, in der Durchsetzung des Erbkreises mit verschiedenen Merkmalen morphologischer und funktioneller Art, in dem teils von vorneherein vorhandenen, teils sich entwickelnden psychischen Habitus und in der Neigung zum Fortschreiten des Prozesses“. Der gleichen Meinung schließt sich 1952 der Schweizer Epilepsiefachmann BRAUN auch noch in der EEG-Ära an. Wir werden sehen, daß sich die kryptogenen Epilepsien bei uns durch eine erhöhte hereditäre Belastung und durch ein relativ geschlossenes Manifestationsalter aus den übrigen Epilepsieformen herausheben. Wir setzen in unseren Aufstellungen jeweils die 10 „befundlosen Idioten“ mit Anfällen neben die kryptogenen Epilepsien.

a) Manifestations- und Sterbealter

Während sich das *Manifestationsalter* des Anfallsleidens bei der symptomatischen Epilepsie mit Ausnahme des Gipfels in der frühen Kindheit ziemlich gleichmäßig über alle Lebensalter verteilt, bildet sich bei der kryptogenen Epilepsie eine deutliche Kerngruppe zwischen dem 6. und 18. Lebensjahr (Durchschnitt des Anfallsbeginns bei 16 Jahren) (Abb. 28 u. 29). Bei den 10 befundlosen Idiotien mit Anfällen ist das Manifestationsalter wesentlich niedriger: 6 der 10 Fälle erlitten ihren ersten Anfall vor Ende des 3., nur 2 Fälle nach dem 12. Lebensjahr. Dementsprechend waren 4 schon vor dem 17., 7 vor dem 25. Lebensjahr verstorben.

Das *Sterbealter* der kryptogenen Epileptiker vermag verständlicherweise keinen fruchtbaren Vergleich mit den symptomatischen Epilepsien zu geben. Von Interesse ist aber, daß das Sterbealter bei der kryptogenen Epilepsie gegenüber der Normalbevölkerung deutlich verkürzt ist (Abb. 2, S. 9). Es zeigt einen steilen Gipfel um das 35. Lebensjahr. Die *durchschnittliche Krankheitsdauer* beträgt 20,7 Jahre. Die Krankheitsdauer zeigt eine gewisse Abhängigkeit von der Häufigkeit der Anfälle. Bei „täglichen“ Anfällen betrug der Zeitraum zwischen 1. Anfall und Tod 16 Jahre, bei „wöchentlichen“ Anfällen 23 und bei selteneren Anfällen 20 Jahre. Wir sahen früher, daß die Ausbildung der Krampfschäden von der Häufigkeit der Anfälle abhängig ist. Es wäre demnach verständlich, wenn sich die Anfallshäufigkeit auch auf die Krankheitsdauer auswirkte. Der Einfluß ist hier aber nicht so eindeutig wie bei den Krampfschäden und zeigt — bei dem kleinen Material — keine signifikanten Unterschiede zwischen den Gruppen verschiedener Anfallshäufigkeit.

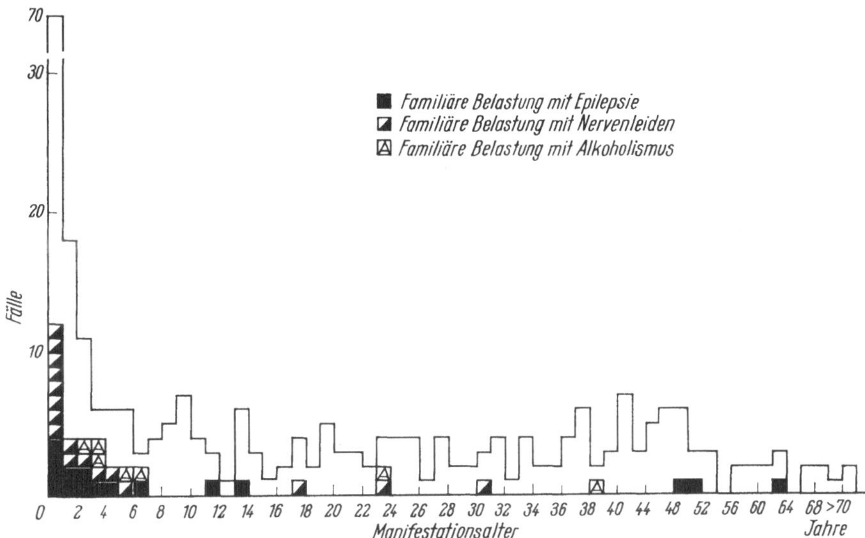

Abb. 28. Manifestationsalter bei 274 Fällen symptomatischer Epilepsie

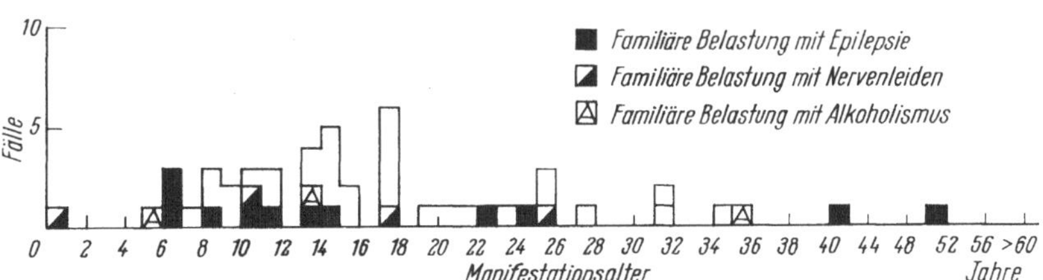

Abb. 29. Manifestationsalter bei 50 Fällen kryptogener Epilepsie

b) Hereditäre Belastung

Ein weiterer Unterschied besteht, wie schon angedeutet, in der *hereditären Belastung mit Anfallsleiden.* Wir betrachteten neben der Epilepsie auch die Belastung mit sonstigen Nerven- und Geisteskrankheiten sowie mit Alkoholismus. Bei unseren Werten ist zu berücksichtigen, daß wir uns auf die manchmal recht dürftigen Angaben der Krankengeschichte verlassen mußten. Jeder Arzt weiß aber, wie unsicher die Patientenangaben hierzu sind. Insofern muß angenommen werden, daß die tatsächlichen Belastungsziffern bei ausgesprochen genealogischen Untersuchungen wie denen von CONRAD höher wären als die von uns berechneten.

Wir unterteilten die 362 Fälle in

a) 261 Fälle sicher symptomatischer Epilepsien,
b) 37 Fälle wahrscheinlich symptomatischer Epilepsien,
c) 54 Fälle kryptogener Epilepsien,
d) 10 Fälle befundloser Idiotien mit Anfällen.

Vorausgestellt sei, daß die *Häufigkeit des Alkoholismus* bei den sicher symptomatischen und den kryptogenen Epilepsien gleich ist (jeweils 1,9%).

Nerven- und Geisteskrankheiten (ohne Epilepsie) finden sich bei den sicher symptomatischen Epilepsien in 5,4%, bei den wahrscheinlich symptomatischen in 2,7%, bei den kryptogenen Epilepsien in 9,3% und bei den befundlosen Idioten in einem der 10 Fälle. Bei den kryptogenen Epilepsien unseres Materials kommen also andere Nerven- und Geisteskrankheiten häufiger vor.

In der *Häufigkeit der Anfallsleiden* in den Familien unserer Epileptiker bestehen deutlichere Unterschiede zwischen den verschiedenen Epilepsietypen. Es findet sich eine hereditäre Belastung mit Epilepsie bei den

a) sicher symptomatischen Epilepsien in 3,8% (10 von 261 Fällen)
b) wahrscheinlich symptomatischen Epilepsien in 13,5% (5 von 37 Fällen)
c) kryptogenen Epilepsien in 22,3% (12 von 54 Fällen)
d) befundlosen Idiotien mit Anfällen in 40,0% (4 von 10 Fällen)

(Bei GROSS u. KALTENBÄCK zeigte die letztere Gruppe mit 28% ebenfalls eine sehr hohe Belastungsquote.)

Wegen der kleinen Fallzahl empfiehlt es sich, die Gruppen b) und d) zu vernachlässigen. Für die Differenz zwischen sicher symptomatischen und kryptogenen Fällen müßte festgestellt werden, ob die Differenz von 3,8 zu 22,3% statistisch signifikant ist. Dies ist zu bejahen. Die Ziffer liegt bemerkenswert nahe bei den 22%, die v. HEDENSTRÖM u. SCHORSCH am Material der Anstalt Bethel fanden. HIRTH nannte 25% Belastete unter der weiteren Verwandtschaft genuiner Epileptiker gegenüber 1,8% bei symptomatischen Epilepsien. Unter dem kinderklinischen Material von BAMBERGER u. MATTHES betrug die Erblichkeit bei der genuinen Gruppe 35,4% (wie 1881 bei GOWERS), bei der symptomatischen 27,4%. Der auffallend hohe Wert bei der symptomatischen Epilepsie mag mit den Erfahrungen von LENNOX zusammenhängen, wonach Anfälle früher einsetzen, wenn eine familiäre Belastung besteht. Dies trifft — wie die Tabelle zeigt — auch für einen großen Teil unserer frühkindlich geschädigten Kinder der symptomatischen Epilepsien zu. EISNER, PAULI u. LIVINGSTON (1959) fanden unter den sich in den ersten drei Lebensjahren manifestierenden Epilepsien ebenfalls deutlich erhöhte Hereditätsziffern. Dies ist insofern bemerkenswert, als man aus dieser sich auch bei unserem Material bestätigenden Tatsache schließen kann, daß bei diesen an und für sich in der Regel als symptomatisch anzusprechenden Epilepsien die Anlage zur Epilepsie nicht vernachlässigt werden sollte. Man sieht an diesem Beispiel wieder, daß es nicht genügt, mit nur einem genetischen Faktor zu rechnen, daß vielmehr stets ein ganzes Faktorenbündel über die endgültige Manifestation eines Anfallsleidens und über dessen Ablauf entscheidet. Auffallend niedrig ist unsere Ziffer von 3,8% bei der symptomatischen Epilepsie, wenn man sie mit den 23% vergleicht, die SAL Y ROSAS nennt. Allerdings ist in dessen Material die Belastung der Nichtepileptiker mit 7% ebenfalls ungewöhnlich hoch (nach CONRAD beträgt die Epilepsiebelastung der deutschen Durchschnittsbevölkerung 0,3—0,5%). Unser Wert entspricht eher den von POHLISCH gefundenen Verhältnissen.

Man erkennt also, daß die durch pathologisch-anatomische Untersuchungen als kryptogen erwiesene Epilepsiegruppe eine wesentlich höhere hereditäre Belastung mit Anfallsleiden aufweist. Sie hebt sich dadurch deutlich aus den übrigen Epilepsiegruppen heraus. Eine ähnliche Sonderstellung beobachteten wir bei der Verteilung des Manifestationsalters. Wir glauben, daß dies Hinweise sind, die es gerechtfertigt erscheinen lassen, von der genuinen Epilepsie als einer Kerngruppe eigener Art zu sprechen, die aus der durch das Fehlen einer bekannten Anfallsursache nur negativ gekennzeichneten Gruppe der kryptogenen Epilepsie herausgehoben werden kann.

E. Zusammenfassung und Folgerungen

Wir haben unserer Arbeit einen Überblick über die pathophysiologischen Verhältnisse vorangestellt, die im epileptischen Krampf und im Vergleich hierzu in der experimentellen Hypoxie vorliegen, und haben auch bei den einzelnen Kapiteln bewußt der Pathogenese einen breiten Raum gewidmet. Wir sahen dabei, daß eine große Zahl verschiedener, individuell variabler Faktoren den Zustand des Gehirns vor, in und nach dem Anfall bestimmen. Hierzu gehört als Grundlage die konstitutionelle Krampfbereitschaft, die in den einzelnen Altersstufen durch morphologische Entwicklungseigentümlichkeiten des Hirngewebes modifiziert wird, so z. B. im frühen Kindesalter durch eine erhöhte Ödembereitschaft. Für unsere eigenste Aufgabe, die Auffassungen von SPIELMEYER und SCHOLZ über die Entstehung der Krampfschäden an Hand eines größeren Materials zu überprüfen, waren die Ergebnisse, die die Physiologie über den Krampfablauf erbrachte, von größerem Interesse. Mit ihnen mußten die Ansichten SPIELMEYERS verglichen und auf ihre Gültigkeit untersucht werden.

Vorausgestellt sei, daß wir die morphologischen Befunde, wie sie von SPIELMEYER und seiner Schule, an deren Spitze SCHOLZ, dargestellt worden waren, in gleicher Weise erheben konnten. Wir schließen uns auch ihrer Einschätzung der Gewebsveränderungen als Krampfschäden an. Lediglich in der Deutung der pathogenetischen Grundlagen dieser Krampfschäden weichen wir verschiedentlich von den Anschauungen SPIELMEYERS ab, die in den letzten 40 Jahren durch eine Reihe von Arbeiten eine wesentliche Ergänzung erfahren haben.

SPIELMEYER stellte — seinerzeit in einer Polemik mit O. VOGT über dessen Pathoklisebegriff — die vasomotorische Störung und speziell den Angiospasmus in den Vordergrund seiner Deutung der Krampfschäden. Er ging dabei von der präparoxysmalen Vasoconstriction aus, die O. FOERSTER u. a. an den freiliegenden Pialarterien beschrieben hatte, was sich aber — wie wir zeigten — später als problematisch erwies. Es kann jetzt vielmehr angenommen werden, daß dem Anfallsbeginn lediglich humorale Stoffwechselverschiebungen vorangehen, der Anfall aber elektrophysiologisch einsetzt, bevor es zu Änderungen der cerebralen Durchblutung gekommen ist. Das Versagen der Bremsmechanismen, das sich neurophysiologisch wahrscheinlich machen läßt, äußert sich zuerst in Verschiebungen im Nucleotidstoffwechsel des Gewebes und in den Fermentsystemen, die am Zellstoffwechsel und den erregungsvermittelnden Stoffen wie dem Acetylcholin angreifen. Der erhöhte Stoffwechsel in der krampfenden Zelle führt zu einer erhöhten Sauerstoffausschöpfung und einer Ansammlung von Stoffwechselschlacken.

Die ungünstige Stoffwechsellage droht durch die den Krampf einleitende Apnoe und Bradycardie, durch den Blutdruckabfall und die erhöhte Muskeltätigkeit noch verstärkt zu werden; doch setzt nun rasch mit einer Blutdrucksteigerung eine vermehrte Hirndurchblutung ein, die allerdings gegen Ende des Krampfes bei ungünstigen Kreislauf-Ausgangsverhältnissen oder bei schweren Anfällen die wachsende Hypoxie nicht zu kompensieren vermag. Folgen die Anfälle wie im Status rasch aufeinander, so fällt diese Kompensation immer schwerer und das Gehirn unterliegt der Hypoxie. Die gesteigerte Hirndurchblutung, die — was bei Tumorkranken verhängnisvoll werden kann — auch zu einer Liquordrucksteigerung führt, versagt mit sinkendem Blutdruck. Die arteriovenöse Sauerstoffdifferenz erweitert sich mit dem Versuch, dem O_2-Defizit durch eine gesteigerte O_2-Utilisation zu begegnen. Gleichzeitig beginnt unter der Hypoxie die Permeabilität der Blut-Hirnschranke größer zu werden, so daß es verbunden mit der sich entwickelnden Blutstase zu einem hämodynamischen Ödem kommen kann, das die hypoxische Stoffwechselsituation des Hirngewebes weiter verschlechtert.

In dieser stark vereinfachten Darstellung vermißt man die Erwähnung einer Vasoconstriction, wie Spielmeyer und Scholz sie vorausgesetzt hatten. Tatsächlich wird von seiten der Physiologen das Vorkommen cerebraler Vasoconstrictionen für unwahrscheinlich gehalten. Demgegenüber erscheint — auch wenn man nicht auf einer nervalen Beeinflussung des Vasomotorentonus beharren will — eine Vasoconstriction auf dem Wege der erheblichen Blutdruckschwankungen möglich. Außerdem erscheint es diskutabel, ob es nicht doch während des Krampfes zu lokal begrenzten Ischämiebezirken kommen kann, die bereits dann vorhanden sind, wenn mit Methoden wie der von Kety u. Schmidt die Durchblutung und der O_2-Verbrauch am gesamten Gehirn noch normal erscheinen —, entstanden vielleicht auf dem Wege einer Ausschaltung bestimmter Gefäßgebiete durch Öffnung arteriovenöser Shunts (Scholz). Für diese Annahme sprechen jedenfalls eine Reihe morphologischer Beobachtungen. Läßt man die Vulnerabilität des Ammonshorns und die der corticalen Windungstäler zunächst außer acht, da zumindest an der letzteren wahrscheinlich die Volumenvermehrung und intrakranielle Drucksteigerung die Mitschuld tragen, so bleibt doch die Frage offen, auf welchem Wege die kleinherdförmigen, oft eindeutig gefäßabhängigen Nervenzellausfälle zu erklären sind, die sich auch außerhalb der gefährdeten hinteren Zuflußgebiete in der Großhirnrinde, aber ebenso im Thalamus und in der Kleinhirnrinde finden können. Sie erfahren eine auffallende Entsprechung durch Färbemethoden, die den Füllungszustand der Gefäße darstellen (z. B. nach Slonimski-Cunge). Wenn auch kritische Stimmen gegen die Validität dieser Benzidin-Färbungen erhoben wurden, so darf doch nicht vernachlässigt werden, daß bei ganz verschiedenartigen Problemstellungen Autoren verschiedenster Schulen mit dieser Methode Ergebnisse erzielten, die das Vorkommen lokaler Angiospasmen neben Gefäßdilatationen sehr nahelegen (außer Scholz und seinen Mitarbeitern Dreszer, Jötten oder Schmidt, vor allem Környey, Morel u. Wildi, Wildi u. Gregoretti, Kyu, Yamaguchi u. Kogane).

Nun überschätzte Spielmeyer die Bedeutung solcher Angiospasmen im mikroskopischen Bereich keineswegs. Er schrieb vielmehr — in bezug auf das Ammonshorn —: „Dabei spielen nach meinen Erfahrungen die gröberen Zuflüsse eine wesentlich größere Rolle als das feine Gefäßnetz.“ Die Bedeutung dieser größeren

Gefäße ist durch die Erfahrungen mit Massenverschiebungen des Gehirns und den diesen folgenden Hernienbildungen im Bereich des Tentoriums in den letzten Jahren immer augenscheinlicher geworden. Den sich vor allem in den hinteren Zuflußgebieten einstellenden Kreislaufstörungen begegneten wir bei der Besprechung der lobären Sklerosen und der psychomotorischen Epilepsie.

Derartige umfangreiche Hirnschädigungen finden sich, ebenso wie ein status marmoratus, bei dessen Entstehung der Hypoxämie, insbesondere der Geburtsasphyxie, eine besondere Bedeutung zukommt, häufig als Substrat der Blitz-Nick-Salaamkrämpfe. Die für den Krampf charakteristische Schädigungsqualität, die elektive Parenchymnekrose (SCHOLZ), trifft man dagegen auch ohne das Hinzutreten zusätzlich schädigender Faktoren, und zwar am häufigsten im Ammonshorn. Die Prädilektion dieser in der Pathophysiologie des Krampfes eine so wesentliche Stelle einnehmende Region ist kaum durch einen einzigen Faktor wie z. B. die angioarchitektonische Eigentümlichkeit ihrer Versorgung mit einer langen Endarterie (UCHIMURA, BODECHTEL) oder mit dem Fehlen von Gefäßen, die zu den Meningen ziehen (WILDI und GREGORETTI) zu erklären. Hinzu kommen offensichtlich Eigenarten der Chemoarchitektonik, die ein Substrat für die Idee der Pathoklise bilden, ferner der hier besonders hohe Energieumsatz im Krampf (JUNG). Schließlich sind die zum Ammonshorn führenden Gefäße (Arteria chorioidalis) in besonderer Weise für eine Druckschädigung bei Hernienbildungen im Tentoriumbereich exponiert. Eine Komponente zur Bildung einer Hernie ist nun wiederum die Volumenzunahme des Gehirns durch die Durchblutungssteigerung im Krampf. Daß sich hypoxische Stoffwechselbedingungen in einem venös gestauten oder gar durch Arterieneinengung alterierten Gebiet besonders ungünstig auswirken, ist verständlich. Sicher spielt die von SPIELMEYER angeführte mangelnde Ausgleichsmöglichkeit infolge der besonderen Gefäßversorgung bei alledem eine große Rolle; sie bildet aber doch nur einen Faktor unter anderen.

Die Deutung der ausführlich geschilderten Gewebsveränderungen als Krampfschäden wird durch Beziehungen bestätigt, die zwischen der Anfallshäufigkeit und dem Grad der Gewebsschädigung bestehen. Diese Korrelation ist sehr eng und stimmt im übrigen auch mit EEG-Erfahrungen überein, wonach Epileptiker mit seltenen Anfällen einen normalen Intervallbefund im EEG besitzen (GÄNSHIRT). Sie erklärt andererseits wahrscheinlich auch, warum bei manchem Epileptiker Krampfschäden fehlen, sofern er niemals eine Anfallshäufung erlebte. Wahrscheinlich können sich individuelle Besonderheiten in der Topographie der Schädelbasisknochen, des Tentoriums und der Hirngefäße auf die Vulnerabilität gegenüber den Krämpfen auswirken. Die Häufigkeit der Krampfschäden bei Epileptikern mit Status epilepticus und ihre Abhängigkeit von der Anfallsfrequenz bei den therapeutisch ausgelösten Krämpfen sind Fakten, die an der Richtigkeit der Anschauungen der Münchener Schule nicht zweifeln lassen. Bezüglich der Genese der Krampfschäden hat SCHOLZ 1955 und 1959 bereits einen Standpunkt vertreten, der den verschiedenen von uns geschilderten pathogenetischen Faktoren Rechnung trägt. So schreibt er 1955 ,,Das Primäre ist . . . sicher die an angioarchitektonische Gegebenheiten gebundene Zirkulationsstörung. Das Defektbild im Störungsbereich aber kann bei entsprechender Abstufung von O_2-Mangel und Einwirkungszeit von der verschiedenen Empfindlichkeit der nervösen Strukturen her gestaltet werden''.

Versucht man, die Vielfalt der pathogenetischen Momente schematisch zusammenzustellen, so kommt man zu folgender Darstellung:

Ausgangslage:

1. des ganzen Organismus
   a) Familiäre Epilepsiebelastung
   b) Körperkonstitution (Dysplastiker)
   c) Lebensalter
   d) Cerebrale Vorschädigung
   e) Allgemeiner Körperzustand (Infekte, Anämien, Diabetes u. ä.)
2. Lokal (z. T. sich mit Ziffer 1 überschneidend)
   a) Pathoklise bestimmter Gebiete (Chemoarchitektonik)
   b) Eigenarten der Gefäßversorgung
   c) Vulnerabilität durch Tentorium- oder Falxnähe
   d) Raumbeschränkender Prozeß (Hernienbildung)
   e) Eigenarten des Schädelbaus

Einflüsse der Epilepsie auf die Entstehung der Krampfschäden:

1. Häufigkeit der Anfälle
2. Art der Anfälle

Eine Schemazeichnung soll die Entstehung der Krampfschäden erläutern:

1. Intervall: Einfluß der Ausgangslage (s. oben)
2. Präparoxysmal: Vegetative Tonuslage. Übergang in Vagotropie, Wasserretention.

Ziffer 1. und 2. bilden die Krampfschwelle.

3. Paroxysmal

Entweder a)

Phase I *(Krampfbeginn)*

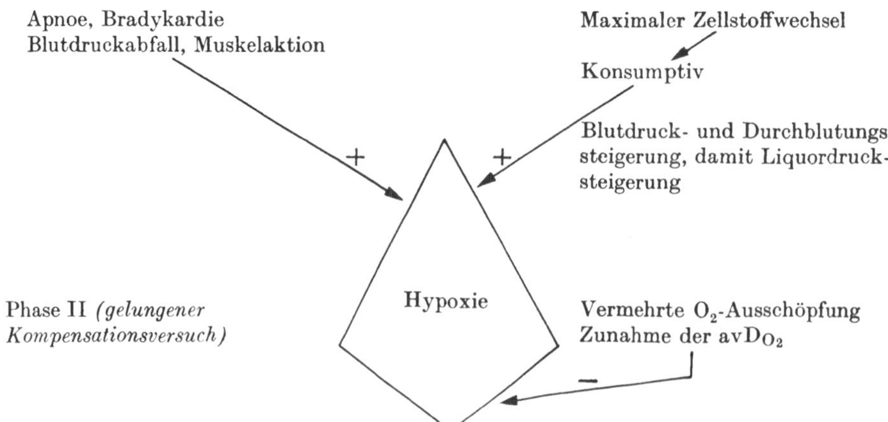

oder b)

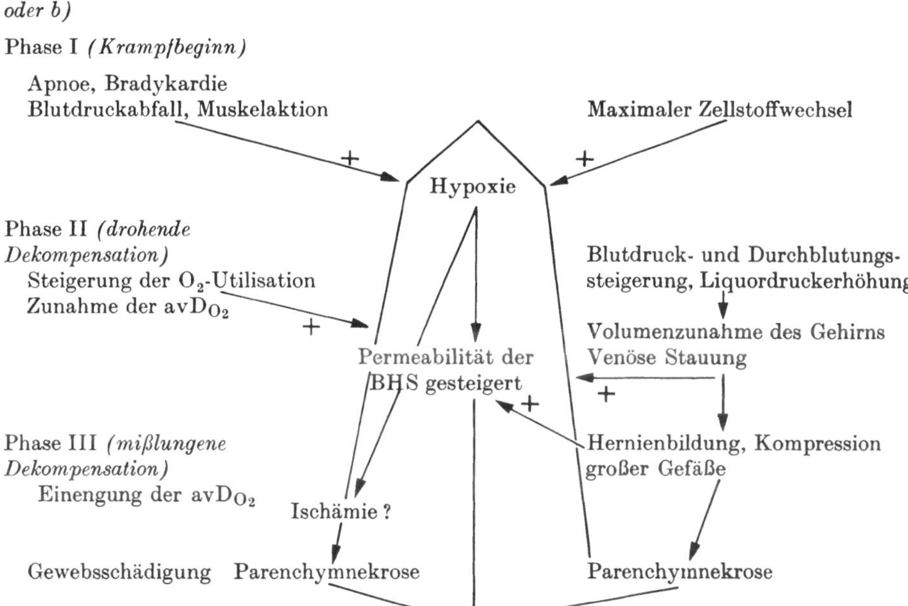

Unter den Krampfschäden bildet die Ammonshornsklerose — mit fast 40% die häufigste Gewebsschädigung — den interessantesten Befund. Sie kommt bei der psychomotorischen Epilepsie noch häufiger vor als bei der normalen grand mal-Epilepsie, doch ist sie keineswegs deren Voraussetzung. Eine positive Korrelation besteht zwischen der Anfallshäufigkeit und der Häufung von Ammonshornsklerosen. Auf die Probleme, die sich hieraus für die Fragen nach den Ursachen der Demenz und der Wesensänderung, schließlich auch der Merkfähigkeitsstörung ergeben, wurde an Hand der Literatur eingegangen. Die psychomotorische Epilepsie weist in einem zweifellos höheren Umfang Temporallappenschädigungen auf als die übrigen Epilepsieformen, auch wenn man die Ammonshornsklerose nicht berücksichtigt. Deren iktogene Natur wurde selbst von GASTAUT angezweifelt, der eine solche allerdings dem Nucleus amygdalae zugesteht, obwohl dessen Schädigung nach A. MEYER wahrscheinlich den gleichen Prinzipien folgt wie die des Ammonshorns. Eine pathoplastische Wirkung auf das Erscheinungsbild der Epilepsien darf der Ammonshornsklerose aber mit gewisser Wahrscheinlichkeit zugesprochen werden. Hierfür spricht auch eine kürzlich erschienene Arbeit von NEIMANIS.

Die Ulegyrien, lobären Sklerosen und Hemiatrophien bilden eine Schädigungsform, die für das Säuglings- und Kleinkindergehirn charakteristisch ist. Ihr liegen ischämisch-hypoxämische Störungen wie früh einsetzende Krampfserien zugrunde, meist gekoppelt mit Ödemen. Ebenso wie der Status marmoratus, bei dessen Entstehung der Hypoxämie, insbesondere die Geburtsasphyxie eine besondere Rolle spielen, finden sich derartige umfangreiche Hirnschädigungen häufig als Substrat der Blitz-, Nick- und Salaamkrämpfe. Dies erklärt deren schlechte Prognose.

Wie bei diesen großräumigen Kreislaufschäden spielt die Ödembereitschaft des frühen Kindesalters, in der wir eine morphologische Grundlage der im Kindesalter erhöhten Krampfbereitschaft sehen, wahrscheinlich eine Rolle bei der Entstehung der Infektkrämpfe. Auch bei diesen können, sofern es zu Krampfserien kommt, infolge des komplizierenden Ödems umfangreiche Rinden- und Markschädigungen als Anfallsfolge auftreten. Krampfschäden vermißt man dagegen im allgemeinen bei den Jacksonanfällen.

Die Abhängigkeit der Krampfschäden von der Anfallsfrequenz, vor allem von der Länge der freien Intervalle zwischen zwei Anfällen ließ sich nicht nur bei unseren Epileptikern, sondern ebenso deutlich auch bei den therapeutisch ausgelösten Krämpfen nachweisen.

Bei 17,5% unserer Fälle ließ sich pathologisch-anatomisch eine Ursache der Epilepsie nicht erkennen. Die Gruppe kryptogener Epilepsien zeichnete sich durch ein relativ geschlossenes Manifestationsalter mit einem Erkrankungsgipfel um das 16. Lebensjahr und durch eine deutlich erhöhte hereditäre Belastung mit Anfallsleiden aus. Wir glauben, deswegen berechtigt zu sein, von der genuinen Epilepsie als einer eigenen Krankheit zu sprechen. Auch bei den symptomatischen Epilepsien fand sich aber eine gegenüber der Durchschnittsbevölkerung erhöhte hereditäre Epilepsiebelastung. Diese Beobachtung fügt sich in unsere Auffassung, daß eine Fülle verschiedener Faktoren auf das Manifestwerden eines Anfallsleidens Einfluß nehmen, in gleicher Weise wie die Entstehung der Krampfschäden nur durch das Zusammenwirken verschiedener schädigender Elemente verstanden werden kann, unter denen allerdings die Gewebshypoxie eine maßgebende Stellung einnimmt.

Literaturverzeichnis

ABADIE, I.: L'épilepsie psychique. Rev. neurol. **39**, 1201, 1257 (1932).

ABRAHAMSON, I.: Diskussionsbemerkung zum Vortrag von J. RAMSEY HUNT in der New Yorker Vers. vom 6. 6. 1922. J. nerv. ment. Dis. **56**, 355 (1922).

ADRIAN, E. D.: The development of nerve cell rhythms. Arch. Psychiat. Nervenkr. **183**, 197 (1949).

— The spread of activity in the cerebral cortex. J. Physiol. (Lond.) 88, 127 (1936).

— The electrical activity of the mammalian olfactory bulb. EEG, Clin. Neurophysiol. **2**, 377 (1940).

AIDA, S.: Experimental research on the function of the amygdaloid nuclei in psychomotor epilepsy. Fol. psychiat. neurol. jap. **10**, 181 (1956).

AJMONE-MARSAN, C., and B. L. RALSTON: The epileptic seizure. Its functional morphology and diagnostic significane. A. clinical-electrographic analysis of metrazol-induced attacks. Springfield (Ill.): Ch. C. Thomas, Oxford: Blackwell Scient. Publ., Toronto: Ryerson Press 1957, XII.

ALAJOUANINE, TH., I. BERTRAND, J. GRUNER et J. NEHIL: Corrélations électro-anatomo-clinique dans un cas d'épilepsie psycho-motrice: Foyer électro-encéphalographique temporal gauche, et du même coté, atrophie du lobe temporal avec sclerose ammonienne. Rev. neurol. **92**, 170—181 (1955).

— — — — Les grandes activités du lobe temporal. Paris: Masson 1955.

— J. NEHIL et R. HOUDART: Influence de la lobectomie temporale sur l'éta mental des épileptiques psycho-moteurs. Rev. neurol. **98**, 165 (1958).

ALEXANDER, L.: The vascular supply of the striopallidum, Res. Publ. Ass. nerv. ment. Dis. **21**, 77 (1941).

— u. H. LOWENBACH: Experimental studies on electrical shock treatment. J. Neuropath. a. exp. Neur. **3**, 139 (1944).

— u. B. J. WOODHALL: Calcified epileptogenic lesions as caused by incomplete interference with the blood supply of the diseased areas. J. Neuropath. exp. Neurol. **2**, 1 (1943).

ALLIEZ, J.: Epilepsie psychique et lobe temporal. Peuton envisager une pathologie rhinencéphalique? Evolut. psychiat. 21—40 (1952); ref. in: Nervenarzt **25**, 504 (1954).

ALPERS, B. C.: Diffuse progressive degeneration of the grey matter of the cerebrum. Arch. Psychiat. **25**, 469 (1931).

— R. A. FARMER and H. E. YASKIN: Infantile encephalomalacia with multiple cavity formation. Arch. Neurol. Psychiat. (Chic.) **76**, 229—235 (1956).

ALSTRÖM, C. H.: A study of epilepsy in its clinical, social and genetic aspects. Acta psychiat. (Kbh.). Suppl. **63** (1950).

ALTMANN, H. W., u. H. SCHUBOTHE: Funktionelle und organische Schädigungen des ZNS der Katze im Unterdruckexperiment. Beitr. path. Anat. **107**, 3 (1942).

ALTSCHUL, R.: Die Blutgefäßausbreitung im Ammonshorn. Z. ges. Neurol. Psychiat. **163**, 634 (1938).

ALZHEIMER, A.: Ein Beitrag zur pathologischen Anatomie der Epilepsie. Mschr. Psychiat. **4**, 345 (1898).

— Über rückschreitende Amnesie bei der Epilepsie. Z. Psychiat. **53**, 483 (1897).

— Die Gruppierung der Epilepsie. Allg. Z. Psychiat. **64**, 418 (1907).

ALVISI, C., e A. BELLERINI: Rapporto fra i recenti dati anatomo-fisiologici sulle strutture rinencefaliche ed il quadro clinico della epilessia „temporale". G. Psichiat. Neuropat. **85**, 297 (1957).

ANASTASOPOULOS, G., et A. DIACOYANNIS: Troubles endocriniens et épilepsie temporale. Exerpta med. (Amst.). 4. Internat. Congress of EEG and Clinic. Neuro-physiol. Brüssel 1957. Ref.-Band S. 173.

ANDO, M.: Epileptic behaviour disorder in childhood. Fol. psychiat. neurol. jap. **11**, 325 (1958).

ANDREÉ, M.: Les donneés actuelles sur la valeur de la surventilation volontaire dans le diagnostic de l'état comitial. J. belge Neurol. Psychiat. **406**, 366 (1946).

ANSELL, B., and E. CLARKE: Epilepsy and menstruation. The role of water retention. Lancet **1956/II**, 1232.

ANTON, G.: Zur krankhaften Charakterabartung bei Kindern nach Encephalitis epidemica. Z. Kinderforsch. **28**, 60 (1923).

APGAR, V., B. R. GIRDANY, R. MCINTOSH and H. C. TAYLOR: Neonatal anoxia. Pediatrics **15**, 653 (1955).

ARGENT, D., and D. H. P. CLOPE: Cerebral hypoxia: Aetiology and treatment. Brit. med. J. **1956/I**, 593.

ARIAN, E., e F. R. GRATTAROLA: Raffronto fra gli aspetti clinico-psicologici ed i repesti anatomo-patologici in casi di epilessia psicomotoria. G. Psichiat. Neuropat. **3**, 1—15 (1955).

ARNOLD, O. H.: Epilepsie. Wien. Z. Nervenheilk. **9**, 359 (1954).

ASAL, B., u. E. MORO: Über bösartige Nickkrämpfe im frühen Kindesalter. Jb. Kinderheilk. **107**, 1 (1925).

ASCHAFFENBURG, G.: Über gewisse Formen der Epilepsie. Arch. Psychiat. **20**, 955 (1895).

— Über die Stimmungsschwankungen der Epileptiker. Sammlung zwangloser Abhandlungen aus dem Gebiete der Nerven- und Geisteskrankheiten **7**, 1—55 (1906).

AUERSWALD, W.: Das innere Flüssigkeitsgleichgewicht des Menschen in seiner Abhängigkeit von zentral und peripher angreifenden physiologischen Faktoren. Wiener Z. Nervenheilk. **3**, 1, 174 (1950).

D'AVIGNON, M., and I. KEILSON: Electro-Encephalographic Findings in Children, Previously Treated for Asphyxia Neonatorum. Acta paediat. (Uppsala) **42**, 407 (1953).

BÄRTSCHI-ROCHAIX, W.: Grundlagen und Kriterien der Epilepsie-Diagnostik. Schweiz. Arch. Neurol. Psychiat. **76**, 321 (1955).

BAIRD, H. W., and L. G. BOROFSKY: Infantile myoclonic seizures. J. Pediat. **50**, 332 (1957).

BAKAY, L.: Studies on blood-brain barrier with radioactive phosphorus. Arch. Neurol. Psychiat. (Chic.) **70**, 30—39 (1953).

BALDWIN, E.: Temporal lobe epilepsy. Springfield (Ill.): Thomas 1958.

BALDWIN, M.: Affect of hypothermia on epileptiform activity in the primate temporal lobe. Science **124**, 931 (1956).

— L. L. FROST and CH. D. WOOD: Face and jaw movements during epileptiform discharge in temporal regions. Neurology (Minneap.) **7**, 15 (1957).

BAMBERGER, PH., u. A. MATTHES: Anfälle im Kindesalter. Basel-New York: Karger 1959.

BARCROFT, C.: Researches on prenatal life. Oxford: Blackwell Sci. 1946.

— Die Ohnmacht. Triangel **3**, 53 (1957).

BAUER, K. FR., u. H. LEONHARDT: Zur Kenntnis der Blut-Gehirnschranke. Cardiazolschock und Schrankenzusammenbruch. Arch. Psychiat. Nervenkr. **193**, 68—77 (1955).

— J. HAASE u. H. LEONHARDT: Über Dosis-Wirkungsbeziehungen bei dem durch Pentamethylentetrazol („Cardiazol") induzierten Zusammenbruch der Blut-Gehirnschranke unter Verwendung von Geigyblau als Schrankenindikator. Arch. Psychiat. Nervenkr. **195**, 199 (1956).

BAUMM, H.: Erfahrungen über Epilepsie bei Hirnverletzten. Z. ges. Neurol. Psychiat. **127**, 279 (1930).

BAUMGARTNER, G.: Reaktionen einzelner Neurone im optischen Cortex der Katze nach Lichtblitzen. Pflügers Arch. ges. Physiol. **261**, 457 (1955).

— u. R. JUNG: Hemmungsphänomene an einzelnen cortikalen Neuronen und ihre Bedeutung für die Bremsung konvulsiver Entladungen. Arch. Sci. biol. (Bologna) **39**, 474 (1959).

BAYER, W. v.: Zur Pathocharakterologie der organischen Persönlichkeitsveränderungen. Nervenarzt **18**, 21 (1947).

BECKER, H.: Experimentelle Verschlüsse von Arterien und Venen des Gehirns und ihre Einwirkung auf das Gewebe. Z. ges. Neurol. Psychiat. **167**, 546 (1939).

— Über Hirngefäßausschaltungen, I. Dtsch. Z. Nervenheilk. **161**, 407 (1949).

— Über Hirngefäßausschaltungen, II. Dtsch. Z. Nervenheilk. **161**, 446 (1949).

— Die Bedeutung der arteriellen Grenzzonen für die Pathologie der Hirndurchblutung. Dtsch. Z. Nervenheilk. **164**, 560 (1950).

BECKER, H.: Investigations with staining matters in experimental disturbances of the barrier. Proc. II. Internat. Congr. of Neuropath. London 1955, Part. II, p. 395.

— u. G. QUADBECK: Untersuchungen über Funktionsstörungen der Blut-Hirnschranke bei Sauerstoffmangel und Kohlenoxydvergiftung mit dem neuen Schrankenindikator Astraviolett FF. Z. Naturforsch. **7b**, 498 (1952).

— — Tierexperimentelle Untersuchungen über die Funktionsweise der Blut-Hirnschranke. Z. Naturforsch. **7b**, 493 (1952).

BECKER, V.: Geweblich gebundener Sauerstoffmangel. (Histotoxisch bedingte Hypoxydose.) Klin. Wschr. **32**, 577 (1954).

BELFRAGE, G.: Carbon Dioxide Accumulation and Oxygen Depletion as Limiting Factors in Convulsive Activity. Acta physiol. scand. **25**, 15 (1952).

BELINSON, L.: Electroencephalographic characteristics of institutionalized epileptics. Amer. J. ment. Defic. **52**, 9 (1947).

BENDA, C. E.: Developmental disorders of mentation and cerebral Palsies. New York: Grune & Stratton 1952.

— Psychopathology of mental deficiency in children. Psychopath. of Children. New York: Grune & Stratton 1955.

— Postnatal and natal cerebral injuries. Arch. Neurol. Psychiat. (Chic.) **76**, 236 (1956).

— Neuropsychiatric and neuropathological aspects of prematurity. Ann. Pediat. Fenn. **3**, 109 (1957).

— Dysraphic states. J. Neuropath. exp. Neurol. **18**, 56 (1959).

— and G. F. HOESSLY: Neuropathological and neurosurgical aspects of postnatal and natal cerebral injuries. Proc. of the sec. internat. Congr. of Neuropath. London, 1955, Part II, p. 455.

BENECKE, R.: Über Tentoriumszerreißungen bei der Geburt. Münch. med. Wschr. **66**, 2125 (1919).

BENGOCHEA, F. G., O. DE LA TORRE, O. ESQUIVEL, R. VIVETA and C. FERNANDEZ: The section of the fornix in the surgical treatment of certain epilepsies. Trans. Amer. neurol. Ass. **79**, 176 (1954).

BERGMANN, G. H.: Vorläufige Bemerkungen über die Verrücktheit nebst pathologisch-anatomischen Erläuterungen gewisser dabei leidender Funktionen des Gehirns. Allg. Z. Psychiat. **4**, 361—384 (1847).

BERNSMEIER, A.: Zur quantitativen Bestimmung der Hirndurchblutung am Menschen. Verh. dtsch. Ges. Kreisl.-Forsch. **19**, 88 (1953).

— u. K. SIEMONS: Hirndruck und Hirndurchblutung. Klin. Wschr. **31**, 166 (1953).

BERTRAND, I., and E. BARGETON: Lésions vasculaires dans l'hémiplégie cérébral infantile. Proc. of the sec. internat. Congr. of Neuropath. London 1955, Part. II, p. 519.

BETKE, K., u. R. GÄDEKE: Zur Behandlung schwerer akuter cerebraler Hirndruckerscheinungen beim Kleinkind. Ärztl. Wschr. **10**, 7 (1955).

— u. H. RAU: Zur Frage der Neigung junger Säuglinge, an Methämoglobinämien zu erkranken. Arch. Kinderheilk. **145**, 195 (1952).

— — Vergleichende Untersuchung der Oxydation vom fetalen und Erwachsenen-Hämoglobin durch Natriumnitrit. Naturwissenschaften **40**, 60 (1953).

— — Die initialen Infektkrämpfe des Kleinkindes. Med. Klin. **49**, 1205 (1954).

BEVAN-LEWIS and TURNER: zit. bei W. SCHOLZ, Monographie, 1951.

BICKENBACH, W.: Exogene Ursachen angeborener Mißbildungen. Arch. Gynäk. **186**, 370 (1954).

BICKFORD, R. G.: Discussion to subcortical and temporal epilepsy localized subcortical discharges related to temporal lobe seizures. Exerpta med. (Amst.). 4. Internat. Congress of EEG and Clinic. Neurophysiol. Ref.-Bd. S. 178 (1957).

BIEMOND, A.: Trauma and anoxaemia. Fol. psychiat. neerl. **61**, 540 (1958).

BIGWOOD, E.: Equilibre physico-chimique du sang dans l'épilepsie. J. Physiol. Path. gén. **22**, 70—78 u. 94—148 (1924).

BINGLEY, T.: Mental symptoms in temporal lobe epilepsy and temporal lobe gliomas. Acta psychiat. scand. Suppl. **120**, Vol. 33 (1958).

BINSWANGER, O.: Zur Epilepsie. Wien: Hölder 1899; 2. Aufl. 1913.

— Aufgaben und Ziele der Epilepsieforschung in symptomatologischer und ätiologischer Beziehung. Epilepsia (Amst.) **1**, 32, 125 (1908).

BISCHOFF, H.: Krämpfe im Kindesalter. Arch. Kinderheilk. Beiheft 2 (1937); zit. bei A. JAKOB in ASCHAFFENBURGS Handbuch.

BISCHOFF, W.: Die Reflex-Epilepsie — ein sympathischer Entladungsvorgang? Acta neuroveg. (Wien) **5**, 306 (1955).

BISMARCK, J.: Häufigkeit und Art der Geburtsverletzungen an Tentorium cerebelli und Falx. Dissertation Marburg 1938.

BLANC, M. A.: Amniotic infection syndrome. Pathogenesis, morphology and significance in circumnatal mortality. Clin. Obstet. Gynec. **2**, 705 (1959).

BLEULER, E.: Lehrbuch der Psychiatrie. 8. Aufl. Berlin-Göttingen-Heidelberg: Springer 1949.

BLEULER, M.: Die Gliose bei Epileptikern. Münch. med. Wschr. **42**, Nr. 33 (1895).

BLUMEL, J., E. B. EVANS and G. W. N. EGGERS: Hereditary cerebral palsy. J. Paediat. **50**, 454 (1957).

BODECHTEL, G.: Die Topik der Ammonshornschädigung. Z. Neurol. **123**, 485 (1930).

— Der hypoglykämische Schock und seine Wirkung auf das Zentralnervensystem. Dtsch. Arch. klin. Med. **175**, 188 (1933).

— Die Veränderungen an der Calcarina bei der Eklampsie und ihre Beziehungen zu den eklamptischen cerebralen Sehstörungen. Albrecht v. Graefes Arch. Ophthal. **132**, 34 (1934).

— Die Bestimmung der Hirndurchblutungsgröße und ihre klinische Bedeutung. Med. Klin. **48**, 1941 (1953).

— Zur Klinik der cerebralen Kreislaufstörungen (mit besonderer Berücksichtigung ihrer cardialen Genese). Verh. dtsch. Ges. Kreisl.-Forsch. **19**, 109 (1953).

— u. G. DÖRING: Cerebrale Zirkulationsstörungen bei Hirngeschwülsten. Z. ges. Neurol. Psychiat. **161**, 166 (1938).

— u. F. ERBSLÖH: Die Veränderungen des Zentralnervensystems bei Diabetes mellitus. Handb. spez. path Anat. u. Histol., Bd. XIII, Teil 2, Bandteil B. Berlin-Göttingen-Heidelberg: Springer 1958.

— u. G. MÜLLER: Die geweblichen Veränderungen bei der experimentellen Gehirnembolie. Z. ges. Neurol. Psychiat. **124**, 746 (1930).

BÖHMIG, R.: Degenerative Verfettung bei intrauteriner Hypoxaemie. Verh. dtsch. Ges. Path. 39. Tagung. **39**, 215 (1955).

BONHOEFFER, K.: Erfahrungen über Epilepsie und Verwandtes im Feldzuge. Mschr. Psychiat. Neurol. **38**, 61—72 (1915).

— Die exogenen Reaktionstypen. Arch. Psychiat. Nervenkr. **58**, 58 (1917).

— Zur Epilepsiediagnose im Sterilisierungsverfahren. Med. Welt **1935**, 1659.

BORMANN, H., u. W. SCHIEFER: Krampfanfälle bei Tumoren des Großhirns. Dtsch. Z. Nervenheilk. **166**, 1—16 (1951).

BORN, E.: Über frühkindliche Hirnschädigung bei der Cytomegalie und ihre Abgrenzung gegenüber der Toxoplasmose. Arch. Psychiat. Nervenkr. **193**, 557 (1955).

BOSCH, G.: Demenz als Folge von Masernencephalitis im Kleinkindesalter (zugleich ein Beitrag zum Problem der Dementia inf. Heller). Nervenarzt **19**, 254—264 (1948).

— Psychopathologie der kindlichen Hirnschädigung. Fortschr. Neurol. Psychiat. **22**, 425—456 (1954).

BOUCHET et CAZAUVIELH: De l'épilepsie considérée dans ses rapports avec l'aliénation mentale Arch. gén. méd. **9**, 510—542 (1825).

— — Annal. médico-psycholog. 1853, p. 236; zit. bei W. SOMMER.

BOURNE, H.: Acute epileptic dementia. J. nerv. ment. Dis. **122**, 288 (1955).

BOURQUIN, J. B.: Les malformations du Nouveauné. Paris: Le François 1948.

BRAIN, R.: A clinical study of increased intracranial pressure in sixty cases of cerebral tumor. Brain **48**, 105 (1925).

BRAND, E.: Zur Morphogenese pathologischer Gliafaserstrukturen mit besonderer Berücksichtigung gewebsmechanischer Momente. Z. ges. Neurol. Psychiat. **173**, 178 (1941).

BRANTE, G.: Studies on lipids in the nervous system with special reference to quantitative chemical determination and topical distribution. Acta physiol. scand. Suppl. **63, 18, 1** (1949).

BRATZ, E.: Ammonshornbefunde bei Epileptischen. Arch. Psychiat. Nervenkr. **31**, 820 (1899).

— Über das Ammonshorn bei Epileptischen und Paralytikern. Allg. Z. Psychiat. **56**, 841 (1899).

— Das Ammonshorn bei Epileptischen, Paralytikern, Senildementen und anderen Hirnkranken. Mschr. Psychiat. Neurol. **47**, 56 (1920).

BRATZ, E.: Über Ammonshornsklerose. Z. ges. Neurol. Psychiat. 81, 45 (1923).
— u. LEUBUSCHER: Epilepsie mit Halbseitenerscheinungen. Neurol. Centr.-Bl. **25**, 738 (1906)
BRAUN, F.: Kann heute noch von Epilepsie als von einer Krankheit gesprochen werden? Schweiz. med. Wschr. **82**, 469 (1952).
BRAUNMÜHL, A. v.: Zur Pathogenese örtlich elektiver Olivenveränderungen. Z. ges. Neurol. Psychiat. **120**, 716 (1929).
— Epilepsie, anatomischer Teil. Z. ges. Neurol. Psychiat. **161**, 292 (1938).
— Alterskrankheiten des Zentralnervensystems. Hdb. d. spez. Pathol. Anat. u. Hist. Bd. XIII, 1. Teil, Bandteil A, S. 337. Berlin-Göttingen-Heidelberg: Springer 1958.
BREMER, F.: Nouvelles recherches par le mécanisme du sommeil. C. R. Soc. Biol. (Paris) **122**, 460 (1936).
BRESLER, J.: Klinische und pathologisch-anatomische Beiträge zur Mikrogyrie. Arch. Psychiat. **31**, 566 (1899).
BRIDGE, E. M.: Epilepsy and convulsive disorders in childhood. New York: McGraw-Hill 1949.
BROMAN, T.: The permeability of the cerebrospinal vessels in normal and pathological conditions. Kopenhagen: Munksgaard 1949.
— Supravital analysis of disorders in the cerebrovascular permeability. Acta psychiat. (Dän.) **25**, 19 (1950).
BROSER, F.: Die cerebralen vegetativen Anfälle. Berlin-Göttingen-Heidelberg: Springer 1958.
BROWNE-MAYERS, A. N., TH. F. HENLEY and P. F. OSTWALD: Case report of grand mal convulsions following more than 150 electric convulsive treatments: a clinical and electroencephalographic study. Psychiat. Quart. **31**, 109 (1957).
BRÜCKE, F., H. PETSCHE, B. PILLAT u. E. DEISENHAMMER: Die Beeinflussung der „Hippocampus-arousal-Reaktion" beim Kaninchen durch elektrische Reizung im Septum. Pflügers Arch. ges. Physiol. **269**, 319 (1959).
BRUN, R.: Zur Frage der posttraumatischen Epilepsien. Vorbelastung und Katamnesen. Schweiz. Arch. Neurol. Psychiat. **76**, 360 (1955).
BUCY, P., and C. A. KLÜVER: Anatomic changes secondary to temporal lobectomy. Arch. Neurol. Psychiat. (Chic.) **44**, 1142 (1940).
BÜCHNER, F.: Die pathogenetische Wirkung des allgemeinen Sauerstoffmangels, insbesondere bei der Höhenkrankheit und bei dem Höhentod. Klin. Wschr. **21**, 72 (1942).
— H. RÜBSAAMEN u. H. NAUJOKS: Mißbildungen am Hühnchenkeim nach kurzfristigem Sauerstoffmangel in der Frühentwicklung. Naturwissenschaften **40**, 276 (1953).
BÜSSOW, H., u. A. MEIER: Über cerebrale Defektzustände nach parainfektiöser Encephalitis. Arch. Psychiat. Nervenkr. **194**, 105—124 (1956).
BUMKE, O., u. H. KÜTTNER: Zur Behandlung von Krämpfen mit Exstirpation einer Nebenniere. Zbl. Chir. **47**, 1410 (1920).
BURGER, K.: zit. bei H. KAFFARNIK. Mschr. Geburtsh. Gynäk. **97**, 75 (1934).
BURMESTER, K.: Postvacinale Encephalitis und Encephalopathie. Dtsch. Z. Nervenheilk. **180**, 252 (1960).
BUSCAINO, V. M.: Rontgenirradiazione della regione ipofisaria negli epilettici. Rass. clin-sci. Ist. biochim. ital. 8 (1930).
BYROM, A. B.: The pathogenesis of hypertensive encephalopathy and its relation to the malignant phase of hypertension. Lancet **1954/II**, 201.
CADILHAC, J.: Hippocampe et épilepsie. Thése. Montpellier: P. Dehan 1955.
CAJAL, S. R.: Studien über die Hirnrinde des Menschen. 4. Heft „Die Riechrinde beim Menschen und Säugetier". Leipzig: Barth 1903.
CAMMERMEYER, J.: Über Gehirnveränderungen, entstanden unter Sakel'scher Insulintherapie bei einem Schizophrenen. Z. ges. Neurol. Psychiat. **163**, 617 (1938).
— Anatomo-pathological findings in eclampsia. Oslo: Jacob 1946.
— The agonal nature of cerebral red softening: re-evaluation of morphological findings. Acta psychiat. (Kbh.) **28**, 9 (1953).
CAMPAILLA, G.: Quadri elettroencefalografici delle sindromi encefalitische infantili. Problemi fisiopatologici e clinici relativi. G. Psichiat. Neuropat. **87**, 1 (1950).
CAMPBELL, W. A.: The effects of neonatal asphyxia on physical and mental development. Arch. Dis. Childh. **25**, 35 (1950).
CARO, D. DE: Osped. psychiat. **10** (1942); zit. bei W. SCHOLZ u. H. HAGER.

Caspers, H.: Die Beeinflussung der corticalen Krampferregbarkeit durch das aufsteigende Reticularsystem des Hirnstammes. Z. ges. exp. Med. **129**, 198 (1957).

Catel, W.: Krämpfe im Kindesalter. Neue med. Welt **19**, 1649—1653 (1950).

Cavanagh, J. B., and A. Meyer: Aetiological problems in temporal lobe epilepsy. Kongreßbericht London, p. 141, 1955.

— — Aetiological aspects of Ammons horn sclerosis associated with temporal lobe epilepsy. Brit. med. J. **1956/II**, 1403.

Cavazzuti, G. B., e U. Gobbi: Contributo alla conoscenza degli stati infiamma tori del tronco encefalico. Acta paediat. lat. (Reggio Emilia) **12**, 1 (1959).

Caveness, W. F., K. C. Nielsen, P. I. Yakovlev and R. D. Adams: Electroencephalographic and clinical studies of epilepsy during the maturation of the monkey. Epilepsia (Boston) **3**, 137 (1962).

Cerletti, N.: L'ellettroschock. Arch. gen. Neurol. Psychiat. **19**, **266** (1938).

Chang, H. R.: Cold Spr. Harb. Symp. quant. Biol. **17**, 189 (1952).

Chaslin, Ph.: Note sur l'anatomie pathologique de L'épilepsie dite essentielle la sclérose nevrotique. C. R. Soc. Biol. (Paris) **9**, 1 (1889).

— Contribution à l'étude de la sclerose cérébrale. Arch. Méd. exp. **3**, 305 (1891).

Chavany, J. A.: Epilepsie. Etude clinique, diagnostique, physio-pathogénique et thérapeutique. Paris: Masson 1958.

Chorobski, J., and W. Penfield: Cerebral vasodilator nerves and their patway from the medulla oblongata. Arch. Neurol. (Chic.) **28**, 1257 (1932).

Christensen, E., and K. H. Krabbe: Poliodystrophia cerebri progressiva (infantilis). Arch. Neurol. Psychiat. (Chic.) **61**, 28 (1949).

Churchill, I. A.: The relationship of Little's disease to premature birth. Amer. J. Dis. Child. **96**, 32—39 (1958).

— The relationship of epilepsy to breech delivery. Electroenceph. clin. Neurophysiol. **11**, 1 (1959).

Clarke, J. M.: Epileptic attacts preceded by subjective auditory and taste sensations, probably due to a tumor of the left temporosphenoidal lobe. Lancet **1900/I**, 1110.

Cobb, S.: Causes of epilepsy. Arch. Neurol. Psychiat. (Chic.) **27**, 1245 (1932).

— and J. E. Finesinger: Cerebral circulation XIX. The vagal pathway of the vasodilator impulses. Arch. Neurol (Chic.) **28**, 1243 (1932).

Colle, G.: D'une dégénérescence spinocerebelleuse avec mouvements involontaires unilatéraux du type athétosique chez un débile epileptique. Acta neurol. belg. **2**, 114 (1958).

Conrad, K.: Erbanlage und Epilepsie I. Z. ges. Neurol. Psychiat. **153**, 271 (1935).

— Erbanlage und Epilepsie II. Z. ges. Neurol. Psychiat. **155**, 254 (1936).

— Ergebnisse einer Nachkommenschaftsuntersuchung. Z. ges. Neurol. Psychiat. **159**, 521 (1937).

— Aphasie, Agnosie, Apraxie. Fortschr. Neurol. Psychiat. **19**, 291 (1951).

Coper, H., H. Herken u. W. Koransky: Die freien Nucleotide des Gehirns im generalisierten Krampfanfall. Naunyn-Schmiedeberg's Arch. exp. Path. Pharmak. **234**, 455 (1958).

— — L. Rosenkötter u. H. Selbach: Hirnelektrische Untersuchungen nach Einwirkung der krampfhindernden Hexachlorecyclohexane. Klin. Wschr. **30**, 551 (1952).

Corsellis, A. N.: The incidence of Ammon's horn cslerosis. Brain **80**, 193 (1957).

— Individual variation in the size of the tentorial opening. J. Neurol., Neurosurg. Psychiat. **21**, 279 (1958).

Corsino, G. M., e E. Lugaresi: Il parto distocico nelle epilessie infantili. G. Psichiat. Neuropat. **84**, 581—593 (1956).

— e E. Lugaresi: Brevi considerazioni sugli aspetti clinici ed EEG negli esiti di 30 casi di encefalopatia acuta infantile. G. Psichiat. Neuropat. **84**, 1 (1956).

Coulbaut: Les lésions de la corne d'Ammon dans l'épilepsie. Paris: Delahaye et Lecrosnier 1881.

Courville, G. B.: Asphyxia as a consequence of nitrous oxide anesthesia. Medicine (Baltimore) **15**, 129 (1936).

— Ultimate Residual Lesions of Antenatal and Neonatal Asphyxia. Amer. Dis. J. Child. **84**, 64—78 (1952).

— Late cerebral changes incident to severe hypoglycemia (Insulin Shock). Arch. Neurol. Psychiat (Chic.) **78**, 1 (1957).

COURVILLE, G. B.: Antenatal and paranatal circulatory disorders as a cause of cerebral damage in early life. J. Neuropath. exp. Neurol. **18**, 115 (1959).

CREDNER, L.: Klinische und soziale Auswirkungen von Hirnschädigungen. Z. ges. Neurol. Psychiat. **126**, 721 (1930).

CREMERIUS, J., u. R. JUNG: Über die Veränderungen des Elektroencephalogrammes nach Elektroschockbehandlung. Nervenarzt **18**, 193 (1947).

CREUTZFELDT, H. G.: Untersuchungen über die Todesursachen bei Frühgeburten. Mschr. Kinderheilk. **52**, 24(1932).

— Neurophysiologische Grundlagen der elektrischen Reizung des Gehirns. Neurochirurgia (Stuttg.) **1**, 38 (1958).

— u. G. BAUMGARTNER u. L. SCHOEN: Reaktionen einzelner Neurone des senso-motorischen Cortex nach elektrischen Reizen. Arch. Psychiat. Neurol. **194**, 597 (1956).

— A. KASAMATSU u. A. VAZ-FERREIRA: Aktivitätsänderungen einzelner corticaler Neurone im akuten Sauerstoffmangel und ihre Beziehungen zum EEG bei Katzen. Pflügers Arch. ges. Physiol. **263**, 647 (1957).

CRINIS, M. DE: Die Beteiligung der humoralen Lebensvorgänge des menschlichen Organismus am epileptischen Anfall. Monograph. Neurol. **22** (1920).

CRITCHLEY, M.: Clinical classification of the epilepsies. Epilepsia Newsletter 1957 Brüssel.

CROME, L.: Encephalopathy following infantile gastroenteritis. Arch. Dis. Childh. **27**, 468 (1952).

— A morphological critique of temporal lobectomy. Lancet **1955/I**, 882—884.

— A case of lipoidosis following Rh factor incompatibility. J. clin. Path. **9**, 4 (1956).

— Infantile cerebral gliosis with giant nerve cells. J. Neurol. Neurosurg. Psychiat. **20**, 117 (1957).

— Multilocular cystic encephalopathy of infants. J. Neurol. Neurosurg. Psychiat. **21**, 146 (1958).

CROSS, K. W.: Modern trends in Pediatries. London 1958; zit. bei E. ROMINGER.

CSALAY, L., J. FENYES, B. KELENTEI u. G. LUDANY: Untersuchungen über den Pathomechanismus der hypoxischen Liquordrucksteigerung. Acta med. Acad. Sci. hung. **10**, 397—404 (1957).

CUMPSTON, L. G. B.: Foetal and neonatal anoxia in relation to obstetrical analgesia and anaesthesia. Med. J. Aust. 327 (1954).

CURSCHMANN, H.: Zur Topographie des Gyrus hippocampi. bzw. uncinatus. Dtsch. Z. Nervenheilk. **163**, 527 (1950).

CUSHING, H.: The field defects produced by temporal lobe lesions. Brain **44**, 341 (1922).

DAHLMANN, A.: Beiträge zur Kenntnis der symmetrischen Höhlen im Großhirnmark des Säuglings usw. Z. ges. Neurol. Psychiat. **3**, 223 (1910).

DAITZ, H. M., and T. P. S. J. POWELL: J. Neurol. Neurosurg. Psychiat. **17**, 75 (1954); zit. bei A. MEYER, Marseille-Sympos.

DALY, D.: Uncinate fits. Neurology (Minneap.) **8**, 250 (1958).

DAVIS, E. W., H. W. MCCULLOCH and E. ROSEMAN: Rapid changes in the O_2 tension of cerebral cortex during induced convulsions. Amer. J. Psychiat. **100**, 825 (1944).

DAWSON, R. M. C., and D. RICHTER: Amer. J. Physiol. **160**, 202 (1950); zit. bei P. J. HEALD.

DECHAMPS, A., G. COLLE et J. HOZAY: Aspects neurologiques tardifs (cérébelleux ou rigides) au cours de démences épileptiques. Acta med. belg. **2**, 105 (1958).

DEKABAN, A. S., and R. M. NORMAN: Hemiplegia in early life associated with thrombosis of the sagittal sinus and its tributary veins in one hemisphere. J. Neuropath. exp. Neurol. **17**, 461 (1958).

DELASIAUVE: Die Epilepsie. Weimar: Bernh. Friedr. Voigt 1855.

DELBRUCK, H.: Epileptisch und epileptoid. Gedanken zum Körperbau- und Charakterproblem. Arch. Psychiat. **82**, 708 (1928).

DENNY-BROWN, D.: The treatment of recurrent cerebro-vascular symptoms and the question of vasospasm. Med. Clin. N. Amer. **35**, 1457 (1951).

— Recurrent cerebrovacular symptoms of vasospasm. Arch. Neurol. (Chic.) **67**, 117 (1952).

DENST, D., TH. W. RICHEY and K. T. NEUBUERGER: Diffuse traumatic degeneration of the cerebral grey matter. J. Neuropath. exp. Neurol. **17**, 450 (1958).

DICKMANN, G. H.: Surgical Treatment of Epilepsy: Subpial resection of Epileptogenic Focus. Pren. méd. argent. **35**, 709 (1948).

DIEZEL, P. B.: Mikrogyrie infolge cerebraler Speicheldrüsenvirusinfektion im Rahmen einer generalisierten Cytomegalie bei einem Säugling. Zugleich ein Beitrag zur Theorie der Windungsbildung. Virchows Arch. path. Anat. **325**, 109—130 (1954).

DODGE, P. R., E. P. RICHARDSON jr. and M. VICTOR: Recurrent convulsive seizures as a sequel to cerebral infarction: a clinical and pathological study. Brain **77**, 610 (1954).

DÖRFLER, R.: Über die Häufigkeit hepatischer Embryopathien. Ärztl. Mschr. **13**, 779 (1958).

DÖRING, G.: Zur Histopathologie und Pathogenese des tödlichen Insulinschocks. Dtsch. Z. Nervenheilk. **147**, 217 (1938).

DOLLINGER, A.: Beiträge zur Aetiologie und Klinik der schweren Formen angeborener und früh erworbener Schwachsinnszustände. Monogr. aus dem Gesamtgebiet d. Neur. u. Psychiat., Heft 23. Berlin: Springer 1921.

— Geburtstrauma und Zentralnervensystem. Ergebn. inn. Med. Kinderheilk. **31**, 1927.

DONDRES, F. C., and VAN DER BELLE CALLENFELS: Researches on epilepsies ect.; zit. bei J. R. REYNOLDS.

DONGIER, S.: Statistical study of clinical and electroencephalographic manifestations of 536 psychotic episodes occuring in 516 epileptics between clinical seizures. Epilepsia (Boston) **1**, 117 (1959/60).

DOOVE, M. T., and K. STERN: Vascular lesions in the brainstem and occipital lobe ocurring in association with brain tumours. Brain **61**, 70 (1938).

DRESZER, R., u. W. SCHOLZ: Experimentelle Untersuchungen zur Frage der Hirndurchblutungsstörungen beim generalisierten Krampf. Z. ges. Neurol. Psychiat. **164**, 140 (1938).

DREYER, R.: Stand der klinischen Elektroencephalographie in Diagnostik und Therapie der Epilepsie. Fortschr. Neurol. Psychiat. **24**, 457 (1956).

DRIESEN, F.: Introduction à l'anatomie du rhinencéphale. Acta neurol. belg. **56**, 115—131 (1956).

DRIESEN, M., P. HAHN u. W. RUMMEL: Auswertung antiepileptischer Arzneistoffe mittels lokalisierter Strychnin-Krampfpotentiale. Naunyn-Schmiedeberg's Arch. exp. Path. Pharmak. **216**, 163 (1952).

DROOGLEEVER-FORTUYN, J.: Diskussionsbemerkung. Coll. sur les problèmes des anatomie normale et pathologique posés parles dés charges épileptiques. Acta neurol. belg. **56**, 135 (1956).

— Unterschiedliche Bewegungsweisen im epileptischen Anfall. Wien. med. Wschr. **109**, 475 (1959).

DÜNNER, L., B. OSTERTAG u. H. LÜCKE: Insulinkrämpfe und reticulo-endotheliales System. Klin. Wschr. **13**, 101 (1934).

DUGNET: Trois faits du sclérose du cervelet observés chez des épileptiques. Bull. Soc. anat. (Paris) 1865.

DUMERMUTH, G.: Über die Blitz-Nick-Salaam-Krämpfe und ihre Behandlung mit ACTH und Hydrocortison. Helv. paediat. Acta **14**, 250 (1959).

DUSSER DE BARENNE, J. G.: The mode and site of action of strychnine in the nervous system. Physiol. Rev. **13**, 325 (1933).

— Physiologie der Großhirnrinde. BUMKE-FORSTER: Hdb. Neurol., Bd. 2, S. 268. Berlin: Springer 1937.

— and W. S. MCCULLOCH: Factors for facilitation and extinction in the cerebral nervous system. J. Neurophysiol. **2**, 319 (1939).

EARLE, K. M., M. BALDWIN and W. PENFIELD: Incisural sclerosis and temporal lobe seizures produced by hippocampal herniation at birth. Arch. Neurol. (Chic.) **63**, 27 (1953).

EASTMAN, N. J.: Mount Everest in utero. Amer. J. Obstet. Gynec. **67**, 701 (1954).

— and M. DE LEON: The etiology of cerebral palsy. Amer. J. Obstet. Gynec. **69**, 950 (1955).

ECCLES, J. C.: Interpretation of action potentials evoked in the cerebral cortex. Electroenceph. clin. Neurophysiol. **3**, 449 (1951).

— The physiology of electrical signs of nervous activity. Baltimore: Johns Hopkins Press 1957.

ECHEVERRIA: On Epilepsy. New York: Wood & Co. 1870.

ECHLIN, FR. A.: Vasospasm and focal cerebral ischemia. Arch. Neurol. (Chic.) **47**, 77 (1942).

ECKSTEIN, A.: Encephalitis im Kindesalter. Ergebn. inn. Med. Kinderheilk. **36**, 493—662 (1929).

ECONOMO, C. v.: Hdb. d. norm. u. path. Physiologie 17, 1. Vol. Berlin: Springer 1926.

— Zellaufbau der Großhirnrinde. Berlin: Springer 1927.

EDGAR, G. W. F.: Myelination studied by quantitative determination of myelin lipids with reference to the problem of demyelination. Utrecht: L. E. Bosch. 1955.

EDINGER, L.: Ammonshorn und Epilepsie. Wien. med. Wschr. **67**, 2020—2021 (1917).

EDSTROM, R. F. S., and H. E. ESSEX: Swelling of the brain induced by anoxia. Neurology (Minneap.) **6**, 118 (1956).

EFRON, E.: The conditioned inhibition of uncinate fits. Brain **80**, 251 (1957).

EGGERT, F.: Die psychische Tätigkeit des Gehirns. Z. f. d. Anthropologie. Herausgegeb. v. NASSE **2**, 129 (1823).

EHLING, U., u. E. KROKOWSKI: Z. Naturforsch. **14b**, 201 (1959); zit. bei H. NACHTSHEIM.

EHRMANN, R., u. A. JAKOBY: Über Blutungen bei mit Insulin behandelten Komafällen. Klin. Wschr. **4**, 2151 (1925).

EICH, J., u. K. WIEMERS: Über die Permeabilität der Blut-Hirnschranke gegenüber Trypanblau, speziell im akuten Sauerstoffmangel. Dtsch. Z. Nervenheilk. **164**, 537 (1950).

EICKE, W. J.: Zur Frage der fetalen Encephalitis, Meningitis und ihrer Folgeerscheinungen. Arch. Psychiat. **116**, 568 (1943).

— Gefäßveränderungen bei Meningitis und ihre Bedeutung für die Pathogenese frühkindlicher Hirnschäden. Virchows Arch. path. Anat. **314**, 88—124 (1947).

— Infektiöse Embryopathien. Tagung der Vereinigung dtsch. Neuropathologen. 1956. Zbl. ges. Neurol. Psychiat. **36**, 260 (1956).

— Les maladies inflammatoires de l'encéphale chez le foetus. Colloque sur les malformations congénitales de l'encéphale 1959.

EISNER, V., L. L. PAULI and S. LIVINGSTON: Hereditary aspects of epilepsy. Bull. Johns Hopk. Hosp. **105**, 245—271 (1959).

ELZE, C.: Impressio tentorii. Braus Anatomie des Menschen, Bd. 3, S. 134, 191. Berlin: Springer 1932.

EMMINGER, E.: Pränataler Schaden und Geburtstrauma. Dtsch. med. Wschr. **80**, 1182 (1955).

ENGEL, G. L., and S. G. MARGOLIN: The clinical correlation of the electroencephalogram with carbohydrate metabolism. J. nerv. ment. Dis. **93**, 629 (1941).

ENGEL, R.: Die praktische Bedeutung des Wasserhaushaltes in der Epilepsie, zugleich ein Beitrag zur Permebilitätstheorie. Nervenarzt **6**, 120 (1933).

ERBSLÖH, F.: Deutung und Fehldeutung von Durchblutungsstörungen des Gehirns. Ärztl. Forsch. **10**, 182 (1956).

— Kernikterus (Hirnveränderungen bei Morbus hämolyticus neonatorum). Hdb. spez. path. Anatomie und Histologie. 13. Bd., 2. T., Bandteil B. Berlin-Göttingen-Heidelberg: Springer 1958.

ERNHART, C. B., F. K. GRAHAM and DON L. THURSTON: The relationship of perinatal anoxia to intelligence and to neurological deviations in the preschool child. Presented to Amer. Psychol. Ass., Aug. 28, 1958.

ERWIN, F., A. W. EPSTEIN and H. E. KING: Behaviour of epileptic and nonepileptic patients with „temporal spikes". Arch. Neurol. (Chic.) **74**, 488—496 (1955).

ETHELBERG, S., and V. A. JENSEN: Obscurations and further time-related paroxysmal disorders in intracranial tumors. Syndrome of initial hernation of parts of the brain through the tentorial incisure. Arch. Neurol. (Chic.) **68**, 130 (1952).

EXNER, R.: Jahrbuch der spirometrischen Analytik und Diagnostik. Wien: Maudrich 1948.

FAETH, W. H., A. E. WALKER and W. A. WARNER: The electroencephalographic concomitants of experimental subcortical epilepsy. Acta neurol. lat.-amer. **1**, 239 (1955).

FALRET, J.: De l'état mental des épileptiques. Arch. gén. de méd. 1860.

FANCONI, G.: Psychomotorische und Petit-Mal-Anfälle als Spätsymptome einer „Masernencephalitis" der linken Hemisphäre. Helv. paediat. Acta **10**, 317—323 (1955).

— u. H. ZELLWEGER: Die beiden Schädigungen des Zentralnervensystems infolge Erkrankungen des Fötus und Kleinkindes. Schweiz. Arch. Neurol. Psychiat. **63**, 193 (1949).

FATTOVICH, G.: Aspetti istopatologici in un caso di encefalopatia infantile. Cervello **33**, 401 (1957).

— Sul ramollimento del corno d'Ammone. (Osservazione anatomo-patologica di quattro casi.) Cervello **34**, 379 (1958).

FAXEN, N.: Rev. franç. Pédiat. **11**, 665 (1935); zit. bei G. HERLITZ.

FAZEKAS, J. F., F. A. ALEXANDER and H. E. HIMWICH: Tolerance of newborn to anoxia. Amer. J. Physiol. **134**, 281 (1941).

FAZIO, C., and U. SACCHI: Experimentally produced red softening of the brain. J. Neuropath. exp. Neurol. **13**, 476 (1954).

FEINDEL, W., and W. PENFIELD: Localization of Discharge in Temporal Lobe Automatism. Arch. Neurol. Psychiat. (Chic.) **72**, 605—630 (1954).

FÉRÉ, CH.: Le tic de Salaam, les salutations névropath. Progr. méd. 970 (1883).

— Die Epilepsie. Übersetzung von P. EBERS. Leipzig: W. Engelmann 1896.

FERRARO, A., and G. A. JERVIS: Brain Pathology in 4 cases of schizophrenia treated with insulin. Psychiat. Quart. **13**, 207 (1939).

— L. ROIZIN and HELFAND: Morphologic changes in the brain of monkeys following convulsions electrically induced. J. Neuropath. exp. Neurol. **5**, 285 (1946).

FEUCHTWANGER, E.: Anfallsaequivalente und psychische Dauerveränderungen bei der Epilepsie nach Hirnverletzung. Nervenarzt **3**, 577 (1930).

FEUDELL, P.: Über das Manifestationsalter cerebraler Anfallsleiden und die Krampfbereitschaft der verschiedenen Lebensalter. Z. Altersforsch. **8**, 35 (1954).

FISCHER, D., Z. LODIN and J. KOLOUSEK: A contribution to the histopathology of experimental epileptic seizures evoked by methionine sulphoximine (MSI). Exc. Med. Kongr. EEG/Nphys. 1957, S. 180.

FISCHER, H.: Die chirurgischen Ereignisse in den Anfällen der genuinen Epilepsie. Arch. Psychiat. **36**, 508 (1903).

FISCHER-BRÜGGE, E.: Ein psychisches Syndrom bei Schläfenlappenprozessen: „Depressive Verstimmung". Zbl. Neurochir. **10**, 253 (1950).

FLECHSIG, P.: Gehirn und Seele. 2. Aufl. Leipzig: Veit & Co. 1896.

FLEISCHHAUER, K.: Zur Chemoarchitektonik der Ammonsformation. Nervenarzt **30**, 305—309 (1959).

— u. E. HORSTMANN: Intracortikale Dithizonfärbung homologer Felder der Ammonshornformation von Säugern. Z. Zellforsch. **46**, 598 (1957).

FORBES, H. S.: Cerebral circulation: I. Observation and measurement of pial vessels. Arch. Neurol. (Chic.) **19**, 751 (1928).

— and S. COBB: Vasomotor control of cerebral vessels. Amer. Res. nerv. ment. Dis. Proc. **18**, 201 (1938); Brain **61**, 221 (1938).

— and H. G. WOLFF: Cerebral circulation III. The vasomotor control of cerebral vessels. Arch. Neurol. (Chic.) **19**, 1057 (1928).

FORD, F. R.: Diseases of the nervous system in infancy, childhood and adolescence. Springfield (Ill.): Thomas 1952.

— S. LIVINGSTON and C. V. PRYLES: Familial degeneration of the cerebral grey matter in childhood. J. Pediat. **39**, 33—34 (1951).

FOERSTER, O.: Die Pathogenese des epileptischen Krampfanfalles. Dtsch. Z. Nervenheilk. **94**, 15 (1926); — Zbl. ges. Neurol. Psychiat. **44**, 746 (1926).

— u. W. PENFIELD: Der Narbenzug am und im Gehirn bei traumatischer Epilepsie in seiner Bedeutung für das Zustandekommen der Anfälle und für die therapeutische Bekämpfung derselben. Z. ges. Neurol. Psychiat. **125**, 475 (1930).

FÖRSTER, E.: Über die Grundlagen der Lehre von der erhöhten Krampfbereitschaft im Kindesalter. Dtsch. Z. Nervenheilk. **174**, 140—155 (1956).

FOWLER, M.: Brain damage after febrile convulsions. Arch. Dis. Childh. **32**, 67 (1957).

FRANTZ, R.: The psychiatric manifestations of temporal lobe lesions. Bull. Los Angeles neurol. Soc. **12**, 150—165 (1947).

FREUND, M.: Fieberkrämpfe als Ausdruck der geburtstraumatischen Epilepsien. Mschr. Kinderheilk. **57**, 159 (1933).

FRIEDE, R.: Über Beziehungen zwischen histochemischen Glykogenbefunden und der Hirnwellenfrequenz im EEG an einem Material von menschlichen Biopsien. Arch. Psychiat. Nervenkr. **194**, 213 (1955).

FRIEDRICHSEN, C., and J. MELCHIOR: Febrile convulsions in childhood. Their Frequency and Prognosis. Acta paediat. (Uppsala) **43**, Suppl. 100 (1954).

FRIEDMAN, A., and A. LEVINSON: Neurologic disorders in children. A study of 282 hospital cases. Arch. Paediat. **72**, 51—69 (1955).

Frisch, F.: Die pathophysiologischen Grundlagen der Epilepsie. Z. ges. Neurol. Psychiat. **65**, 192 (1921).
— Das „vegetative System“ der Epileptiker. Monographien aus dem Gesamtgebiet der Neurologie, Bd. 52. Berlin: Springer 1928.
— u. E. Fried: Zur Frage der angeblichen Alkalose bei Epilepsie. Z. ges. exp. Med. **49**, 462 (1926).
— — Die Serumeiweißkörper bei Epilepsie. Z. ges. exp. Med. **56**, 766 (1927).
Fritzsche, F., u. K. Dohrn: Statistische Untersuchungen über das Geburtstrauma. Zbl. allg. Path. path. Anat. **99**, 439 (1959).
Fritzsche, I., u. H.: Elektroencephalographische Diagnostik cerebraler Erkrankungen im Kindesalter. Ärztl. Forsch. **10**, 336—342 (1956).
Fuhrmann, M., J. Ross u. R. Magun: Experimentelle Untersuchungen über die Behandlung der Status epilepticus. Dtsch. Z. Nervenheilk. **172**, 352 (1954).
Gamper, E., u. G. Stiefler: Klinisches Bild und anatomischer Befund nach Drosselung. Ein Beitrag zur Frage der örtlichen Vulnerabilität. Arch. Psychiat. **106**, 744 (1937).
Gänshirt, H.: Zur Bedeutung der Elektroencephalographie in der klinischen Neurologie. Nervenarzt **30**, 111 (1959).
— u. W. Zylka: Überlebenszeit, Erholungslatenz und Elektrocorticogramm des Warmblütergehirns in ihrer Abhängigkeit vom Blutdruck. Pflügers Arch. ges. Physiol. **256**, 181 (1952).
— — Die Erholungszeit am Warmblütergehirn nach kompletter Ischämie. Arch. Psychiat. Nervenkr. **189**, 23 (1952).
— L. Dransfeld u. W. Zylka: Das Hirnpotentialbild und der Erholungsrückstand am Warmblütergehirn nach kompletter Ischämie. Arch. Psychiat. Nervenkr. **189**, 109 (1952).
— G. Severin u. W. Zylka: Die Erholungslatenz des Warmblütergehirns nach kompletter Ischämie. Pflügers Arch. ges. Physiol. **256**, 219 (1952).
— K. Poeck, H. Schliep, K. Vetter u. L. Gänshirt: Durchblutung und Sauerstoffversorgung des Gehirns im Elektrokrampf bei Katze und Hund. Arch. Psychiat. Nervenkr. **198**, 601 (1959).
Ganter, R.: Über Degenerationszeichen von Iris, Ohr, Zähnen usw. bei Gesunden, Epileptikern und Idioten. Allg. Z. Psychiat. **70**, 6 (1913).
Garsche, R.: Das Elektroencephalogramm bei den psychomotorischen Anfällen im Kindesalter. Arch. Kinderheilk. **153**, 27 (1956).
— Die Dämmeranfälle mit dem sog. Petit-Mal-EEG. Ein Beitrag zum Problem des Petit-Mal-Status. Mschr. Kinderheilk. **105**, 164 (1957).
Gastaut, H.: Colloque sur les problèmes d'anatomie normale et pathologique posés par les décharges épileptiques. Acta neurol. belg. **56**, 1 (1956).
— So-called „psychomotor“ and „temporal“ epilepsy. A critical study. Epilepsia (Boston) **2**, 57 (1953).
— Etiology, Pathology and Pathogenesis of temporal lobe epilepsy. A summary of the intern. Colloquium held in Washington 11—23, March, 1957.
— Die psychomotorische Epilepsie. Triangel **3**, 98—104 (1957).
— The epilepsies. Oxford: Blackwell Sci. Publ. 1954.
— et Y. Gastaut: Corrélations électroencéphalographiques et cliniques à propos de 100 cas d'epilepsie dite „psychomotrice“ avec foyers sur la région temporale du scalp. Rev. Oto-neuro-ophthal. **23**, 257 (1951).
— and Fisher-Williams, M.: The physiopathology of epileptic seizures. Handbook of Physiology. Neurophysiology II, S. 329. American Physiology Society. Washington 1960.
— G. Morin et N. Lesevre: Étude du comportment des épileptiques psychomoteurs dans l'intervalle de leur crises. Ann. méd.-psychol. **113**, 1 (1955).
— J. Roger et A. Roger: Sur la signification de certaines fugues épileptiques. A propos d'une observation électroclinique d'état de mal temporal. Rev. neurol. **94**, 298—301 (1956).
— H. Terzian, R. Naquet et K. Luschnat: Corrélations entre les „automatismes“ des crises temporales et les phénoménes electroencéphalographiques qui les accompagnent. Rev. neurol. **86**, 678 (1952).
— R. Naquet, R. Vigouroux et J. Corriol: Provocation de comportements émotionells divers par stimulation rhinencéphalique chez le chat avec électrodes a demeure. Rev. neurol. **86**, 319 (1952).

GASTAUT, H., R. NAQUET, R. VIGOUROUX, A. ROGER et M. BADIER: Etude électrographique chez l'homme et chez l'animal des discharges épileptiques dits „psychomotrices". Rev. neurol. 88, 310 (1953).
GAUPP, R.: Die Dipsomanie, S. 102. Jena: Fischer 1901.
GELFAN, S., and I. M. TARLOW: Differential vulnerability of spinal cord structures to anoxia. J. Neurophysiol. 18, 170 (1955).
GELLHORN, E.: On the physiological action of carbon dioxide on cortex and hypothalamus. Electroenceph. clin. Neurophysiol. 5, 401 (1953).
— H. M. BALLIN u. C. M. RIGGLE: Hypothalamus and Thalamus as pacemakers of cortical activity in asphyxie and anoxia. Acta neuroveg. (Wien) 2, 237 (1951).
— J. HYDE and J. GAY: Proprioception and convulsions. Arch. int. Pharmacodyn. 80, 110 (1949).
GEORGET, M.: De la physiologie du systéme nerveux et spécialement du cerveau. Paris: I. B. Baillière 1821.
GEORGI, F.: Zur Genese des epileptischen Anfalls. (Ionogene Kolloidstabilitätsstörung — Theorie der Faktorenkoppelung.) Klin. Wschr. 4, 2053 (1925).
— Zur Pathophysiologie des epileptischen Anfalls. Dtsch. Z. Nervenheilk. 83, 356 (1924).
— u. Ö. FISCHER: Humoralpathologie der Nervenkrankheiten. BUMKE u. FOERSTERs Handb. der Neurologie Bd. VII/1, Berlin: Springer 1935.
GERLACH, J., u. H. BECKER: Störungen der Bluthirnschranke bei gedeckten stumpfen Schädelhirntraumen. Z. Naturforsch. 8b, 578 (1953).
GERSTMANN, J.: Beitrag zur Kenntnis der Entwicklungsstörungen in der Hirnrinde bei genuiner Epilepsie. Arb. neurol. Inst. Univ. Wien 21, 1 (1916).
GIBBS, F. A., and E. L. GIBBS: Classification of epileptic patients and controll subjects. Arch. Neurol. Psychiat. (Chic.) 50, 121 (1943).
— — Atlas of Electroencephalography, Vol. II, Epilepsy. Cambridge (Mass.): Addison-Wesley-Press 1952.
— — Changes in generalized and focal seizure activity with age. Epilepsia newsletter 7 (1957) (Congress).
— — and W. G. LENNOX: Epilepsy: A paroxysmal cerebral dysrhythmia. Brain 60, 377—388 (1937).
— — — Cerebral dysrhythmias of epilepsy. Arch. Neurol. (Chic.) 39, 298 (1938).
GIROIRE, H., A. CHARBONNEL, P. VERCELLETTO et TRICHET: Remarques sur l'étiologie de 200 cas d'épilepsie génerelisée a début tardif (importance du facteur alcoolique). Rev. neurol. 94, 634—638 (1956).
GLANDER, R., u. H. ILLERT: Amaurose und Hemiparese nach Typhus abdominalis bei einem 3jährigen Kinde. Arch. Kinderheilk. 158, 164 (1958).
GLASER, G. H., and L. M. GOLUB: The Electroencephalogram of psychomotor seizures in childhood. Electroenceph. clin. Neurophysiol. 7, 329 (1955).
GLEES, P., and H. B. GRIFFITH: Bilateral Destruction of the Hippocampus (Cornu Ammonis) in a case of dementia. Mschr. Psychiat. Neurol. 123, 193 (1952).
GLONING, K., u. K. HAYDEN: Die Bedeutung doppelseitiger Anfälle vom Jacksontyp. Wien. Z. Nervenheilk. 7, 177 (1953).
GOERTTLER, K.: Über das pathologische Geschehen in der Pränatalperiode des menschlichen Organismus. Dtsch. med. Wschr. 82, 640 (1957).
GÖLLNITZ, G.: Die Bedeutung der frühkindlichen Hirnschädigung für die Kinderpsychiatrie. Leipzig: Thieme 1954.
GÖTT, H.: Oligophrenia phenylpyruvica unter dem Bild der Blitz-, Nick- und Salaamkrämpfe. Z. Kinderheilk. 80, 325 (1957).
GOOD, M. G.: Experimentelle Untersuchungen über Krampfverlängerungen durch Sauerstoff und Adrenalin. Arch. Psychiat. Nervenkr. 190, 80 (1953).
GOTTA, H.: Tetania y epilepsia. El Dia méd. urug 21, 2209 (1949).
— Tetanie et Epilepsie. Presse méd. 61, 609 (1953).
— and J. B. ODORIZ: The electroencephalogram in Hypoparathyroidism with tetany and epilepsy. J. clin. Endocr. 8, 674 (1948).
GOTTSCHICK, J.: Die normale und die Argyll-Robertson-Pupille im Krampfanfall. Arch. Psychiat. Nervenkr. 193, 117 (1953).
GOWERS, W. R.: Clinical lectures on birth palsies. Lancet 1888/I, 709.

GOWERS, W. R.: Epilepsy and other chronic convulsive diseases. London: J. & A. Churchill Ltd 1901.
— The borderland of epilepsy. London. J. & A. Churchill Ltd 1907.
GRAHAM, F. K.: Behavioral differences between normal and traumatized newborns: I. The Test Procedures. Psychol. Monogr. **70**, Nr. 20 (1956).
— B. M. CALDWELL, C. B. ERNHART, M. M. PENNOYER and A. F. HARTMANN: Anoxia as a significant perinatal experience: a Critique. J. Pediat. **50**, 556 (1957).
GRATTAROLA, F. R.: Piloid Gliosis. J. Neuropath. exp. Neurol. **17**, 644 (1958).
— u. D. SCHIFFER: Studio istologico delle eterotopie neuroniche in casi di epilessia temporale. Acta neuroveg. (Wien) **12**, 35—104 (1955).
GREEN, J. D., and W. R. ADEY: Electrophysiological studies of hippocampal connections and subcortical excitability. Electroenceph. clin. Neurophysiol. **8**, 245—262 (1956).
— and A. A. ARDUINI: Hippocampal electrical activity in arousal. J. Neurophysiol. **17**, 533—557 (1954).
— J. D. CLEMENTE and J. DE GROOT: Experimentally induced epilepsy in the cat with injury of cornu ammonis. Arch. Neurol. Psychiat. (Chic.) **78**, 259 (1957).
— and R. H. E. DUISBERG: Electrocorticography in psychomotor epilepsy. Electroenceph. clin. Neurophysiol. **3**, 293 (1951).
— — and W. B. MCGRATH: EEG in Psychomotor Epilepsy. Electroenceph. clin. Neurophysiol. **3**, 293 (1951).
— and T. SHIMAMOTO: Hippocampal seizures and their propagation. Arch. Neurol. Psychiat. (Chic.) **70**, 687 (1953).
— H. F. STEELMAN, R. H. E. DUISBERG, H. RIE, W. B. MCGRATH and S. WICK: The surgical and rehabilitation results of radical temporal lobectomy in the treatment of psychomotor epilepsy. Exc. Med. Kongr. EEG/Nphys. 1957, S. 182.
GREGG, N. M.: Congenital Cataract following German measles in the mother. Trans. ophthal. Soc. Aust. **3**, 35 (1941).
— Rubella during pregnancy of mother with its sequela of congenital defects in child. Med. J. Aust. **1**, 313 (1945).
GRIESINGER, W.: Pathologie und Theorie der psychischen Krankheiten. 5. Aufl. Berlin: A. Hirschwald 1892.
GROENEVELD, A., u. G. SCHALTENBRAND: Ein Fall von Duraendotheliom über der Großhirnhemisphäre mit einer bemerkenswerten Komplikation: Läsion des gekreuzten Pes pedunculus durch Druck auf den Rand des Tentoriums. Dtsch. Z. Nervenheilk. **97**, 32 (1927).
GRÖNTOFT, D.: Acta obstet. gynec. scand. **32**, 308 (1953); zit. bei F. FRITZSCHE u. K. DOHRN.
— Intracranial haemorrhage and blood-brain barrier problems in the newborn. Acta path. microbiol. scand. Suppl. Bd. **100**, (1954).
— Blod-brain barrier problems in the foetus and the newborn. Excerpta med. (Amst.) Sect. VIII, **8**, 835 (1955).
— The Development of the blood-brain-barrier. Proc. of the II. International Congress of Neuropathology, London 1955, Part. II, S. 389.
GROSS, A.: Über das Verhalten einfacher psychischer Vorgänge in epileptischen Verstimmungen. Kraepelins psychologische Arbeiten **3**, 385 (1901).
GROSS, H., u. E. KALTENBÄCK: Die intrauterine Zerebralschädigung als ätiologischer Faktor bei angeborenen hochgradigen Schwachsinnszuständen. Wien. klin. Wschr. **70**, 853 (1958).
— — Ätiologische Probleme bei den angeborenen und frühzeitig erworbenen hochgradigen Schwachsinnszuständen. Wien. med. Wschr. **109**, 119 (1959).
GROSSMANN, CH.: Electro-Ontogenesis of cerebral activity. Forms of neonatal responses and their recurrence in epileptic discharges. Arch. Neurol. Psychiat. (Chic.) **74**, 186 (1955).
GRUBER, G. B., u. H. F. LANZ: Ischämische Herzmuskelnekrose bei einem Epileptiker nach Tod im Anfall. Arch. Psychiat. **61**, 98 (1920).
GRUHLE, H. W.: Über die Fortschritte in der Erkenntnis der Epilepsie in den letzten 10 Jahren und über das Wesen dieser Krankheit. Z. ges. Neurol. Psychiat. **2**, 1 (1911).
— Epileptische Reaktionen und epileptische Krankheiten. BUMKE: Hdb. Geisteskrankh. Bd. VIII. Berlin: Springer 1930.
— Über den Wahn bei der Epilepsie. Z. ges. Neurol. Psychiat. **154**, 395 (1936).

GRÜNBERGER, V., u. H. HOLKUP: Über den Sauerstoffgehalt des Nabelschnurblutes von normal und asphyktisch geborenen Kindern. Geburtsh. u. Frauenheilk. **14**, 822 (1954).

GRUNBERG, F., and D. A. POND: zit. bei E. J. A. NUFFIELD.

GRÜNTHAL, E.: Über das Corpus mammillare und den Korsakow'schen Symptomenkomplex. Confin. neurol. (Basel) **2**, 64 (1939).

— Über das klinische Bild nach umschriebenem beiderseitigem Ausfall der Ammonshornrinde. Ein Beitrag zur Kenntnis der Funktion des Ammonshorns. Mschr. Psychiat. **113**, 1 (1947).

— Über den derzeitigen Stand der Frage nach den klinischen Erscheinungen bei Ausfall des Ammonshorns. Psychiat. et Neurol. (Basel) **138**, 145 (1959).

GUDDEN, B. A. v.: Beitrag zur Kenntnis des Corpus mammilare und des sogenannten Schnabel des Fornix. Arch. Psychiat. Neurol. **11**, 1—25 (1881).

GUELPA, G., et A. MARIE: La lutte contre l'épilepsie par la desintoxication et par le reéducation alimentaire. Rev. Thér. méd.-chir. **78**, 8 (1911).

GUIDA, A., e G. CANOSSI: Studio clinico, elettroencephalografico e radiologico di un caso di epilessia con manifestazioni psichomotorie e di grande male da corpo estraneo intracerebrale. G. Psichiat. Neuropat. **3**, 1 (1955).

GURDJIAN, E. S.: Probleme in cerebrovascular disease. Arch. Neurol. (Chic.) **80**, 186 (1958).

— J. E. WEBSTER and W. E. STONE: Cerebral metabolism in metrazol convulsions in the dogs. Epilepsy. Baltimore: William & Wilkins Comp. 1947.

— — F. A. MARTIN and L. M. THOMAS: Cinephotomicrography of the pial circulation. Arch. Neurol. Psychiat. (Chic.) **80**, 418 (1958).

GUTTMANN, J.: Beitrag zur Epilepsiestatistik. Z. ges. Neurol. Psychiat. **118**, 500—515 (1929).

HAAS, L. DE: Lectures on epilepsy. Amsterdam-London-New York-Princeton: Elsevier Publ. Comp. 1958.

HABERLAND, C.: Histological studies in temporal Lobe Epilepsy based on Biopsy Materials. Psychiat. et Neurol. (Basel) **135**, 12—29 (1958).

— Cerebellar degeneration with clinical manifestation in chronic epileptic patients. Psychiat. et Neurol. (Basel) **143**, 29 (1962).

HAGASHI, T.: A physiological study of epileptic seizures following cortical stimulation in animals and its application to human clinics. Jap. J. Physiol. **3**, 46 (1952).

HAHN, R.: Über die Sterblichkeit, die Todesursachen und die Sektionsbefunde bei Epileptikern. Z. Psychiat. **69**, 811 (1912).

HAJÓS, L.: Über die feineren pathologischen Veränderungen der Ammonshörner bei Epileptikern. Arch. Psychiat. **34**, 541 (1901).

HALLEN, O.: Über Jackson-Anfälle. Dtsch. Z. Nervenheilk. **167**, 143 (1952).

— Lokalisationsfragen des Oral-Petit-Mal. 70. Wanderversammlung Südwestdtsch. Neurologen, Baden-Baden, Juni 1954.

— Das Oral-Petit-Mal. Dtsch. Z. Nervenheilk. **171**, 236 (1954).

— Die Klinik, Diagnose und Differentialdiagnose der kleinen epileptischen Anfälle. Dtsch. Z. Nervenheilk. **176**, 321 (1957).

— Die Psychiatrie der Oral-Petit-Mal-Epilepsie. Psychiat. et Neurol. (Basel) **134**, 43 (1957).

HALLERVORDEN, J.: Über eine Kohlenoxydvergiftung im Fötalleben mit Entwicklungsstörung der Hirnrinde. Allg. Z. Psychiat. **124**, 289 (1949).

— Das normale und pathologische Altern des Gehirns. Nervenarzt **28**, 433—444 (1957).

— u. J. E. MEYER: Cerebrale Kinderlähmung (früherworbene körperliche und geistige Defektzustände). Handb. d. spez. pathol. Anatomie und Histologie. Bd. 13, Teil 4. Berlin-Göttingen-Heidelberg: Springer 1956.

HALLMANN, N., L. HJELT and H. TÄHKÄ: Über cerebrale Schädigungen nach Gastroenteritis im Säuglingsalter. Ann. Paediat. Fenn. **2**, 31 (1956).

— J. KAUTTIO, H. TÄHKÄ and R. PIIPARI: Über cerebrale Spätsymptome nach schwerer Gastroenteritis im Säuglingsalter. Ann. Paediat. Fenn. **2**, 94 (1956).

HAMMILL, J. F.: Epilepsy. J. chron. Dis. **8**, 448—463 (1958).

HARREVELD, A. VAN, and J. S. STAMM: Vascular concomitants of spreading cortical depression. J. Neurophysiol. **15**, 487 (1952).

HARTELIUS, H.: Cerebral changes following electrically induced convulsions. An experimental study on cats. Acta psychiat. scand. Suppl. Nr. **77** (1957).

HARTINGER, I.: Zur Prognose der kindlichen Infektkrämpfe. Dissertation München 1953 (unter H.-D. PACHE).

HARVEY, J., and H. RASMUSSEN: EEG-changes associated with experimental temporary focal cerebral anemia. Electroenceph. clin. Neurophysiol. **3**, 341 (1951).

HASAERTS, R., et J. TITECA: Corrélation électro-cliniques des pointes-ondes. A propos d'une cas de Petit Mal status et d'Epilepsia minor continua avec fugues et épisodes confusionnels. Acta neurol. belg. **58**, 142—154 (1958).

HASENJÄGER, TH., u. H. SPATZ: Über örtliche Veränderungen der Konfiguration des Gehirns beim Hirndruck. Arch. Psychiat. Nervenkr. **107**, 193 (1937).

HASSLER, R., u. T. RIECHERT: Über einen Fall von doppelseitiger Fornicotomie bei sog. temporaler Epilepsie. Acta neurochir. (Wien) **5**, 330 (1957).

HEALD, P. J.: Neurochemische Untersuchungen bei Krampfanfällen. Dtsch. med. Wschr. **83**, 925 (1958).

HEDENSTRÖM, J. v., u. G. SCHORSCH: Klinische und hirnelektrische Befunde bei 120 anfallsfrei gewordenen Epileptikern. Arch. Psychiat. Nervenkr. **198**, 17 (1958).

HEIDRICH, R., u. R. HAMPEL: Hydrocephalus internus et externus nach Insulinvergiftung. Nervenarzt **29**, 173 (1958).

— Ventrikelerweiterungen nach Elektrokrampftherapie. Psychiat. Neurol. med. Psychol. (Lpz.) **11**, 165 (1959).

— Über die Erweiterungen der Liquorräume. Z. ärztl. Fortbild. **52**, 266 (1958).

HEINE, J. v.: Spinale Kinderlähmung. 2. Aufl. Stuttgart 1860; zit. bei B. SACHS. Diskussion der Little-Syndrome.

HEISS, H.: Zur Frage der Gehirnschädigung bei Zangenentbindung. Geburtsh. u. Frauenheilk. **15**, 425 (1955).

HELLBRÜGGE, T. F.: Praenatale Toxoplasmose. Klinische, pathologische, anatomische, psychologische und tierexperimentelle Beobachtungen. München: Banaschewski 1957.

— Die Gefährdung des Kindes durch Virusinfektionen der Mutter während der gesamten Schwangerschaft. Materia Med. Nordmark **11**, 237 (1959).

HELLER, TH.: Über Dementia infantilis. Z. Erf. Beh. jugdl. Schwachsinns **1907**, Bl. 2.

HELMCHEN, H.: Beitrag zur konstitutionellen Differenzierung im Bereich genuiner Epilepsien. Dtsch. Z. Nervenheilk. **178**, 541 (1958).

HEMKES: Über Atrophie und Sklerose des Ammonshorns bei Epileptischen. Allg. Z. Psychiat. **34**, 678 (1878).

HEMMER, R.: Untersuchungen über freie Aminosäuren und Amine in Gehirn und Leber unter Anwendung der Hochspannungselektrophorese bei Normaltieren und nach Elektrokrämpfen. Arch. Psychiat. Nervenkr. **198**, 103 (1958).

HEMPEL, J.: Zur Frage der morphologischen Hirnveränderungen im Gefolge von Insulinschock- und Cardiazol- und Azomankrampfbehandlung. Z. ges. Neurol. Psychiat. **173**, 210 (1941).

HERINK, A., u. R. ROSENTHAL: Unsere Erfahrungen bei posttraumatischen Beuge- und Streckkrämpfen im Kindesalter. Zbl. Neurochir. **18**, 303 (1958).

HERKEN, H.: Allobiotische Wirkungen am Zentralnervensystem. Ärztl. Wschr. **7**, 545 (1952).

HERLITZ, G.: Die sog. initialen Fieberkrämpfe bei Kindern. Acta paediat. (Uppsala) **19**, Suppl. 1 (1941).

HERPIN, F.: Du prognostic et du traitement curatif de l'épilepsie. Ouvrage couronné par l'institute. Paris 1852.

HERPIN, TH.: Des accés l'incomplets d'épilepsie. Paris: J. B. Baillière 1867.

HERTOFT, P., L. LEINE and H. SIMONSEN: Etiological factors of cryptogenic epilepsy. Especially the importance of mother's age at the birth of the patient and the patient's place in the series of sibblings. Acta psychiat. scand. **33**, 296 (1958).

HESS, R.: Verlaufuntersuchungen über Anfälle und EEG bei kindlichen Epilepsien. Arch. Psychiat. Nervenkr. **197**, 568 (1958).

— u. TH. NEUHAUS: Das Elektroencephalogramm bei Blitz-, Nick- und Salaamkrämpfen und bei anderen Anfallsformen des Kindesalters. Arch. Psychiat. Nervenkr. **189**, 37 (1952).

— u. G. WEBER: Die Temporallappenepilepsie. Schweiz. med. Wschr. **87**, 707 (1957).

HEYDT, A. V. D.: Die Bedeutung der Erblichkeit bei der symptomatischen Epilepsie. Arch. Psychiat. **106**, 333 (1937).

HEYK, H.: Über einen Hirnbefund ohne Ganglienzellausfälle nach 355 Elektro-Krampfbehandlungen. Mschr. Psychiat. Neurol. **129**, 128 (1955).
— Untersuchungen über den cerebralen Stoffwechsel während hirnelektrischer Krampfaktivität und Petit-Mal-Anfällen. Psychiat. et Neurol. (Basel) **133**, 346—350 (1957).
HICKS, S. P.: Mechanism of radiation anencephaly, anophthalmia, and pituitary anomalies. Arch. Path. (Chic.) **57**, 363 (1954).
HILL, D.: The electroencephalographic concept of psychomotor epilepsy. A summary IV. Congr. Neur. Internat. 1949, p. 1.
— and W. MITCHELL: Epileptic anamnesis. Fol. psychiat. neerl. **56**, 718 (1953).
HILL, L.: On cerebral anemia and the effects with follow ligation of the cerebral arteries. Phil. Trans. B **193**, 69 (1900).
HILL, V.: Physiology and pathology of the cerebral circulation. London: Churchill 1896.
HILLER, F.: Die Zirkulationsstörungen des Rückenmarks und Gehirns. BUMKE-FOERSTER: Hdb. Neur., Bd. 11, S. 178. Berlin: Springer 1936.
HIMWICH, H. E.: Brain metabolism and cerebral disorders. Baltimore: Williams & Wilkins 1951.
HIPPIUS, H., L. ROSENKÖTTER u. H. SELBACH: Untersuchungen zur Verlaufsdynamik cortikaler Krampfpotentiale. II. EEG-Dynamik beim Kaninchen mit mehreren cortikalen Strychnin-Foci. Arch. Psychiat. Nervenkr. **196**, 397 (1958).
HIRSCH, H., D. KOCH, W. KRENKEL u. M. SCHNEIDER: Die Erholungslatenz des Warmblütergehirns bei Ischämie und die Bedeutung eines Restkreislaufes. Pflügers Arch. ges. Physiol. **261**, 392—401 (1955).
— W. KRENKEL, M. SCHNEIDER u. F. SCHNELLBÄCHER: Der Sauerstoffverbrauch des Warmblütergehirns bei Sauerstoffmangel durch Ischämie und der Mechanismus der Mangelwirkung. Pflügers Arch. ges. Physiol. **261**, 402—408 (1955).
HIRT, H. R.: Zur Beurteilung und Klassifizierung der Epilepsien. Helv. paediat. Acta **13**, 586 (1958).
— u. G. DUMERMUTH: Subcortikale, fokale Epilepsie bei einem Fall von Hippocampustumor. — Kasuistische Mittlg. Helv. paediat. Acta **14**, 184—197 (1959).
HOCH, P. H.: The interrelationships between schizophrenia and epilepsy. Amer. J. Psychiat. **99**, 507—512 (1943).
HOCHSINGER, K.: Krämpfe bei Kindern. Dtsch. Klin. **7**, 479 (1904).
HÖRBER, R.: Erregung und Lähmung als physikalisch-chemische Vorgänge. Klin. Wschr. **4**, 1337 (1925).
HÖRMAN, G.: Arch. Gynäk. **184**, 109 (1953); zit. bei P. J. HEALD.
HOFF, H.: Der Thalamus, seine Anatomie, Physiologie und Pathologie. Wien. Z. Nervenheilk. **3**, 42 (1950).
— Die Prophylaxe der epileptischen Charakterveränderung. Wien. med. Wschr. **103**, 8—11 (1953).
HOFFMANN, H.: Über die Einteilung der Geisteskrankheiten in Siegburg. Allg. Z. Psychiat. **19**, 367 (1862).
HOLDEN, J. C.: Temporal lobe epilepsy associated with severe behavioural disturbances. Lancet **1957**/II, 724.
HOLLAND, E.: Cranial stress in the fetus during labour, and on the effects of excessive stress on the intracranial contents; with an analysis of 81 cases of torn tentorium cerebelli and subdural cerebral hemorrhage. J. Obstet. Gynaek. Brit. Emp. **29**, 549 (1922).
HORSLEY, V.: The function of the so-called motor area of the brain. Brit. med. J. **2**, 125 (1909).
HORST, L. VAN DER: Episodische schemertoestanden. Ned. T. Geneesk. **102**, 2089 (1958).
HORRAX, G.: Intracranial pressure changes during experimental convulsions. J. Neurol. Psychopath. **4**, 228 (1923); zit. n. S. COBB and M. E. MCDONALD.
HOSEMANN, H., u. E. HALFPAP: Zur perinatalen Kindersterblichkeit. Dtsch. med. Wschr. 81, 1536 (1956).
HOYT, W. F.: Vascular lesions of the visual cortex with brain herniation through the tentorial incisura. Arch. Ophthal. **64**, 44—57 (1960).
HRBEK, A.: Beitrag zur Pathogenese der Infektkrämpfe. Ann. pediat. (Basel) **191**, 50—55 (1958).

HRBEK, A., Fieberkrämpfe im Kindesalter. Ann. paediat. (Basel) **188**, 162—182 (1957).

HULLAY, J.: Surgical treatment of temporal Epilepsy. Acta med. Acad. Sci. hung. **7**, 295—321 (1955).

— Die temporale epileptische Manifestation auf Grund der Analyse der temporalen Reaktionen. Kül. az Iddegg. Szemle **3**, 90—93 (1956).

— Données concernant le problème de la „Memory function" basées sur la stimulation corticale électrique des épileptiques temporaux. Acta med. Acad. Sci. hung. **11**, 159 (1957).

— Results of 50 surgically treated temporal epileptic patients. Acta neurochir. (Wien) **6**, 169 (1958).

HUSLER, J.: Bemerkungen zur genuinen Epilepsie im Kindesalter. Z. Kinderheilk. **26**, 239 (1920).

— Zur Systematik und Klinik epileptiformer Krampfkrankheiten im Kindesalter. Ergebn. inn. Med. Kinderheilk. **19**, 624—738 (1920).

— Bemerkungen zur genuinen Epilepsie im Kindesalter. Z. Kinderheilk. **26**, 239 (1920).

— u. H. SPATZ: Die Keuchhusteneklampsie. Z. Kinderheilk. **38**, 428 (1924).

IBRAHIM, J.: Über respiratorische Affektkrämpfe im frühen Kindesalter (das sog. „Wegbleiben" der Kinder). Z. ges. Neurol. Psychiat. **5**, 388 (1911).

— Nervenkrankheiten des Kindesalters. Curschmanns Lehrbuch der Nervenkrankheiten. Berlin: Springer 1909.

ILLINGSWORTH, R. S.: Sudden mental deteriation with convulsions in infancy. Arch. Dis. Childh. **30**, 529 (1955).

IMHOF, P.: Sind die Demenzzustände der Epilepsie bedingt durch Ammonshornausfälle? Mschr. Psychiat. Neurol. **116**, 156 (1948).

INGRAHAM, F. D., and D. D. MATSON: Subdural Haematoma in infants. J. Pediat. **24**, 1 (1944).

— and H. L. HEYL: Subdural Haematoma in infancy and childhood. J. Amer. med. Ass. **112**, 198 (1939).

INOSE, T.: Zur Histopathologie der Insulinwirkung auf das Gehirn. Psychiat. Neurol. jap. **43**, 899 (1939).

ISSERLIN, M.: Assoziationsversuche bei einem forensisch begutachteten Falle von epileptischer Geistesstörung. Mschr. Psychiat. Neurol. **18**, 419 (1904).

— Zur forensischen Beurteilung der Hirnverletzten. Z. Psychiat. **76**, 1 (1920).

— Über die Bedeutung der Erfahrungen an Kriegshirngeschädigten. Nervenarzt **3**, 569 (1930).

— Über Störungen des Gedächtnisses bei Hirngeschädigten. Z. ges. Neurol. Psychiat. **85**, 84 (1923).

JACKSON, J. H.: On a particular variety of epilepsy („intellectual aura") on case with symptoms of organic brain disease. Brain **11**, 179—207 (1888).

— and BEEVOR: On a case of epileptic attacks with an olfactory aura from a tumour in the right temporo-sphenoidal lobe. Brain **12**, 346 (1889).

— and W. S. COLMAN: Case of epilepsy with tasting movements and „dreamy state": Very small patch of softening in the left uncinate gyrus. Brain **21**, 580—590 (1898).

— Eine Studie über Krämpfe. Berlin: Karger 1926.

— On temporary mental disorders after epileptic paroxysms (1875). In „Selected writings of John Hughlings Jackson. New York: Basic Broks. Inc. 1958.

JACOB, A.: Normale und pathol. Anatomie und Histologie des Großhirns. ASCHAFFENBURGS Hdb. d. Psychiatrie. Leipzig-Wien: Deuticke 1927.

JACOB, H.: Genetisch verschiedene Gruppen entwicklungsgestörter Gehirne. Z. ges. Neurol. Psychiat. **160**, 615 (1938).

— Über Todesfälle während der Insulin-Schocktherapie nach Sakel. Nervenarzt **12**, 6 (1939).

— Über die diffuse Markdestruktion im Gefolge eines Hirnoedems (diffuse Oedemnekrose des Hemisphärenmarkes). Z. ges. Neurol. Psychiat. **168**, 382 (1940).

— Über Hirnschäden bei Icterus gravis neonatorum (Kernikterus). Arch. Psychiat. Nervenkr. **180**, 1 (1948).

— Strangulation. Hdb. spez. path. Anat. u. Hist., Bd. 13, T. I, S. 1712. Berlin-Göttingen-Heidelberg: Springer 1952.

— Angeborener erblicher Schwachsinn einschließlich „befundlose Idiotien" sowie Megalencephalie bei angeborenem Schwachsinn. Hdb. spez. pathol.-Anat. u. Hist., Bd. 13, T. IV, S. 58. Berlin-Göttingen-Heidelberg: Springer 1955.

JACOB, H., Die postinfektiösen sekundären Encephalitiden und Encephalopathien. Fortschr. Neurol. Psychiat. **24**, 244 (1956).

— u. W. PYRKOSCH: Frühe Hirnschäden bei Strangtod und in der Agonie. Arch. Psychiat. Nervenkr. **187**, 177 (1951).

JANSEN, J., ST. KÖRNYEY u. H. SAETHRE: Hirnbefund bei einem Fall mit epileptiformen Anfällen und cortikalen Herdsymptomen. Arch. Psychiat. Nervenkr. **105**, 21 (1936).

— u. E. WALLEY: Pathologisch-anatomische Veränderungen bei Todesfällen nach Insulin- und Cardiazolschockbehandlung. Arch. Psychiat. Nervenkr. **111**, 62 (1940).

JANZ, D.: Moderne Differentialdiagnostik und Therapie der Epilepsie. Medizinische **1957**, 1517—1523.

— Conditions and causes of status epilepticus. Epilepsia (Boston) **2**, 170—177 (1961).

— u. W. CHRISTIAN: Impulsiv-Petit-Mal. Dtsch. Z. Nervenheilk. **176**, 346—386 (1957).

— u. A. MATTHES: Die Propulsiv-Petit-Mal-Epilepsie. Klinik und Verlauf der sog. Blitz-Nick-Salaamkrämpfe. (Bibl. Paediat. Arch. E. FREUDENBERG, Bd. 60.) Basel-New York: Karger 1955.

— — „Diffuse“ Epilepsien als Ausdruck einer Verlaufform vorwiegend symptomatischer Epilepsien im Vergleich zu „Nacht- und Aufwachepilepsien“. Dtsch. Z. Nervenheilk. **170**, 486—513 (1953).

— — „Aufwach“-Epilepsien. Arch. Psychiat. Nervenkr. **191**, 73 (1953).

— — Anfallsbild und Verlaufsform epileptischer Erkrankungen. Nervenarzt **26**, 20—28 (1955).

— — Status epilepticus und Stirnhirn. Dtsch. Z. Nervenheilk. **180**, 562—594 (1960).

— — Wegweisung zur differenzierten Behandlung der Epilepsien. Nervenarzt **28**, 145 (1957).

— and G. NEIMANIS: Clinico-anatomical Study of a Case of Idiopathic Epilepsy with Impulsiv Petit Mal („Impulsiv-Petit mal“) and Grand Mal on Awakening („Aufwach-Grand mal“). Epilepsia (Boston) **2**, 251—269 (1961).

JANZ, H. W.: Die diagnostische Verwertbarkeit einiger Methoden zur Provokation epileptischer Anfälle. Arch. Psychiat. Nervenkr. **106**, 267 (1937).

— Über zentralnervöse Reaktionen bei akuten Hypoxämien. Fortschr. Neurol. Psychiat. **15**, 163 (1943).

JANZEN, R.: Cerebrale Anfälle (Ätiologie, Pathogenese und Therapie). Fortschr. Med. **69**, 255 (1951).

— Das „Grenzland der Epilepsie“. Fortschr. Neurol. Psychiat. **19**, 333—362 (1951).

— Klinik und Pathogenese des cerebralen Anfallsgeschehens. Verh. dtsch. Ges. inn. Med. **56**, 4 (1950).

— R. MAGUN u. F. BECHER: Tierexp. Untersuchungen über die Ausbreitung der epileptischen Erregung. 1. Mitt. Dtsch. Z. Nervenheilk. **166**, 223 (1951).

— E. MÜLLER u. F. BECHER: Tierexp. Studien über die Ausbreitung der epileptischen Erregung. 3. Mitt. Dtsch. Z. Nervenheilk. **172**, 259 (1954).

JASPER, H., B. PARTUISSET and H. FLANIGIN: EEG and cortical electrogramms in patient with temporal lobe seizures. Arch. Neurol. (Chic.) **65**, 272—290 (1951).

— C. AJMONE-MARSAN and J. STOLL: Corticofugal projections to the brain stem. Arch. Neurol. (Chic.) **67**, 155 (1952).

JEFFERSON, G.: The tentorial pressure cone. Arch. Neurol. (Chic.) **40**, 857 (1938).

JEPPSSON, P. G., and K. C. NIELSEN: The effect of hypothermia on lesions of the blood-brain-barrier produced by Umbradil. Proc. of the sec. internat. Congr. of Neuropath. London 1955, Part II, p. 411.

JÉQUIER, M., R. DUFOUR et T. RABINOWICZ: Syndrome de Little avec cécité (sequelles de traumatisme obstétrical). Schweiz. Arch. Neurol. Psychiat. **79**, 170 (1957).

JERVIS, G. A.: J. Neuropat. exp. Neurol. **13**, 105 (1954); zit. bei W. KRAMER.

JÖTTEN, J.: Der Einfluß der hydrierten Mutterkornalkaloide auf die Hirngewebsdurchblutung der Katze. Medizinische **1952**, 641.

— Die Beeinflussung der paroxysmalen Durchblutungsstörungen und des Auftretens provozierter Krämpfe durch sympathikolytische Stoffe. Arch. Psychiat. Nervenkr. **187**, 153 (1951).

JOHNSON, R., and P. O. YATES: Tentorial herniation and mid brain deformity. Kongreßbericht London, S. 329, 1955.

JONG DE, R. N.: „Psychomotor“ or „Temporal lobe“ epilepsy. A review of the development of our present concepts. Neurology (Minneap.) **7**, 1 (1957).

JUNG, R.: Vegetative Reaktionen und Hemmungswirkungen von Sinnesreizen im kleinen epileptischen Anfall. Nervenarzt **4**, 169 (1939).
— Hirnelektrische Untersuchungen über den Elektrokrampf: Die Erregungsabläufe in corticalen und subcorticalen Hirnregionen bei Katze und Hund. Arch. Psychiat. Nervenkr. **183**, 206—244 (1949).
— EEG-Untersuchungen in cortikalen und subcortikalen Bezirken bei Katze und Hund nach Elektroschock. Arch. Psychiat. Nervenkr. **183**, 206 (1949).
— Origine e propagazione di potenziali convulsivi cerebrali nelle ricerche sperimentali negli animali. Riv. Neurol. **21**, 1 (1951).
— Hirnelektrische Befunde bei Kreislaufstörungen und Hypoxieschäden des Gehirns. Sonderdruck aus Verh. dtsch. Ges. Kreisl.-Forsch. **19**, 170 (1953).
— Diskussionsbemerkung. Z. ges. Neurol. Psychiat. **130**, 6 (1954).
— u. G. BAUMGARTNER: Hemmungsmechanismen und bremsende Stabilisierung an einzelnen Neuronen des optischen Cortex. Pflügers Arch. ges. Physiol. **261**, 434 (1955).
— u. J. F. TÖNNIES: Hirnelektrische Untersuchungen über Entstehung und Erhaltung von Krampfentladungen: Die Vorgänge am Reizort und die Bremsfähigkeit des Gehirns. Arch. Psychiat. Nervenkr. **185**, 701 (1950).
— R. v. BAUMGARTEN u. G. BAUMGARTNER: Mikroableitungen von einzelnen Nervenzellen im optischen Cortex der Katze: Die lichtaktivierten Neurone. Arch. Psychiat. Nervenkr. **189**, 521 (1952).
KAES, TH.: Über Markfaserbefunde in der Hirnrinde bei Epileptikern, besonders in der äußeren (zonalen) Assoziationsschicht. Neurol. Zbl. **23**, 504 (1904).
KAFFARNIK, H.: Sektionsstatistische Untersuchungen zur Säuglingssterblichkeit unter besonderer Berücksichtigung der perinatalen Mortalität. Dissertation Würzburg 1956.
KAJTOR, F.: Epileptogenic areas in the human temporal lobe as studied by electrography. Acta med. Acad. Sci. hung. **8**, 217—233 (1955).
— Effect of barbiturate sleep on the electrical activity of the hippocampus of patients with temporal lobe epilepsy. Electroenceph. clin. Neurophysiol. **9**, 441 (1957).
— T. NAGY u. G. VELOK: Über die Zusammenhänge der Anfälle im Schlaf- und Wachzustand mit der anatomisch-funktionellen Organisation des epileptogenen Herdes. Acta med. Acad. Sci. hung. **12**, 239 (1958).
— C. HABERLAND and J. HULLAY: Electro-clinical studies on patients with Ammonshorn sclerosis and temporal lobe epilepsy treated by temporal lobectomy. Exc. Med. Kongreß and EEG a. Nphys. Brüssel, S. 183.
— J. HULLAY, L. FALAGO and C. HABERLAND: Electrical activity of the hippocampus of patients with temporal lobe epilepsy. Arch. Neurol (Chic.) **80**, 25 (1958).
KAPLAN, L.: Über psychische Erscheinungen bei einem Falle von Tumor des Schläfenlappens. Allg. Z. Psychiat. **54**, 957 (1898).
KARGER, P.: Der klinische Wert der Hungertherapie bei der Epilepsie der Kinder und der Einfluß einzelner Nahrungsbestandteile auf die Anfälle. Klin. Wschr. **5**, 502 (1926).
KASAMATSU, A., and Y. SHIMAZONO: Clinical concept and neurophysiological basis of the disturbance of consciousness. Fol. psychiat. neurol. jap. **59**, 969 (1957).
KATO, T.: Embryonic abnormalities of the central nervous system caused by the fuel-gas inhalation of the mother animal. Fol. psychiat. neurol. jap. **11**, 301 (1958).
KAUFMANN: Stoffwechsel bei Psychosen. II. Epilepsie. Jena: Fischer 1908.
KAUTZKY, R., u. K. J. ZÜLCH: Neurologisch-neurochirurgische Röntgendiagnostik und andere Methoden zur Erkennung intrakranialer Erkrankungen. Berlin-Göttingen-Heidelberg: Springer 1955.
KEHRER, R.: Die intrakraniellen Blutungen bei Neugeborenen. Stuttgart: Enke 1929.
KEITH, H. M., M. A. NORVAL and A. B. HUNT: Neurologic lesions in relation to the sequelae of birth injury. Neurology (Minneap.) **3**, 139 (1953).
— — — Results of treatments of recurring convulsions (Epilepsy). Proc. Mayo Clin. **22**, 14 (1947).
KELLNER, K.: Ungewöhnliche Ursache eines cardial ausgelösten cerebralen Anfallsgeschehens. Dtsch. Z. Nervenheilk. **178**, 21 (1958).
KENNEDY, F.: Epilepsy and the convulsive state. Arch. Neurol. (Chic.) **9**, 567 (1923).
— The symptomatology of temporo-sphenoidal tumors. Arch. intern. Med. **8**, 317 (1911).

KENNEDY, M. A., D. HILL, J. B. CAVANAGH and A. MEYER: The surgical prognostic significance of the electroencephalographic prediction of Ammon's horn sclerosis in epileptics. J. Neurol. Neurosurg. Psychiat. **21**, 24 (1958).

KERNOHAN, J. W., and H. W. WOLTMAN: Incisura of the crus due to contralateral brain tumor. Proc. Mayo Clin. **3**, 69 (1928).

— — Incisura of the crus due to contralateral brain tumor. Arch. Neurol. (Chic.) **274**, 21 (1929).

KETY, S. S.: Circulation and metabolism of the human brain in health and disease. Amer. J. Med. **8**, 205 (1950).

— and C. F. SCHMIDT: The effects of altered arterial tensions of carbondioxide and oxygen on cerebral blood flow and cerebral oxygen consumption of normal young men. J. clin. Invest. **27**, 484 (1948).

KEWITZ, H., u. H. REINERT: Zum Nachweis von Funktionsänderungen im Zentralnervensystem durch elektrisch und chemisch induzierte Krämpfe. Naunyn-Schmiedeberg's Arch. exp. Path. Parmak. **215**, 93 (1952).

KIRMAN, B. H.: Epilepsy and cerebral palsy. Arch. Dis. Childh. **31**, 1—7 (1956).

KIRSTEIN, L.: Early effects of oxygen lack and carbon dioxide excess on spinal reflexes. Acta physiol. scand. **23**, Suppl. **80**, 1—54 (1951).

KISKER, K. P.: Sprachliche Stereotypien bei Temorallappen-Epilepsie. Nervenarzt **28**, 366 (1957).

KIYOTA, K.: The proteins of the brain in patients with lowered convulsion threshold. J. Neurochem. **1**, 301 (1957).

KLEBANOW, D.: Zur Frage der causalen Genese von angeborenen Mißbildungen. Med. Klin. **45**, 1233 (1950).

KLEIST, K.: Epileptische Dämmerzustände. Leipzig: Thieme 1926. Episodische Dämmerzustände. Zbl. ges. Neurol. Psychiat. **33**, 83 (1923).

KLOPP, H. W.: Erfahrungen bei der Epilepsiebehandlung mit Mesantoin (Methyl-phenyl-äthyl-hydantoin) Med. Mschr. **5**, 779 (1951).

KLOTZ, P. L., et Y. ROZEC-JUERY: Accident psychologiques aprés amygdalectomie chez l'enfant. Arch. franç. Pédiat. **14**, 273 (1957).

KLÜVER, H., and P. C. BUCY: Analysis of certain effects of bilateral temporal lobectomie in the rhesus monkey, with special reference to „psychic blindness". J. Psychol. **5**, 33 (1938).

— — Preliminary analysis of functions of the temporal lobes in monkeys. Arch. Neurol. Psychiat. (Chic.) **42**, 979 (1939).

KNAPP, A.: Die Geschwülste des rechten und linken Schläfenlappens. Wiesbaden: Bergmann 1905.

— Die Tumoren des Schläfenlappens. Arch. Psychiat. **42**, 226 (1918).

KNAUFF, H., u. W. SCHRAMM: Zur Frage morphologischer Äquivalentbilder der histotoxischen Hypoxydose. Frankfurt. Z. Path. **67**, 308 (1956).

KOBLER, F.: Histologischer Gehirnbefund nach Insulinkoma. Arch. Psychiat. **107**, 688 (1938).

KOCH, G.: „Krampfbereitschaft". (Ihre genetischen Grundlagen.) Edizioni dell' Istituto Gregoria Mendel, Roma 1955.

KÖPPEN, M.: Über halbseitige Gehirnatrophie bei einem Idioten mit cerebraler Kinderlähmung. Arch. Psychiat. **40**, 1 (1905).

KÖRNYEY, ST.: Histopathologie und klinische Symptomatologie der anoxisch-vasalen Hirnschädigungen. Budapest: Akadémiae Kiado 1955.

— Akute, nichtspezifische, nichteitrige entzündliche Krankheiten des Gehirns und Rückenmarks beim Menschen. Ergebn. allg. Path. path. Anat. **36**, 96 (1943).

— Klinische Syndrome bei funktionellen Kreislaufstörungen des Gehirns. Z. ges. Neurol. Psychiat. **167**, 476 (1939).

KOGA, E., Y. SAITO, Y. NAKAMURA and Y. SHIMAZONO: Patterns of cortical unit discharges evoked in visual cortex of cat and their variations induced with anoxia and anesthesia. 1. Mth. Ann. Meet. jap. EEG society July 2.—3., 1957.

KOHLER, C.: Formes frustes et trompeuses de l'epilepsie chez l'enfant. Concours méd. **3**, 969—976 (1956).

KORTING, G. W., B. OSTERTAG u. R. SCHMITZ: Über den Einfluß von Hyaluronidase auf die Blut-Liquorschranke. Medizinische **1952**, 1.

KORNMÜLLER, A. E.: Zum Wesen der Epilepsie auf Grund einer Analyse des EEG. Fortschr. Neurol. Psychiat. **26**, 470 (1958).

KRAEPELIN, E.: Einführung in die psychiatrische Klinik. 2. Aufl. Leipzig: Barth 1905.

— Zur Epilepsiefrage. Münch. med. Wschr. **1919**, **144**.

KRAMER, W.: Histopathology of EEG foci in epileptics. Folia psychiat. neerl. **60**, 145 (1957).

— Poliodysplasia cerebri. Acta psychiat. scand. **28**, 413 (1953).

— „Genuine" Epilepsy and cerebral Glioma. A. Biemond: Recent Neurological Research, Niederlande.

— Multilocular myelomalacia following adhesive arachnoiditis. Neurology (Minneap.) **6**, 594 (1956).

— Multilocular encephalomalacia. J. Neurol. Neurosurg. Psychiat. **19**, 209 (1956).

— Dysgenetic gliosis of the brain. A Case of macrogyria. J. Neuropath. exp. Neurol. **15**, 471 (1956).

KRAPF, E.: Epilepsie und Schizophrenie. Arch. Psychiat. **83**, 547 (1928).

KRASTELJEWSKAJA, S. A., u. I. M. NEWSKY: Die Cholesterinämie bei Epilepsie der Kinder und Säuglinge. Sovetsk. Pediat. **12**, 12 (1934); ref. in Zbl. Neurochir. **76**, 473 (1935).

KRAULAND, W.: Über Hirnschäden durch stumpfe Gewalt. Dtsch. Z. Nervenheilk. **163**, 265—328 (1950).

KRAUSE, F., u. H. SCHUMM: Die spezielle Chirurgie der Gehirnkrankheiten. 2. Bd. Die epileptischen Erkrankungen. 1. Hälfte. Neue deutsche Chirurgie, 49. Bd. Stuttgart: Enke 1931.

KREINDLER, A.: Spielen reflexogene Mechanismen in der Pathogenese der Zirkulationsstörungen des Gehirns eine Rolle? Psychiat. Neurol. med. Psychol. (Lpz.) **11**, 161 (1959).

KRETSCHMER, E.: Körperbau und Konstitution. Hdb. d. Neurol., BUMKE-FOERSTER, Bd. 6. Berlin: Springer 1936.

KROGH, E.: Effect of acute anoxia on the large motor cells in the spinal cord. Acta Judlandica Aarsskrift for Aarhus Univ. 17 suppl. (1945).

KROLL, M.: Die neuropathologischen Syndrome. Berlin: Springer 1929.

KUBO, J.: Histochemische Studien über das Glykogen im Hirn bei Elektroschock (Jap.). Wakayama Igaku **4**, 138 (1953).

KUROSAWA, R.: The pathogenesis of epileptic seizure. Fol. psychiat. neurol. jap. **10**, 208 (1956).

KYU, K., J. YAMAGUCHI and M. KOGAME: The experimental study of shock with special reference to the change of blood circulation in the central nervous system by a special technique of capillary expression. Yokohama med. Bull. **3**, 400 (1952).

LANDOLT, H.: zit. in „Juvenile Epilepsy". Report of a study group. WHO techn. Report **1957**, 630.

— Einige klinisch-elektroencephalographische Korrelationen bei epileptischen Dämmerzuständen. Nervenarzt **24**, 479 (1953).

LANGE, J., u. A. BOSTROEM: Kurzgefaßtes Lehrbuch der Psychiatrie. 4. Aufl. Leipzig: Thieme 1941.

— — Morgagni-(Stewart-Morel)Syndrom und Epilepsie. Ärztl. Wschr. **10**, 683 (1955).

— — Wie groß ist die Zahl der Krüppel, deren Leiden auf ein Geburtstrauma zurückgeht? Münch. med. Wschr. **1929**, 1211.

LANGE-COSACK, E.: Zur Katamnese langdauernder Säuglingsdystrophien. Vortrag Vereinigung dtsch. Neuropathologen. Zbl. ges. Neurol. **136**, 261 (1956).

LARSBY, H., u. E. LINDGREEN: Encephalographic examinations of 125 institutional epileptics. Acta psychiat. (Kbh.) **15**, 337 (1940); — Zbl. Neurol. Psychiat. **99**, 382 (1941).

LARSEN, E. F., u. G. VRAA-JENSEN: Ischämische Hirnveränderungen nach Elektroschocktherapie. Acta psychiat. (Kbh.) **28**, 75 (1953); ref. in Zbl. ges. Neurol. Psychiat. **127**, 92 (1954).

LECHNER, H.: Zur Deutung der Symptomatologie der temporalen Kontusionen. Wien. klin. Wschr. **70**, 365 (1958).

— Der Lobus limbicus und seine funktionellen Beziehungen zur Affektivität. Wien. Z. Nervenheilk. **16**, 281 (1959).

LEDEBOER, B. CH.: Epilepsy and the epilepsy campaign. Amsterdam: De Bussy 1958.

LEDERER, E. v.: Über die Bedeutung und Folgen der Krämpfe im Kindesalter. Arch. Kinderheilk. **102**, 1 (1934).

LEDERER, M.: Beitrag zur Kenntnis der Nickkrämpfe. Jb. Kinderheilk. **113**, 275 (1926).

LEE, J. C., and J. OLSZEWSKI: Increased cerebrovascular permeability after repeated electroshocks. Neurology (Minneap.) **2**, 515 (1961).

LEMPERIERE, TH.: L'état mental intercritique dans la comitialité. Paris: Thèse 1953.

LENNARTZ, H.: Durchblutung und oxydativer Stoffwechsel des menschlichen Gehirns. Nervenarzt **20**, 167 (1958).

LENNOX, V. G., and J. P. DAVIS: Clinical correlates of the fast and slow spikewave electroencephalogram. Pediatrics **5**, 626 (1950).

— and S. COBB: The relation of certain physico-chemical processes to epileptiform seizures. Amer. J. Psychiat. **8**, 837 (1928/29).

— and D. H. JOLLY: Ass. Res. nerv. Dis. Proc. **33**, 325 (1954).

— E. L. GIBBS and F. A. GIBBS: Twins, Brain Waves and Epilepsy. Arch. Neurol. (Chic.) **47**, 702 (1942).

— — — The petit mal epilepsies. J. Amer. med. Ass. **129**, 1069 (1945).

— — — Febrile convulsions in childhood. Amer. J. Dis. Child. **78**, 868 (1949).

— — — Epilepsy and Electroencephalography. Practitioner **164**, 429 (1950).

— — — Phenomena and correlates of psychomotor trial. Neurology (Minneap.) **1**, 357 (1951).

— — — The heredity of epilepsy as told by relatives and twins. J. Amer. med. Ass. **146**, 529—536 (1951).

— — — Significance of febrile convulsions. Pediatrics **11**, 341 (1953).

— — — The inheritance of epilepsy as revealed by the electroencephalograph. Verh. 3. int. Kongr. Neurologie. Kopenhagen: E. Munksgaard. 693—698 (1939).

LEONHARD, K.: Episodische Dämmerzustände (KLEIST) mit gleichartiger Vererbung. Mschr. Psychiat. Neurol. **81**, 226 (1931).

— Über differenzierte Diagnostik und differenzierte Therapie der endogenen Psychosen. Bemerkungen zu einem Fall von Schockschädigungen des Gehirns. Psychiat. Neurol. med. Psychol. (Lpz.) **8**, 291 (1956).

— Grundlagen der Psychiatrie. Stuttgart: Enke 1948.

— Zur Frage der „episodischen Dämmerzustände". Z. ges. Neurol. Psychiat. **154**, 242 (1936).

LEONHARDT, W.: EEG-Veränderungen nach Luftencephalographie. Nervenarzt **26**, 441 (1955).

LEPPIEN, R.: Encephalographische Erfahrungen an klinisch gesichert genuinen Epileptikern. (70 sichere und 29 höchstwahrscheinlich genuine Epileptiker, eine Auslese aus den Encephalogrammen von 200 Krampfkranken.) Allg. Z. Psychiat. **116**, 119 (1940).

— u. G. PETERS: Todesfall infolge Insulinschockbehandlung bei einem Schizophrenen. Z. ges. Neurol. Psychiat. **160**, **444** (**1937**).

LERICHE, R.: Pathologic Physiology of Jacksonian epilepsy Presse méd. **28**, 645 (1920).

LIDDELL, D. W., and J. A. N. CORSELLIS: Clinico-pathological findings in epilepsy with special reference to the temporal lobes. Kongreßbericht, p. 149. London 1955.

LIEAN, E., L. HALPERN and J. ROZANSKI: Vascular changes in the brain in a fatality following electroshock. J. Neuropat. exp. Neurol. **10**, 309 (1907).

LIEBES, M.: Über Kleinhirnatrophien bei Epilepsie nach epileptischen Krampfanfällen. Z. ges. Neurol. Psychiat. **113**, 739 (1928).

LILIENFELD, A., and B. PASAMANICK: The association of maternal and fetal factors with the development of cerebral palsy and epilepsy. Amer J. Obstet. Gynec. **70**, 93 (1955).

— — The association of maternal and fetal factors with the development of mental deficiency. II. Relationship to maternal age, birth order, previous reproductive loss and degree of mental deficiency. Amer. J. ment. Defic. **60**, 557 (1956).

LINDENBERG, R., u. H. SPATZ: Über die Thrombo-endarteriitis obliterans der Hirngefäße. Virchows Arch. path. Anat. **305**, 531 (1930).

— u. W. NOELL: Über die Abhängigkeit der postmortalen Gestalt der Astrocyten von praemortalem bioelektrisch kontrolliertem Sauerstoffmangel. Dtsch. Z. Nervenheilk. **168**, 499 (1952).

— — Compression of brain arteries as pathogentic factor of tissue necrosis and their areas of predilection. J. Neuropath. exp. Neurol. **14**, 223 (1955).

— R. S. FISCHER, S. H. DURLACHER, W. V. LOVITT jr. and E. FREYTAG: The pathology of the brain in blunt head injuries of infance and children. Proc. of the sec. internat. Congr. of Neuropath., Part. II, S. 477. London 1955.

LINNEWEH, F.: Zur Nosologie zentralnervöser Reizzustände bei Infekten der Säuglinge und Kleinkinder. Z. Kinderheilk. **76**, 482—488 (1955).

LITTLE, J. W.: On the influence of abnormal parturition, difficult, labours, premature birth and asphyxia neonatorum on the mental and physical condition of the child especially in relation to deformities. Trans. obstet. Soc. Lond. **3**, 293 (1862).

— Lectures on the deformities of the human frame. Lancet **1**, 5, 38, 78, 141, 174, 238, 285, 350, 382, 534, 598, 679, 705, 745, 777, 808 (1843).

LIVINGSTON, S.: The Diagnosis and Treatment of convulsive disorders in children. Springfield (Ill.): Thomas **1954**.

— Etiologic factors in adult convulsions. An analysis of 689 patients whose attacks began after twenty years of age. New. Engl. J. Med. **254**, 1211—1216 (1956).

LOEW, F., and K. SCHMALBACH: Tierexperimentelle Untersuchungen zur Frage der traumatischen Schädigung der Blut-Hirnschranke. Dtsch. Z. Nervenheilk. **178**, 358 (1958).

LOEWENBACH, H.: The electroencephalogram in health relatives of epileptics. Bull. Johns Hopk. Hosp. **65**, 125 (1939).

LOMBROSE, C. T., D. T. DAVIDSON and M. L. GROSSI-BIANCHI: Further evaluation of acetazolamide (Diamox) in treatment of epilepsy. J. Amer. med. Ass. **160**, 268 (1956).

LOTMAR, F.: Beitrag zur Histopathologie der akuten Myelitis und Encephalitis sowie verwandter Prozesse. Nissl-Alzheimer-Arbeiten **6**, 245 (1918).

LUND, M.: Epilepsy in Association with intracranial Tumor. Copenhagen: Munksgaard 1952.

MACDONALD, G., and S. COBB: Intracranial pressure changes during experimental convulsions. J. Neurol Psychopath. **4**, 228 (1923).

MCGREAL, D. A.: Observations on febrils convulsions. J. Dis. Child. **92**, 504 (1956).

MCLEAN, P. D.: The limbic system and its hippocampal formation. J. Neurosurg. **11**, 29 (1954).

— Psychosomatic disease and „visceral brain". Recent developments bearing on the Papez theory of emotion. Psychosom. Med. **11**, 338—353 (1949).

— Chemical and electrical Stimulation of hippocampus in unrestrained animals. I. Methodes and electrographic findings. Arch. Neurol. (Chic.) **78**, 113 (1957).

— Chemical and electrial stimulation of hippocampus in unrestrained animals. II. Behavioral findings. Arch. Neurol. (Chic.) **78**, 128 (1957).

MCCULLOCH, W. S., and J. G. DUSSER DE BARENNE: Extinction local stimulation in activation within the motor cortex. Amer. J. Physiol. **113**, 97 (1935).

MCNAUGHTON, F.: The innervation of the intracranial blood vessels and dural sinuses. A. Res. nerv. ment. Dis. Proc. **18**, 178—200 (1937).

— The classification of the epilepsies. Epilepsia (Boston), 3rd series. **1**, 7 (**1952**).

MCQUARRIE, I.: Epilepsy in children, The relationship of water balance to the occurence of seizures. Amer. J. Dis. Child. **38**, 451 (1929).

— Some recent observations regarding the nature of epilepsy. Ann. intern. Med. **6**, 497 (1932).

MACRAE, D.: Neurology (Minneap.) **4**, 497 (1954); zit bei WILLIAMS.

MADOW, L.: Brain changes in electroshock therapy. Amer. J. Psychiat. **113**, 337 (1956).

MCGREGOR, A. R.: The pathology of foetal and neonatal Asphyxia. Edinb. med. J. **59**, 229 (1952).

MAGNUS, O., L. PONSEN and A. J. VAN RIJN: Temporal lobe epilepsy. Folia psychiat. neerl. **57**, 264—297 (1954).

MAGOUN, H. W.: An ascending reticular activating system in the brain stem. Arch. Neurol. Psychiat. (Chic.) **67**, 145 (1952).

MAGUN, R.: Tierexperimentelle Untersuchungen über die intracorticale Ausbreitung des fokalen Rindenanfalles. Dtsch. Z. Nervenheilk. **169**, 134 (1952).

MAI, H.: Über das Verhältnis kindlicher Anfalls- und Krampfkrankheiten zur erblichen Fallsucht. Erbarzt **4**, 33 (1937).

MAILAMUD, N.: Status marmoratus: A form of cerebral Palsy following either birth injury or inflammation of the central nervous system. J. Pediat. **37**, 610 (1950).

— Recent trends in classification of Neuropathological Findings in Mental Deficiency. Amer. J. ment. Defic. **58**, 438 (1954).

— Sequelae of perinatal trauma. J. Neuropath. exp. Neurol. **18**, 141 (1959).

MALONY, C. J., and A. H. PARMELEE: Convulsions in young infants as a result of pyridoxine (Vitamin B_2-) deficiency. J. Amer. med. Ass. **154**, 405 (1954).

MARCHAND, L., et J. DE AJURIAGUERRA: Epilepsies; leurs formes cliniques, leurs traitements, Paris: Desclée de Brower 1948.

MARESCH, R.: Über einen Fall von Kohlenoxydschädigung des Kindes in der Gebärmutter. Wien. Wschr. **1929/II**, 454.

MARGUTH, F.: Über die Beeinflussung der peripheren Motorik durch Anoxämie. Z. Biol. **103**, 259 (1950).

MASSES, P. E., F. R. GRATTAROLA et F. MAROSSERO: Etude anatomopathologique de 36 cas d'epilepsie temporale opérés. Essai de corrélations anatomo-electro-cliniques. Acta neurol. belg. **56**, 103—114 (1956).

MASSIGNAN, L.: Alterazioni istologische del cervello da elettroschock. Referto di un caso autopsia. Rass. Neuropsichiat. **8**, 1—18 (1954).

MATTYUS, A.: Über anoxisch-vasale Hirnschäden. Schweiz. med. Wschr. **89**, 1010 (1959).

MAURER, F. W.: The effects of anoxemia to carbon monoxyde and low oxygen on cerebrospinal fluid pressure. Amer. J. Physiol. **133**, 180 (1941).

MAUTHNER, L.: Zur Pathologie und Physiologie des Schlafes, nebst Bemerkungen über die „Nona". Wien. med. Wschr. **40**, 961, 1001, 1049, 1092, 1144, 1185 (1890).

MAUTZ, F.: Die Veranlagung zu Krampfanfällen. Leipzig: Thieme 1937.

MAYER, CH., u. CH. STUMPF: Die Physostigminwirkung auf die Hippocampus-Tätigkeit nach Septumläsionen. Naunyn-Schmiedeberg's Arch. exp. Path. Pharmak. **234**, 490 (1958).

MEDUNA, L. VON: Die Konvulsionstherapie der Schizophrenie. Halle: Marhold 1937.

MELIN, K. A.: Zur Prognose der Infektkrämpfe. Mschr. Kinderheilk. **102**, 62—63 (1954).

MERIWETHER, L. S., H. HAGER and W. SCHOLZ: Cerebral pathology following serum anaphylaxis. Arch. Neurol. Psychiat. (Chic.) **73**, 286 (1955).

MERRIT, H.: Über Ammonshornsklerose bei der progressiven Paralyse und ihren Zusammenhang mit den sog. paralytischen Anfällen. Z. ges. Neurol. Psychiat. **136**, 436—442 (1931).

METTLER, F. A., H. R. LISS and G. H. STEVENS: Blood supply of the primate striopallidum. J. Neuropath. exp. Neurol. **15**, 377—383 (1956).

MEYER, A.: Herniation of the brain. Arch. Neurol. Psychiat. (Chic.) **4**, 387 (1920).

— Über die Wirkung der Kohlenoxydvergiftung auf das Zentralnervensystem. Z. ges. Neurol. Psychiat. **100**, 201 (1926).

— Zur Auffassung des Status marmoratus. Z. ges. Neurol. Psychiat. **100**, 529 (1926).

— Lésions observées sur les pièces opératoires prélevées chez des épileptiques temporaux, Coll. sur les problèmes d'anatomie normale et pathologique posés par les décharges épileptiques Marseille. Acta neurol. belg. **56**, 21—42 (1956); — Acta Med. Belgica Bruxelles 1954.

— and E. BECK: The hippocampal formation in temporal lobe epilepsy. Proc. roy. Soc. Med. **48**, 457 (1955).

— — Neuropathological aspects of anoxia. Proc. roy. Soc. Med. **49**, 619 (1956).

— — and M. SHEPHERD: Unusually severe lesions in the brain following Status epilepticus. J. Neurol. Neurosurg. Psychiat. **18**, 24 (1955).

— FALCONER, M. A., and E. BECK: Pathological findings in temporal lobe epilepsy. J. Neurol. Neurosurg. Psychiat. **17**, 276 (1954).

MEYER, J. E.: Über die Lokalisation frühkindlicher Hirnschäden in arteriellen Grenzgebieten. Arch. Psychiat. Nervenkr. **190**, 328 (1953).

— Zur Pathologie der Residualepilepsie. Dtsch. med. Wschr. **81**, 272—274 (1956).

— Zur forensischen Bedeutung der Temporallappenepilepsie. Dtsch. Z. ges. gerichtl. Med. **46**, 212—225 (1957).

MEYER, J. S., and D. DENNY-BROWN: The cerebral collateral circulation. Neurology (Minneap.) **7**, 447—458 (1957).

— and F. GOTOH: Messung von Änderung des Blutstroms und des Stoffwechsels in umschriebenen Hirngebieten. Wld Neurol. **1**, 316 (1960).

— and H. D. PORTNOY: Post-epileptic paralysis. A clinical and experimental study. Brain **82**, 162 (1959).

MEYER, V.: Cognitive changes following temporal lobectomy for relief of temporal lobe epilepsy. Arch. Neurol. Psychiat. (Chic.) **81**, 299 (1959).

MEYER-MICKELEIT, R. W.: Das Elektroencephalogramm beim Elektrokrampf des Menschen. Arch. Psychiat. Nervenkr. **183**, 12—33 (1949).

— Die Dämmerattacken als charakteristischer Anfallstyp der temporalen Epilepsie (psychomotorische Anfälle, Aequivalente, Automatismen). Nervenarzt **24**, 331 (1953).

MEYER-MICKELEIT, R. W., u. SCHNEIDER: Traumatische Epilepsie bei Kindern und Jugendlichen und ihre Beziehungen zur Residualepilepsie. Zbl. ges. Neurol. Psychiat. **140**, 3 (1957).

MEYNERT, TH.: Studien über das pathol.-anatomische Material der Wiener Irrenanstalt. Dtsch. Vjschr. Psychiat. **1**, 395 (1868).

MILKAT, B., u. H. WAND: Die Ursachen der Totgeburten. Ergebnisse einer Probeerhebung in Hessen in den Jahren 1955—1956. Dtsch. med. Wschr. **1957**, 2056.

MILLER, J. A.: Factors in Neonatal Resistance to Anoxia. I. Temperature and Survival of Newborn Guinea Pigs under Anoxia. Science **110**, 113 (1949).

MILLIKAN, C. H., and R. G. SIEKERT: Studies in cerebrovascular disease. Proc. Straub Clin. (Honolulu) **30**, 186 (1955).

MILNER, B.: The memory defect in bilateral hippocampal lesions. Psychiat. Res. Rep. Amer. psychiat. Ass. **11**, 43 (1959).

— and W. PENFIELD: Trans. Amer. neurol. Ass. **80**, 42 (1955); zit. bei SCOVILLE u. MILNER.

MINKOWSKI, A., u. S. ST. ANNE-DARGASSIES: Les convulsions du nouveau-né. Évolut. psychiat. **1956**, 279—289.

— — C. DREYFUS-BRISAC et D. SAMSON: L'état de Mal convulsive du Nouveau-Né. Arch. franç. Pédiat. **12**, 1—14 (1955).

MINKOWSKY, M.: Neuer Beitrag zur pathologischen Anatomie der Epilepsie. Dtsch. Z. Nervenheilk. **116**, 68 (1930).

MITCHELL, W., M. A. FALCONER and D. HILL: Epilepsy with fetishism relieved by temporal lobectomy. Lancet **1954/II**, 626—630.

MOELLER, J., u. H. CH. RIEGEGR: Ein elektroencephalographischer Beitrag zum cerebralen Krampfgeschehen. Z. klin. Med. **149**, 227 (1952).

MÖRCHEN, F.: Epileptische Bewußtseinsveränderungen ungewöhnlicher Dauer und forensischen Folgen. Mschr. Psychiat. Neurol. **17**, 15 (1905).

— Über Dämmerzustände. Marburg: Elwert 1901.

MOORE, M. T., and K. STERN: Vascular lesions in the brain-stem and occipital lobe occuring in association with brain tumor. Brain **61**, 70 (1938).

MOREL, F.: D'une forme de délire suite d'un surexcitation nerveuse se rattachant à une variété non encore décribe d'épilepsie. Epilepsie larvée. Paris 1890.

— Traité des dégénérescences. Paris 1857.

— et E. WILDI: Sclérose ammonienne et épilesies (Etude anatomopathologique et statistique). Acta neurol. belg. **2**, 61—74 (1956).

MORGAGNI, G. B.: De Sede et causis morborum per anatomen indigatis. Lugd. Bat. 1767.

MORRIS, A. A.: Temporal lobectomy with removal of uncus, hippocampus and amygdalae. Results for psychomotor epilepsy three to nine years after operation. Arch. Neurol. (Chic.) **76**, 479—496 (1956).

MORUZZI, G., and H. W. MAGOUN: Brain stem reticular formation and activation of the EEG. Electroenceph. clin Neurophysiol. **1**, 455 (1949).

— — L'épilepsie expérimentale. Libraire Scientifique. Paris: Hermann 1950.

— — Premesse neurofisiologiche alla patogenesi dell' accesso convulsivo epilettico. Arch. int. Studi neurol. **1**, 1 (1952).

MÜLLER, D.: Über Hirnschäden nach Dystrophie im Säuglingsalter. Dtsch. Z. Nervenheilk. **170**, 167 (1953).

MÜLLER, E.: Der Zelltod. Hdb. allg. Path. Bd. 2, Teil 1. Berlin-Göttingen-Heidelberg: Springer 1955.

MÜLLER, G.: Zur Frage der Altersbestimmung histologischer Veränderungen im menschlichen Gehirn unter Berücksichtigung der örtlichen Verteilung. Z. ges. Neurol. Psychiat. **124**, 1 (1930).

MÜLLER, G. L., and S. GRAHAM: Intrauterine death of fetus due to accidental carbon monoxide poisoning. New Engl. J. Med. **252**, 1075—1078 (1955).

MÜLLER, K.: Beitrag zur Frage der Altersabhängigkeit von Krampfanfällen (zugleich eine Studie zur Pathomorphose eitriger Meningitiden). Dtsch. Z. Nervenheilk. **176**, 233 (1957).

MÜLLER, W., u. J. SCHMALBACH: Experimentelle Hirnmassenverschiebungen und ihre Wirkung auf den „neurosekretorischen" Anfall des Zwischenhirn-Hypophysensystems. Acta neurochir. (Wien) **7**, 190 (1959).

MÜLLER-LIMMROTH, W., u. H. CASPERS: Theorien über den Entstehungsmechanismus der Spontanrhythmen im normalen EEG. Klin. Wschr. **34**, 337 (1956).

MULDER, D. W., and D. DALY: Psychiatric symptoms associated with lesions of temporal lobe. J. Amer. med. Ass. **150**, 173—176 (1952).

—, R. G. BICKFORD and H. W. DODGE: Hallucinatory epilepsy: complex hallucinations as focal seizures. Amer. J. Psychiat. **113**, 1100 (1957).

— Symposium on the clinical significance of epileptic seizures. Introduction: diagnostic tests, social adjustment and classification. Proc. Straub Clin. **33**, 467 (1958).

MURAKAMI, U., Y. KAMEYAMA, T. KATO and N. OHBO: A pathologic process in the initial phase of maldevelopment of the central nervous system. (A successive report). Ann. Report of the Res. Inst. Environmental Med. Nagoya Univ. 1957.

MUSKENS, L. J. J.: Epilepsie. Vergleichende Pathogenese, Erscheinungen, Behandlung. Berlin: Springer 1926.

NACHTSHEIM, H.: Betrachtungen zur Ätiologie und Prophylaxe angeborener Anomalien. Dtsch. med. Wschr. **84**, 1845 (1959).

NAUTA, W. J. H.: Some anatomical interrelationships between the limbic system and the midbrain reticular formation. Exc. Med. Kongr. EEG/Nphys. p. 163, 1957.

NEIMANIS, G.: Klinische und morphologische Befunde bei vier Fällen von psychomotorischer Epilepsie. Dtsch. Z. Nervenheilk. **183**, 258 (1962).

NEUBÜRGER, K.: Über die Pathogenese der Keuchhusteneklampsie. Klin. Wschr. **3**, 113 (1925).

— Über Herzmuskelveränderungen bei Epileptikern. Verh. dtsch. path. Ges. **23**, 487 (1928).

— Akute Ammonshornveränderungen nach frischen Hirnschußverletzungen. Krhforsch. **7**, 219 (1929).

— Intrauterine Hirnschädigungen durch Gasvergiftung der Mutter. Beitr. gerichtl. Med. **13**, 85 (1935).

— Lesions of the human brain following circulatory arrest. J. Neuropath. exp. Neurol. **8**, 144 (1954).

NEUGEBAUER, W.: Krampfgeschehen bei Hirnverletzten im Kindes- und Jugendalter. Medizinische **6**, 210 (1957).

NEUZIL, E., et F. TAZEAN: Bases biocliniques de l'activité électrique cérébrale. L'état dynamique des constituants du cerveau. Rev. neurol. **100**, 249 (1959).

NEWNHAM, W.: Krämpfe im Kindesalter. Zit. n. ZELLWEGER.

NIEDERMEYER, E.: Zur Frage des Oral-Petit-mal. Dtsch. Z. Nervenheilk. **172**, 531 (1955).

— Verlauf und Prognose der psychomotorischen Epilepsie. Klinische und elektroencephalographische Gesichtspunkte. Schweiz. Arch. Neurol. Psychiat. **76**, 382 (1955).

NIELSEN, J. M.: Etiology of idiopathic epilepsy. Bull. Los Angeles neurol. Soc. **11**, 97 (1946).

NOGUCHI, T., A. MORI and Y. SHIMAZONO: An experimental study on the correlation between electrical activity and cerebral blood flow in convulsive processes. Epilepsia (Boston) 4. Serie, **2**, 208 (1959/60).

NOHA, E. M.: Planimetrische Auswertung des Pneumo-Encephalogramms bei Krampfkindern. Inaug.-Diss. München 1954.

NORMAN, R. M.: La sclérose lobaire dans l'épilepsie et l'encephalopathie de la naissance. Acta neurol. psychiat. belg. **56**, 89—102 (1956).

— The pathogenesis of amygdaloid lesion in early life. In „Temporal lobe epilepsy", herausgegeben von BALDWIN, MAITLAND et al. Springfield (Ill.): Thomas 1958.

— H. URICH and W. H. MCMENEMEY: Vascular mechanisms of birth injury. Brain **80**, 49 (1957).

NUFFIELD, E. J. A.: Interictal events in the childhood epilepsies: their psychiatric significance. Med. J. Aust. **1957**, 424.

OBERDISSE, K., u. G. SCHALTENBRAND: Hirnschäden durch stumme Hypoglykämien bei pankreaslosen Hunden. Z. ges. exp. Med. **114**, 209—234 (1944).

OPITZ, E., u. LORENZEN: Pflügers Arch. ges. Physiol. **253**, 412 (1951); zit. n. GÄNSHIRT, SEVERIN u. ZYLKA 1952.

— u. M. SCHNEIDER: Über die Sauerstoffversorgung des Gehirns und den Mechanismus von Mangelwirkungen. Ergebn. Physiol. **46**, 126 (1950).

OPPENHEIM, H.: Lehrbuch für Nervenkrankheiten. Berlin: Karger 1913.

— Über psychasthenische Krämpfe. J. Psychol. Neurol. (Lpz.) **6**, 247 (1906).

— Zur Kenntnis der Epilepsie und ihrer Randgebiete. Z. Neurol. Psychiat. **42**, 352 (1918).

OPPERMANN, CH., u. H. ORTHNER: Zur Frage frühkindlicher hypoxämischer Hirnschädigungen (Erstickungsanfälle beim Säugling). Zbl. allg. Path. path. Anat. **100**, 33 (1959).

ORTHNER, H.: Frühkindliche Oedemschäden des Gehirns. Zbl. Neurochir. **36**, 262 (1956).

OSLER, W.: The cerebral palsies of children. Med. News (N. Y.) **53**, 57 (1888).

OSWALD, H., and M. SCHNEIDER: Cerebral Palsies of Children. New York: Blakiston Comp. 1889; zit. n. M. SCHNEIDER 1953.

OSTERTAG, B.: Bioptische Befunde bei Krampfbehandlung. Zbl. ges. Neurol. Psychiat. **107**, 5 (1959).

OUNSTEDT, C.: The hyperkinetic syndrome in epileptic children. Lancet **1955/I**, 303.

— Eugen. Rev. **47**, 33 (1955); zit. n. CAVANAGH u. MEYER 1956.

PAARMANN, H. F., u. A. VELTIN: Problem der letalen Komplikationen nach Elektroschock (Bericht über 3 Fälle). Nervenarzt **26**, 106—111 (1955).

PACHE, H. D.: Die Klinik der kindlichen Krampfleiden. Mschr. Kinderheilk. **102**, 42 (1954).

PAILLAS, J., R. VIGOUROUX, J. CORRIOL et J. BONNAL: Intérèt de l'enregistrement électrographique du noyau amygdalien au cours des opérations pour épilepsie temporale. Rev. neurol. **86**, 354 (1952).

PAPEZ, J. W.: A proposed mechanism of emotion. Arch. Neurol. Psychiat. (Chic.) **38**, 725 (1937).

— Structures and mechanisms underlying cerebral functions. Amer. J. Psychol. **57**, 291 (1944).

— Central reticular path to intralaminar and reticular nuclei of thalamus for activating EEG related to consciousness. Electroenceph. clin. Neurophysiol. 8, 117 (1958).

PARMEGGIANI, P. L.: Reizeffekte aus Hippocampus und Corpus mammillare der Katze. Helv. physiol. pharmacol. Acta **18**, 523—536 (1960).

PASAMANICK, B., and A. M. LILIENFELD: Association of maternal and fetal factors with the development of mental deficiency. Abnormalities in the prenatal and paranatal periods. J. Amer. Med. Ass. **159**, 155 (1955). Neurology (Minneap.) **5**, 77 (1955).

PASSOUANT, P., C. GROS, L. VAN BOGAERT et J. CADILHAC: Etude anatomique et electrique de la corne d'Ammon chez quatre epileptiques ayant subi une hemisphérectomie (1). Rev. neurol. **92**, 96—111 (1955).

PEIFFER, J.: Das EEG bei Hirntumoren in seiner Beziehung zum autoptischen und histologischen Befund. Arch. Psychiat. Nervenkr. **190**, 26 (1953).

— Erfahrungen mit der Befundregistrierung durch Randlochkarten. Münch. med. Wschr. **97**, 570 (1955).

— Pathologisch-anatomische Befunde bei Epileptikern mit Dämmerattacken. 8. Meeting of the International League against epilepsy. Brussels, July 21—28, 1957.

— Über die metachromatischen Leukodystrophien (Typ SCHOLZ). Arch. Psychiat. Nervenkr. **199**, 417—436 (1959).

PENFIELD, W.: The mechanism of cicatricial contraction in the brain. Brain **50**, 499 (1927).

— Intracerebral vascular nerves. Arch. Neurol. Psychiat. (Chic.) **27**, 30 (1932).

— Anatomie pathologique des lésions épileptogènes; précision sur la sclérose incisusaire et la sclérose temporale lobaire rencontrées chez les épileptiques temporaux. Marseille: Colloque 1954.

— Epileptogenic lesions. Acta neurol. belg. **56**, 75—88 (1956).

— The anatomy of temporal lobe seizures. Epilepsia newsletter. Intern. leage against epilepsy intern. Congress issue. July 1957, S. 13.

— Centrencephalic integrating system. Brain 8, 231 (1958).

— and W. BRIDGERS: Progressive tissue destruction in epileptogenic lesions of the brain. Proc. Ann. Meet. of the Amer. Neurol. Ass. Chicago 1942.

— and M. E. FAULK jr.: The Insula: Further observations on its function. Brain **78**, 445—470 (1955).

— — Meningocerebral adhesions. Surg. Gynec. Obstet. **39**, 603 (1924).

— and S. HUMPHREYS: Epileptogenic lesions of the brain, a histologic study. Arch. Neurol. Psychiat. (Chic.) **43**, 240 (1940).

— and H. JASPER: Epilepsy and the functional Anatomy of the human brain. Boston: Little, Brown & Co. 1954.

— and H. M. KEITH: Focal epileptogenic lesions of birth and infancy. Amer. J. Dis. Child. **59**, 718 (1940).

PENFIELD, W., and F. MCNAUGHTON: Dural headache and innervation of the dura mater. Arch. Neurol. (Chic.) **44**, **43** (1940).
— and B. MILNER: Memory deficit produced by bilateral lesions in the hippocampal zone. Arch. Neurol. Psychiat. (Chic.) **79**, 475 (1958).
— and TH. RASMUSSEN: The cerebral cortex of man. A clinical study of localization of function. New York: The Macmillan Comp. 1952.
— K. v. SANTHA and A. CIPRIANI: Cerebral blood flow during incuced epileptiform seizures in animals and man. J. Neurophysiol. **2**, 257 (1939).
PENTSCHEW, A.: Encephalopathia postikterica infantum. Arch. Psychiat. Nervenkr. **180**, 118 (1948).
— Über die Beziehungen zwischen Gehirn und Leber bei der Encephalopathia posticterica infantum im Lichte neuerer Forschungsergebnisse. Nervenarzt **20**, 220 (1949).
— Probleme der Permeabilitätspathologie im Gehirn. Arch. Psychiat. Nervenkr. **185**, 345 (1950).
PERITZ, G.: Über den Herzkrampf im Rahmen der Spasmophilie. (Ein Beitrag zugleich zum Tonusproblem und zur Epilepsiefrage.) Z. ges. Neurol. Psychiat. **102**, 395 (1926).
PERLSTEIN, M. A., u. A. MEYER: Medizin. Anschauungen über die cerebrale Kinderlähmung. (Vorkommen, Ätiologie und Pathogenese.) Nerv. Child. **8**, 128—151 (1949).
PERNSTICH, G.: Über die epileptische Wesenveränderung. Wien. klin. Wschr. **69**, 700 (1957).
PETERMAN, M. G.: Gute Erfolge einer ketonerzeugenden Diät bei der Epilepsie. J. Amer. med. Ass. **1925**, 1979.
— Convulsions in childhood. J. Amer. med. Ass. **102**, 1729 (1934).
— Febrile convulsions in children. J. Amer. med. Ass. **143**, 728 (1950).
— Behaviour in epileptic children. J. Pediat. **42**, 758 (1953).
PETERS, G.: Spätveränderungen nach offenen Gehirnverletzungen. Klin. Wschr. **26**, 115 (1948).
PETIT-DUTAILLIS, D., J. CHRISTOPHE, B. PERTUISSET, C. DREYFUS-BRISAC et C. BLAUE: Rev. neurol. **91**, 129 (1954); zit. bei SCOVILLE u. MILNER.
PETSCHE, H.: Zum Begriff der Hypersynchronie im epileptischen Anfall. Wien. klin. Wschr. **69**, 715 (1957).
— A. MARKO u. G. KUGLER: Die Ausbreitung der spikes and waves an der Schädeloberfläche. Wiener Z. Nervenheilk. **8**, 294 (1954).
— — — Über die Ausbreitung der Makrorhythmen am Gehirn des Menschen und des Kaninchens auf Grund toposkopischer Untersuchungen. Arch. Psychiat. Nervenkr. **193**, 177 (1955).
PETTE, H.: Über den vegetativen Anfall. Z. ges. Neurol. Psychiat. **165**, 320 (1939).
— Zum Problem der zentralen Genese tetanischer Syndrome. Dtsch. Z. Nervenheilk. **160**, 285 (1949).
PFAUNDLER, M. v.: Biologische Allgemeinprobleme der Medizin. Berlin-Göttingen-Heidelberg: Springer 1947.
PFEIFER, B.: Die psychischen Störungen nach Kriegsverletzungen des Gehirns. Arch. Psychiat. Nervenkr. **47**, 558 (1919).
PFLEGER, L.: Beobachtungen über Schrumpfung und Sklerose des Ammonshorns bei Epilepsie. Allg. Z. Psychiat. **36**, 359 (1880).
PHILIPP, E.: Die Anoxie des Neugeborenen. Dtsch. med. Wschr. **1956**, 1530.
PIA, H. W.: Die Schädigungen des Hirnstammes bei den raumfordernden Prozessen des Gehirns. Acta neurochir. (Wien) Suppl. IV (1957).
— Die Verquellung der Cysterna basalis und ambiens im Hirngefäßbild. Acta neurochir. (Wien) **3**, 315—328 (1953).
— Die Pathogenese der Gefäßschäden der Occipitallappen bei gesteigertem Hirndruck. Proceed. II. Internat. Congress of Neuropathology London. Ref.-Bd. **1**, 317 (1955).
PILLERI, G.: Über die Faserdegeneration der Fimbria hippocampi nach Ausfall der Ammonshornrinde und der benachbarten Rinde. Arch. Psychiat. Nervenkr. **198**, 287 (1952).
PIRAUX, P.: Contribution a l'étude de l'anoxie foetale. Brux.-méd. **37**, 622 (1957).
PÖTZL, O., u. A. SCHLOFFER: Befunde am Gehirn während des epileptischen Anfalles. Med. Klin. **1923**, 1267.
— — Über zwei Fälle mit temporaler Aura. Jb. Psychiat. Neurol. **50**, 78 (1933).

POHLISCH, K.: Differentialdiagnose der genuinen und traumatischen Epilepsie. Arch. Psychiat. Nervenkr. **185**, 466 (1950).
— Über Anlage und Bereitschaft zu „epileptischen Anfällen". Zbl. ges. Neurol. Psychiat. **30**, 6 (1954).
POHOWALLA, J. M., and O. P. GHAI: Typhoid encephalopathy in children. Indian J. Pediat. **24**, 137 (1957).
POOL, J. L.: The neurosurgical treatment of herniation of the uncus in cases of brain tumor and pathological changes. Londoner Neuropathologenkongreß, Teil I, S. 337, 1955.
— SH. JACOBSON and TH. A. FLETCHER: Cerebral vasospasm-clinical and experimental evidence. J. Amer. med. Ass. **167**, 1599 (1958).
POPE, A.: Application of quantitative histochemical methods to the study of the nervous system. J. Neuropath. exp. Neurol. **14**, 39 (1955).
— A. A. MORRIS, H. JASPER, K. A. C. ELLIOT and W. PENFIELD: Histochemical and action potential studies on epileptogenic areas of cerebral cortex in man and the monkey. Am. Res. nerv. ment. Dis. Proc. **26**, 218 (1946).
PORTMANN, A.: Zoologie und das neue Bild des Menschen. Hamburg: Rowohlt 1956.
POTTER, E. L.: Pathology of the fetus and the newborn. Chicago: Year Book Publ., Inc. 1952.
PREISWERK, D.: Genuine Epilepsie mit größeren Encephalomalazien. Schweiz. Arch. Neurol. Psychiat. **64**, 384 (1949).
PRESTON, M. I.: Late behavioral aspects found in cases of prenatal, natal and postnatal anoxia. J. Pediat. **26**, 353 (1945).
PRILL, A.: Über epileptiforme Anfälle und psychopathologische Veränderungen bei Hirntumoren. Arch. Psychiat. Nervenkr. **193**, 645—658 (1955).
PURPURA, D. P.: Synaptic organization of immature cerebral cortex. Wld Neurol. **3**, 275 (1962).
QUADBECK, G., u. H. HELMCHEN: Die Blut-Hirnschranke. Dtsch. med. Wschr. **1957**, 1377.
— Krampfbereitschaft und Blut-Hirnschranken-Permeabilität. Dtsch. Z. Nervenheilk. **177**, 295—308 (1958).
RADERMECKER, J.: Systématique et électroencéphalographie des encéphalites et encéphalopathies. Paris: Masson 1956.
— Das EEG der Encephalitiden und Encephalopathien im Kindesalter. Bericht 8. Jahresversammlung der dtsch. EEG-Gesellschaft, München 1959, S. 12.
RAECKE: Die transitorischen Bewußtseinstrübungen der Epileptiker. Halle 1903.
— Über epileptische Wanderzustände (Fugues, Poriomanie). Arch. Psychiat. **43**, 2—27 (1908).
RALSTON, B., TH. RASMUSSEN and TH. KENNEDY: Occlusion of the middle cerebral artery under normotension, and anemically induced and chemically induced hypotension. J. Neurosurg. **12**, 26 (1955).
RANSON, S. W.: The anatomy of the nervous system. Philadelphia-London: Saunders 1953.
— The hypothalamus, its significance for visceral innervation on emotional expression. Trans. Coll. Phycns Philad. **2**, 222 (1934).
— u. H. W. MAGOUN: The Hypothalamus. Ergebn. Physiol. **41**, 56 (1939).
RAYNOR, R. B., R. S. PAYNE and E. A. CARMICHAEL: Epilepsy of late onset. Neurology (Minneap.) **9**, 112 (1959).
RECKLINGHAUSEN, F. v.: Hdb. d. allg. Pathologie des Kreislaufs und der Ernährung. Stuttgart 1883; zit. bei SCHOLZ 1955.
REDLICH, E.: Über Halbseitenerscheinungen bei der genuinen Epilepsie. Arch. Psychiat. Nervenkr. **41**, 567 (1906).
— Epilepsie und Linkshändigkeit. Arch. Psychiat. **44**, 59 (1908).
— Über die Beziehungen der genuinen zur symptomatischen Epilepsie. Dtsch. Z. Nervenheilk **36**, 197 (1909).
— Über das Vorkommen epileptischer und epileptiformer Anfälle bei Tumoren der Hypophysis cerebri und der Hypophysengegend. Epilepsia **5**, 1—40 (1914/15).
— Das Grenzgebiet der Epilepsie. Sonderbeil. d. Wien. klin. Wschr. **40**, Heft 9 (1927).
— Die Gelineau'sche Narkolepsie. Med. Welt **1**, 33 (1927).
REETH, P. CH. VAN, J. DIERKENS et D. LUMINET: L'hypersexualité dans l'épilepsie et les tumeurs du lobe temporal. Acta neurol. belg. **58**, 194—218 (1958).
REGELSBERGER, H. S.: Die Bedeutung des venösen Kreislaufsystems, speziell im Gehirn, für die Entstehung kindlicher Krampfstörungen. Acta neurochir. (Wien) **5**, 153 (1957).

REICHARDT, M.: Über das Gewicht des menschlichen Kleinhirns. Allg. Z. Psychiat. **63**, 183 (1906).
— Die Anlageforschung in der Psychiatrie und die sog. physikalische Hirnuntersuchung. Z. ges. Neurol. Psychiat. **84**, 561 (1923).
— Der gegenwärtige Stand der Epilepsieforschung. 1. Teil. Z. ges. Neurol. Psychiat. **89**, 321 (1924).
— Über cerebrale Reaktionsweisen, soweit sie mit der sog. physikalischen Hirnuntersuchung an der Leiche feststellbar sind. Z. ges. Neurol. Psychiat. **131**, 289 (1930).
RETT, A.: Kinderärztliche Probleme in der Behandlung cerebraler Krampfanfälle. Ärztl. Wschr. **12**, 623 (1957).
REYNOLD, J. R.: Epilepsie. Ihre Symptome, Behandlung und ihre Beziehungen zu anderen chronisch-konvulsiven Krankheiten. Erlangen: Enke 1865.
RICHARDSON, E. P., and P. M. DODGE: Epilepsy in cerebral vascular disease. Epilepsia (Boston) 3. Serie, **3**, 49 (1954).
RICHTER, K.: EEG-Untersuchungen von Angehörigen genuiner Epileptiker. Arch. Psychiat. Nervenkr. **194**, 443—455 (1956).
RIECHERT, T.: Die stereotaktischen Hirnoperationen. Dtsch. med. Wschr. **1959**, 1669.
RIESSNER, D., u. K. J. ZÜLCH: Über die Formveränderungen des Hirns usw. Dtsch. Z. Chir. **253**, 1—61 (1939).
RIMBAUD, L., P. PASSOUANT et J. CADILHAC: Participation de l'hippocampe à la régulation des états de veille et de sommeil. Rev. neurol. **93**, 303—308 (1955).
RISER, M.: De l'épilepsie alcolique. Rev. neurol. **94**, 628 (1956).
RODEWALD, B.: Gegenwartsprobleme der Gesundheitspolitik. Schwangerenberatung — Säuglingsfürsorge — Mütterberatung. Ärztl. Mitt. (Köln) **43**, 2 (1958).
RODIN, E. A., R. N. DE JONG, R. W. WAGGONER and B. K. BAGCHI: Relationship between certain forms of psychomotor epilepsy and „Schizophrenia". Arch. Neurol. Psychiat. (Chic.) **77**, 449 (1957).
ROGER, J., et N. LESEVRE: Étude psychologique d'enfants épileptiques en fonction des formes électro-cliniques de leur maladie. Neuropsychiatrie infantile et d'Hygiene mentale de l'enfance **5**, 1 (1957).
ROHRBACH, H.: Gehirnventrikelblutungen als häufiger Sektionsbefund bei Feten und Frühgeburten. Zbl. Gynäk. **75**, 1709 (1953).
ROMINGER, E.: Zur Physio-Pathologie der Anoxie des Neugeborenen. Arch. Kinderheilk. **160**, 106 (1959).
ROSEMAN, E., C. W. GOODWIN and W. S. MCCULLOCH: Rapid changes in cerebral oxygen-tension induced by altering the oxygenation and circulation of the blood. J. Neurophysiol. **9**, 33 (1946).
ROSENTHAL, C.: Die gehäuften kleinen Anfälle im Kindesalter. Ergebn. inn. Med. Kinderheilk. **48**, 77 (1935).
ROSSINI, R., M. CORSINO e E. LUGARESI: L'epilessia psicomotrice nell' età evolutiva. Riv. sper. Freniat. **89**, 7 (1958).
ROTH, G.: Die cerebralen Anfallsleiden im Elektroencephalogramm und im Jung'schen Assoziationstest. Wien. Arch. Psychol. Psychiat. Neurol. **5**, 2 (1955).
ROTH, N.: Encephalopathy due to burns. Report of a case. Arch. Neurol. (Chic.) **45**, 980 (1941).
ROUDINESCO, J., G. TARDIEU, M. BOESWILLWALD, J. TRELAT et L. RIBADEAU-DUMAS: Étude des 62 cas de lésions cérébro-méningées suivies au cours de la première enfance. Arch. franç. Pédiat. **8**, 136 (1951).
ROUTSONIS, K.: Contribution à l'étude de l'épilepsie temporale. Exc. Med. Kongr. EEG/Nphys. 1957, S. 193.
RÜBSAMEN, H.: Über die teratogenetische Wirkung des Sauerstoffmangels in der Frühentwicklung. Ein Beitrag zur Kausalgenese der Mißbildungen bei Mensch und Tier. Beitr. path. Anat. **112**, 337 (1952).
RUDBERG, E.: Birth-trauma and epilepsy. Acta psychiat. (Kbh.) **6**, 213 (1931).
RUFF, S., u. H. STRUGHOLD: Grundriß der Luftfahrtmedizin. Leipzig: Barth 1929.
RUHENSTROTH-BAUER, G., u. H. NACHTSHEIM: Die Bedeutung des Sauerstoffmangels für die Auslösung des epileptischen Anfalles. Klin. Wschr. **1**, 18 (1944).
RUSSEL, W. R., and C. W. M. WHITTY: Studies in traumatic epilepsy. J. Neurol. Neurosurg. Psychiat. **15**, 93 (1952).

RYDBORG, E.: Über die Prognose überlebender Fälle intrakranieller Blutungen Neugeborener. Acta obstet. gynec. scand. **7**, 4 (1928).

SACHS, B.: Die Hirnlähmungen des Kindes. Volkmanns Sammlung klinischer Vorträge, neue Folge, Nr. 46/47 (1892).

— Symptomatology of a group of frontal lobe lesions. Brain **50**, 474 (1927).

SÄNGER, H.: Entstehung intrakranieller Blutungen bei Neugeborenen. Mschr. Geburtsh. **65**, 257 (1924).

SAKEL, M.: Neue Behandlungsmethoden der Schizophrenie. Wien u. Leipzig: Moritz Perles 1935.

— Epilepsy. New York: Philosophical Library 1958.

SAL Y ROSAS, F.: Rev. Psychol. appl. **3**, 260 (1923).

SAMT, P.: Epileptische Irreseinsformen. Arch. Psychiat. **5**, 393 (1875); **6**, 110 (1876).

SANDERS, W.: Epileptische Anfälle mit subjektiven Geruchsempfindungen bei Zerstörung des linken tractus olfactorius durch einen Tumor. Arch. Psychiat. **4**, 234 (1874).

SANO, R., and N. MALAMUD: Clinical significance of sclerosis of the cornu Ammonis ictal „Psychic Phenomena". Arch. Neurol. Psychiat. (Chic.) **70**, 40 (1953).

SANTHA, K. v.: Epileptische Gefäßkrampftheorie und Gehirnkreislauf. Psychiat.-neurol. Wschr. **41**, 216 (1939).

— Gehirndurchblutungsversuche bei experimentell hervorgerufenen Krämpfen. Z. ges. Neurol. Psychiat. **109**, 128 (1939).

SAUERBREI, H. U.: Fetale Mikrocephalie durch Unterdruckbehandlung einer Graviden in der Klimakammer. Kinderärztl. Prax. **25**, 490 (1957).

SCOVILLE, W. B., and B. MILNER: Loss of recent memory after bilateral hippocampus lesions. J. Neurol. Neurosurg. Psychiat. **20**, 2 (1957).

SEIGE, D.: Klinisch-anamnestische Untersuchungen an epileptoiden Störungen. Arch. Psychiat. Nervenkr. **193**, 347—368 (1955).

SEITZ, L.: Über Hirndrucksymptome infolge intrakranieller Blutungen und mechanischer Insulte. Arch. Gynäk. **82**, 528 (1907).

— Über die Genese intrakranieller Blutungen bei Neugeborenen. Zbl. Gynäk. **36**, 1 (1912).

SELBACH, H.: Über intravenöse p_H-Messungen im experimentellen epileptischen Anfall (durch Cardiazol). Z. ges. Neurol. Psychiat. **160**, 334 (1938).

— Das Kipp-Schwingungsprinzip in der Analyse der vegetativen Selbststeuerung. Fortschr. Neurol. Psychiat. **17**, 129 (1949).

— Gehirnvolumenvermehrung als Problem der physikalischen Chemie des Hirngewebes. Allg. Z. Psychiat. **125**, 137 (1949).

— Die cerebralen Anfallsleiden. Hdb. Inn. Med. Bd. V, 3. Teil, S. 1127. Berlin-Göttingen-Heidelberg: Springer 1953.

— u. C. SELBACH: Das Rekel-Syndrom als Wirkungsfolge eines biologischen Regelsystems. Mschr. Psychiat. Neurol. **125**, 671 (1953).

SEN, N.: Intracranial injury during birth. Indian J. Pediat. **24**, 143 (1957).

SERVÍT, Z.: Phylogenesis and ontogenesis of the epileptic seizure. A comparative study. Wld Neurol. **3**, 259 (1962).

— and J. BUREŠ: Hydration of the brain and the seizure threshold of the frog. Čs. Fysiol. **1**, 116 (1952).

SIEGMUND, H.: Die geburtstraumatischen Veränderungen des ZNS einschl. der Encephalitis congenita Virchow. HENKE-LUBARSCH. Hdb. d. speziell. path. Anat. Bd. XIII/3. Berlin-Göttingen-Heidelberg: Springer 1957.

SIEKERT, R. G., S. C. WILLIAMS and W. F. WINDLE: Histologic studies of the brain of monkeys after experimental electric shock. Arch. Neurol. (Chic.) **78**, 63 (1950).

SIERIG, E.: Die Entwicklung von Kindern an Eklampsie erkrankter Mütter. Nervenarzt **21**, 393 (1950).

SIMMA, K.: Die psychischen Störungen bei Läsionen des Temporallappens und ihre Behandlung. Mschr. Psychiat. Neurol. **130**, 129—160 (1955).

— Läsionen des Temporallappens und epileptische Wesensveränderung. Schweiz. Arch. Neurol. Psychiat. **76**, 380 (1955).

SINGER, L.: Innenohrbefunde bei Keuchhusteneklampsie. Ein Beitrag zur Ätiologie der genuinen Labyrinthdegeneration. Klin. Wschr. **6**, 21 (1927).

SJÖSTEDT, G., and S. ROOTH: Arch. Dis. Childh. **32**, 397 (1957); zit. bei ROMINGER.
SMALL, J. M., and A. L. WOOLF: Fetal damage to the brain by epileptic convulsions after a trivial injury to the head. J. Neurol. Neurosurg. Psychiat. **20**, 293 (1957).
SMITH, S. A., and E. KAPLAN: Adjustments of blood oxygen levels in neonatal life. Amer. J. Dis. Child. **64**, 843 (1942).
SMULDERS, F. J. M.: Late juvenile degeneration of cerebral grey matter. Folia psychiat. neerl. **59**, 223 (1956).
SNELL, O.: Zur pathologischen Anatomie der Epilepsie. Allg. Z. Psychiat. **32**, 636 (1875).
SOMMER, W.: Erkrankungen des Ammonshornes als ätiologisches Moment der Epilepsie. Arch. Psychiat. **10**, 631 (1880).
SOUSTEK, Z.: Spastische Schädigung der Hirngefäße beim Status epilepticus. Zbl. allg. Path. path. Anat. **94**, 177—182 (1955).
— Disseminated softening of the brain with convulsions, caused by arterial spasm. Čs. Neurol. **21**, 180—186 (1958).
— Die Ätiologie der Gehirnschädigungen bei Krampfzuständen. Zbl. allg. Path. path. Anat. **99**, 543 (1959).
SPANN, W.: Das Hirngewicht in Beziehung zur Todesursache und anderen Faktoren. Dtsch. Z. gerichtl. Med. **44**, 733 (1956).
SPATZ, H.: Über eine besondere Reaktionsweise des unreifen Zentralnervengewebes. Z. ges. Neurol. Psychiat. **53**, 363 (1920).
— Kann man alte Rindendefekte traumatischer und arteriosklerotischer Genese unterscheiden? Die Bedeutung des „état vermoulu". Arch. Psychiat. **90**, 885 (1930).
— u. G. J. STROESCU: Zur Anatomie und Pathologie der äußeren Liquorräume des Gehirns (die Zisternenverquellung beim Hirntumor). Nervenarzt **7**, 425—437, 481—497 (1934).
SPERLING, E.: Thalamusveränderungen bei Stirnhirnverletzungen. Arch. Psychiat. Nervenkr. **195**, 589 (1957).
— u. O. CREUTZFELDT: Der Temporallappen. Zur Anatomie. Physiologie und Klinik (mit Ausnahme der Aphasien). Fortschr. Neurol. Psychiat. **27**, 295 (1959).
SPIEGEL, E.: Wie kommt es zur Generalisierung der Rindenerregung im epileptischen Anfall? Wien. klin. Wschr. **40**, 1 (1927).
— H. T. WYCIS and H. W. BAIRD: Pallidotomy and Pallidoamygdalotomy in certain types of convulsive disorders. Arch. Neurol. Psychiat. (Chic.) **80**, 714 (1958).
SPIEGEL-ADOLF, M.: Cerebrospinal fluid. Progr. Neurol. Psychiat. **8**, 283 (1953).
SPIEL, M., u. H. STROTZKA: Die Epilepsie des Kindes- und Jugendalters. Arch. Psychiat. Nervenkr. **192**, 34 (1954).
SPIELMEYER, W.: Über einige Beziehungen zwischen Ganglienzellveränderungen und gliösen Erscheinungen besonders am Kleinhirn. Z. ges. Neurol. Psychiat. **54**, 1 (1920).
— Histopathologie des Nervensystems. Berlin: Springer 1922.
— Der gegenwärtige Stand der Epilepsieforschung. III. Teil. Anatomisches. Z. ges. Neurol. Psychiat. **89**, 360—367 (1924).
— Zur Pathogenese örtlich elektiver Gehirnveränderungen. Z. ges. Neurol. Psychiat. **89**, 757 (1925).
— Die Pathogenese des epileptischen Krampfes. Histopathologischer Teil. Z. ges. Neurol. Psychiat. **109**, 501—520 (1927).
— Über örtliche Vulnerabilität. Z. ges. Neurol. Psychiat. **118**, 1 (1928).
— Vasomotorisch trophische Veränderungen bei cerebraler Arteriosklerose. Mschr. Psychiat. Neurol. **68**, 605 (1928).
— Funktionelle Kreislaufstörungen und Epilepsie. Z. ges. Neurol. Psychiat. **148**, 285—298 (1933).
SPRAGUE, J., and A. MEYER: An experimental study of the fornix in the rabbit. Z. Anat. Entwickl.-Gesch. **84**, 354 (1950).
SUGAR, W., and J. W. GERARD: Anoxia and brain potentials. J. Neurophysiol. **1**, 558 (1938).
SUNDERLAND, S., and K. C. BRADLEY: Disturbances of oculomotor function accompanying extradural haemorrhage. J. Neurol. Neurosurg. Psychiat. **16**, 35 (1953).
SYMMONDS, SIR CHARLES: Classification of the epilepsies. Brit. Med. J. **1955**, 1235.
SZABO, GY., u. Z. MAGYAR: Die Kapillarpermeabilität im ischaemischen Schock. Acta med. Acad. Sci. hung. 8, 287 (1955).

SCHALTENBRAND, G.: Die Nervenkrankheiten. Stuttgart: Thieme 1951.
— u. P. BAILEY: Die perivaskuläre Piagliamembran des Gehirns. J. Psychol. Neurol. (Lpz.) **35**, 199 (1928).
SCHACHTER, J. S.: Some considerations of the relationships of epilepsy to schizophrenia, the primary behavior disorders, and psychopathy: a family study. J. nerv. ment. Dis. **121**, 117—131 (1955).
SCHARENBERG, K.: Histopathology of Psychomotor Epilepsy. Kongreßbericht, S. 145, London.
SCHEIDEGGER, S.: Durchblutungsstörungen des Gehirns bei Elektroschock. Virchows Arch. path. Anat. **321**, 577—584 (1952).
SCHEINKER, J. M.: Transtentorial herniation of the Brain Stem: A Characteristic Clinicopathologic Syndrom; Pathogenesis of Hemorrhages in the Brain Stem. Arch. Neurol. (Chic.) **53**, 289 (1945).
SCHELLER, H.: Klinik und Differentialdiagnostik der bei Durchblutungsstörungen des Gehirns auftretenden Anfallsformen. Regensburg. Jb. ärztl. Fortbild. **5**, 60 (1956).
SCHERER, H. J.: Beiträge zur pathol. Anatomie des Kleinhirns. I. Die lokalen Veränderungen der Kleinhirnrinde. II. Die Erkrankungen des Kleinhirnmarkes und seiner Kerne, insbes. d. N. dentatus. I. Z. Neurol. **136**, 559 (1931); II. Z. Neurol. **139**, 337 (1932).
— Beiträge zur pathol. Anatomie des Kleinhirns. III. Genuine Kleinhirnatrophie. Z. ges. Neurol. Psychiat. **145**, 335 (1933).
SCHIEFER, W., u. G. STRUCK: Serienangiographische Untersuchungen bei diffusen cerebralen Gefäßerkrankungen unter besonderer Berücksichtigung der Thrombangiitis obliterans. Dtsch. Z. Nervenheilk. **176**, 595 (1957).
SCHIEVE, J. F., and W. P. WILSON: The Changes in cerebral vascular resistance of man in experimental alkalosis and acidosis. J. clin. Invest. **32**, 33—38 (1953).
SCHMIDT, C. F.: The cerebral circulation in health and disease. Publ. Nr. 68. Am. Lecture Series, Monograph in Americ. lect. in Physiology, edit. by R. F. Pitts. Springfield (Ill.): Thomas 1950.
SCHMIDT, C. G.: The gaseous metabolism of the brain of the monkey. Amer. J. Physiol. **143**, 33 (1945).
— S. S. KETY u. H. H. PENNES: Der Kreislauf des Gehirns. Pflügers Arch. ges. Physiol. **251**, 571 (1949).
SCHMIDT, H.: Zur Frage der Topik der Hirnveränderungen bei asphyktischer und ischaemischer cerebraler Anoxie. Frankfurt. Z. Path. **68**, 272 (1957).
SCHMIDT, H. U.: Beitrag zum Problem der Spätepilepsie. Acta neurochir. (Wien) **5**, 137 (1957).
SCHMIDT, H. W.: Tierexperimentelle Untersuchungen zur Frage der Gefäßspasmen bei Hirnembolie. Dtsch. Z. Nervenheilk. **174**, 499 (1956).
— Reaktion der Pia-Gefäße auf Röntgenkontrastmittel bei geschädigtem Hirnkreislauf. Dtsch. Z. Nervenheilk. **174**, 167 (1956).
— Über Arterienkreise in der Pia mater des Menschen. Dtsch. Z. Nervenheilk. **172**, 526 (1955).
SCHMIDT, R. P., and A. A. WAARD: Febrile convulsions. Epilepsia (Boston) **4**, 41 (1955).
SCHMIDT-WEYLAND, P.: Experimentelle Untersuchungen zur Erzeugung von Gangrän und ihre Beziehungen zur Thrombangiitis obliterans. Klin. Wschr. **1932**, 2148.
SCHNEIDER, C.: Über Schwankungen der Krampfneigung während des Lebens. Nervenarzt **4**, 161 (1934).
— Zur Diagnose symptomatischer, besonders residualer Epilepsieformen. Nervenarzt **7**, 385 u. 456 (1934).
— Über Schwachsinnige und die Strukturanalyse ihrer Psychosen. Dtsch. med. Wschr. **1949**, 893.
SCHNEIDER, M.: Chemie und der Stoffwechsel des Nervengewebes, S. 105. Berlin-Göttingen-Heidelberg: Springer 1952.
— Durchblutung und Sauerstoffversorgung des Gehirns. Verh. dtsch. Ges. Kreisl.-Forsch. **19**, 3 (1953).
— Die Physiologie der Hirndurchblutung. 15. Fortbildungskurs für Ärzte. Regensburg 13.—16. 10. 1955.
SCHOB, F.: Pathologische Anatomie der Idiotie. Handb. der Geisteskrankh. Hrsg. v. O. BUMKE. Bd. XI. Berlin: Springer 1930.

Scholz, W.: Über die Entstehung des Hirnbefundes bei der Epilepsie. Z. ges. Neurol. Psychiat. **145**, 471 (1933).

— Krämpfe im Kindesalter. Mschr. Kinderheilk. **75**, 5 (1938).

— Histologische und topische Veränderungen und Vulnerabilitätsverhältnisse im menschlichen Gehirn bei Sauerstoffmangel, Oedem und plasmatischen Infiltrationen. I. Problemstellung und feingewebliche Situation. Arch. Psychiat. Nervenkr. **181**, 621 (1949).

— Die Krampfschädigungen des Gehirns. Berlin-Göttingen-Heidelberg: Springer 1951.

— Les nécroses parenchymateuses électives par hypoxémie et oligémie et leur expression topistique. Proc. of the first Internat. Congr. Neuropath. Rome 1952.

— Discussion on the vascular diseases. First Internat. Congr. of Neuropath. Rome 8. bis 13. Sept. 1952.

— Kreislaufschäden des Gehirns und ihre Pathogenese. Verh. dtsch. Ges. Kreisl.-Forsch. **19**, 52—69 (1953).

— Selective neuronal necrosis and its topistic patterns in hypoxemia and oligemia. J. Neuropath. exp. Neurol. **12**, 249 (1953).

— Les lésions cérébrales rencontrées chez les epileptiques; Précisions sur la sclérose de la corne d'Ammon. Acta neurol. belg. **56**, 43—60 (1956).

— Die Schädigungen des Gehirns durch generalisierte Krämpfe. Regensburg. Jb. ärztl. Fortbild. **4**, 1—11 (1956).

— An nervöse Systeme gebundene (topistische) Kreislaufschäden. In Henke-Lubarsch Hdb. d. spez. path. Anat. u. Histol. Bd. XIII/1. Berlin-Göttingen-Heidelberg: Springer 1957.

— The contribution of patho-anatomical research to the problem of epilepsy. Epilepsia (Boston) **4**. Serie, **1**, 36 (1959).

— u. J. Jötten: Durchblutungsstörungen im Katzenhirn nach kurzen Elektrokrampfserien. Arch. Psychiat. Nervenkr. **186**, 264 (1951).

— u. H. Hager: Epilepsie. In Henke-Lubarsch Hdb. d. spez. Anat. u. Histol. Bd. XIII/4. Berlin-Göttingen-Heidelberg: Springer 1956.

— u. H. Schmidt: Cerebrale Durchblutungsstörungen bei Hypoxämie (Asphyxie). Arch. Psychiat. Nervenkr. **189**, 231 (1952).

— J. Wake u. G. Peters: Der Status marmoratus. Ein Beispiel systemähnlicher Hirnveränderungen auf der Grundlage von Kreislaufstörungen. Z. ges. Neurol. Psychiat. **163**, 193 (1938).

Schorsch, G.: Zur Psychopathologie der Idiotie. Nervenarzt **21**, 319—323 (1950).

— u. I. von Hedenström: Die Schwankungsbreite hirnelektrischer Erregbarkeit in ihrer Beziehung zu epileptischen Anfällen und Verstimmungszuständen. Arch. Psychiat. Nervenkr. **195**, 393—407 (1957).

Schreck, E.: Die Epilepsie im Kindesalter. Stuttgart: Enke 1937.

Schröder, P.: Hirnveränderungen bei arteriosklerotischer Demenz. Mschr. Psychiat. Neurol. **22**, 451 (1907).

— Einführung in die Histologie und Histopathologie des Nervensystems. Jena 1908.

— Lues cerebrospinalis sowie ihre Beziehungen zur progressiven Paralyse und Tabes. Dtsch. Z. Nervenheilk. **54**, 83 (1916).

Schröder-van der Kolk, J. L. C.: Über den Bau und die Funktion des Rückenmarks und der Medulla oblongata. London: Sydenham Society 1859.

Schulte, W.: Die synkopalen Anfälle. 2. Aufl. Stuttgart: Thieme 1949.

Schwarz, G. A., and A. A. Rosner: Displacement and herniation of the hippocampal Gyrus through the incisura tentorii: A clinico-pathological study. Arch. Neurol. (Chic.) **46**, 297 (1942).

Schwartz, Ph.: Die Ansaugungsblutungen im Gehirn Neugeborener. Z. Kinderheilk. **29**, 102 (1921).

— Die traumatische Gehirnerweichung bei Neugeborenen. Z. Kinderheilk. **31**, 51 (1921).

— Birth injury of brain. Dtsch. med. Wschr. **1924**, 1375.

— Das Schädeltrauma bei der Geburt. Mschr. Kinderheilk. **34**, 617 (1926).

— Die traumatischen Schädigungen des Zentralnervensystems durch die Geburt. Ergebn. inn. Med. Kinderheilk. **31**, 165 (1927).

Schwengler, H.: Über die Entstehung von Tentoriumrissen. Med. Klin. **1949**, 471.

Stauder, K. H.: Epilepsie. Fortschr. Neurol. Psychiat. **6**, 419 (1934).

STAUDER, K. H.: Epilepsie und Schläfenlappen. Arch. Psychiat. **104**, 181 (1936).
— Konstitution und Wesensveränderung der Epileptiker. Leipzig: Thieme 1938.
— Krampfbereitschaft und Krämpfe des Kindesalters. Münch. med. Wschr. **1929**, 4 u. 52.
STEINER, G.: Epilepsie und Gliom. Arch. Psychiat. **46**, 1091 (1920).
STEINMANN, J.: Über protrahierte Amnesien bei echter Epilepsie. Z. ges. Neurol. Psychiat. **148**, 211 (1933).
— u. G. GERLACH: Hirnelektrische Befunde bei 59 Schläfenlappengeschwülsten. Zbl. Neurochir. **12**, 358 (1952).
STEINSIEK, H. D.: Über Todesursachen und Lebensdauer bei genuiner Epilepsie. Arch. Psychiat. Nervenkr. **183**, 469 (1950).
STENVERS, H. W.: Vascular disturbances in the Brainstem caused by supratentorial lesions. Fol. psychiat. neerl. **59**, 1956.
STERTZ, G.: Zur Auffassung der genuinen Epilepsie. Münch. med. Wschr. **80**, 881 (1933).
STEVENS, J. R.: The "march" of temporal lobe epilepsy. Arch. Neurol. (Chic.) **77**, 227—236 (1957).
STEVENSON, W. E.: Epilepsy and gunshot wounds of the head. Brain **54**, 214 (1931).
STIFLER, J. R.: A review of the Maryland Epilepsy program. Amer. J. publ. Hlth **47**, 587 (1957.)
STIER, E.: Die respiratorischen Affektkrämpfe des frühkindlichen Alters. Jena: Fischer 1918.
— Ohnmachten und ohnmachtsartige Anfälle bei Kindern. Berl. klin. Wschr. **1920**, 351.
STÖHR jr., P.: Über die Innervation der Pia mater und des Plexus chorioideus des Menschen. Z. Anat. Entwickl.-Gesch. **63**, 562 (1922).
STOLTE, H.: Zur Katamnese der die Dekomposition überlebenden Kinder. Z. Kinderheilk. **99**, 157 (1951).
STRAUSS, A., and H. WERNER: Die geistige Organisation des gehirngeschädigten schwachsinnigen Kindes. Amer J. Psychiat. **92**, 1194—1203 (1941).
STRIETZEL, G.: Porencephalie als Reaktionsform unreifen Nervengewebes. Z. allg. Path. path. Anat. **89**, 222 (1952).
STROBOS, R.: The temporal lobe. N. C. med. J. **16**, 563 (1955).
— The temporal lobe. Folia psychiat. neerl. **59**, 142—170 (1956).
STRÜMPELL, A.: Behandlung der Epilepsie. Dtsch. Arch. klin. Med. **84** (1950).
STUBBE-TEGLBJAERG, H. P.: Investigations on epilepsy and water metabolism. Kopenhagen: Levin Munksgaard 1936.
STÜBER, F.: Die erbliche Belastung bei der Epilepsie. Zbl. Neurochir. **25**, 361 (1921).
TARLOW, I. M., and A. E. HERZ: Spinal cord compression studies. Arch. Neurol. Psychiat. (Chic.) **72**, 43 (1954).
TEREKIEWICZ: zit. bei FEUDELL.
TERZIAN, H., and G. DALLE ORE: Syndrome of Klüver and Bucy reproduced in man by bilateral removal of the temporal lobes. Neurolgy (Minneap.) **5**, 373 (1955).
THIEMICH, M., u. W. BIRK: Über die Entwicklung eklamptischer Säuglinge in der späteren Kindheit. Jb. Kinderheilk. **65**, 16—49, 204—230 (1907).
THIGPEN, C. H., and B. J. MOSS: Unusual paranoid manifestations in a case of psychomotor epilepsy and narcolepsy. J. nerv. ment. Dis. **122**, 381—385 (1955).
THOM, D. A.: Dilatation of the lateral ventricles as a common brain lesion in epilepsy. J. nerv. ment. Dis. **51**, 41 (1920); — Amer. J. Psychiat. **98**, 574 (1942); zit. in WHO-Report.
THOMALSKE, G., u. E. WORINGER: Die chirurgische Behandlung der herdförmigen Epilepsien unter Ausschluß der tumorös und postnatal-traumatisch bedingten. Acta neurochir. (Wien) **5**, 223 (1957).
TILLE, D.: Initiale Fieberkrämpfe und Wetter. Kinderärztl. Prax. **18**, 227 (1950).
TODD, R. B.: Medical Times and Gacette May 11, 1849; zit. bei REYNOLDS.
TÖBEL, F.: Über eine eigenartige Hirnschädigung durch Depot-Insulin bei Hunden. Arch. Psychiat. Nervenkr. **180**, 569 (1948).
TÖNDURY, G.: Zur Wirkung des Erregers der Rubeolen auf den menschlichen Keimling. Helv. paediat. Acta **7**, 105 (1951).
TÖNNIS, W.: Über Hirngeschwülste. Z. ges. Neurol. Psychiat. **161**, 114—149 (1938).
— u. W. KRENKEL: Läßt sich die Ausbreitung der Krampfströme bei der Herdepilepsie durch eine Markdurchschneidung verhindern? Zbl. Neurochir. **11**, 133 (1951).

TÖNNIS, W., R. RIESSNER u. K. J. ZÜLCH: Über die Formveränderungen des Hirnes (Massenverschiebungen, Zisternenquellungen) bei raumbeengenden Prozessen. Zbl. Neurochir. **5**, 1 (1940).
— u. W. SCHIEFER: Die Bedeutung der Serienangiographie für die Artdiagnose der Hirngeschwülste. Fortschr. Röntgenstr. **81**, 616 (1954).
— u. K. SCHÜRMANN: Vorübergehende depressive Verstimmungszustände bei Schläfenlappengeschwülsten. Allg. Z. Psychiat. **125**, 239 (1949).
TOKIZANE, T., M. KAWAKAMI and E. GELLHORN: Hippocampal and neocortical activity in different experimental conditions. Electroenceph. clin. Neurophysiol. **11**, 431 (1959).
TOWBIN, A.: Pathology of cerebral palsy. I. Development defects of the brain as a cause of cerebral palsy. Arch. Path. (Chic.) **59**, 397 (1955).
— Pathology of cerebral palsy. II. Cerebral palsy due to encephaloclastic processes. Arch. Path. (Chic.) **59**, 529 (1955).
TOWER, D. B.: Nature and extent of the biochemical lesion in human epileptogenic cerebral cortex. An approach to its control in vitro and in vivo. Neurology (Minneap.) **5**, 113—130 (1955).
TRAMER, M.: Untersuchungen zur pathologischen Anatomie des Zentralnervensystems bei der Epilepsie. Schweiz. Arch. Neurol. Neurochir. Psychiat. **2**, 202 (1918).
TRENDELENBURG, W.: Örtliche Entstehung und Verlauf des experimentellen Epilepsieanfalles. Verh. Ges. dtsch. Nervenärzte in Düsseldorf. Sept. 1926.
TURNER, M.: Sur l'interpretation des données électroencéphalographiques dans les encéphalopathies infantiles. Rev. neurol. **86**, 198—201 (1952).
TURNER, W. A.: Epilepsy. London: Macmillan Co. 1907.
UCHIMURA, Y.: Zur Pathogenese der örtlich elektiven Ammonshornerkrankung. Z. ges. Neurol. Psychiat. **114**, 567 (1928).
— Über die Gefäßversorgung des Ammonshornes. Z. ges. Neurol. Psychiat. **112**, 1—19 (1928).
— Über die Blutversorgung der Kleinhirnrinde und ihre Bedeutung für die Pathologie des Kleinhirns. Z. ges. Neurol. Psychiat. **120**, 774 (1929).
ULE, G.: Über das Ammonshorn. Fortschr. Neurol. Psychiat. **22**, 510 (1954).
— Pathologisch-anatomische Befunde bei Korsakow-Psychosen und ihre Bedeutung für die Lokalisationslehre in der Psychiatrie. Ärztl. Wschr. **13**, 6—13 (1958).
— Korsakow-Psychose nach doppelseitiger Ammonshornzerstörung mit transneuraler Degeneration der Corpora mammillaria. Dtsch. Z. Nervenheilk. **165**, 446 (1951).
UMBACH, W.: Versuche zur Epilepsiebehandlung durch spezielle Tiefenausschaltungen. Acta neurochir. (Wien) **5**, 341 (1957).
VEITH, G.: Die Residualepilepsie vom Standpunkt des Pathologen. Nervenarzt **30**, 552 (1959).
— Über die Pathogenese des perinatalen Hirnschadens. Geburtsh. u. Frauenheilk. **20**, 905 (1960).
VELASCO, O. P.: Contribucao anàtomo-clinica as atuais conce'coes solve a epilepsia. Arch. neuro-psiquiat. (S. Paulo) **8**, 301—334 (1950).
VERCELLETTO, P.: L'Electroencephalographie chez les proches parents d'épileptiques. Electroenceph. clin. Neurophysiol. **7**, 585—596 (1955).
— Convulsions de l'enfance. Concours méd. **79**, 3821 (1957).
VICTOR, M., J. B. ANGEVINE, E. L. MANCALL and C. M. FISHER: Memory loss with lesions of hippocampal formation. Arch. Neurol. (Chic.) **5**, 244—263 (1961).
VILLINGER, W.: Abnorme seelische Reaktionen im Kindesalter. Mschr. Kinderheilk. **99**, 93 (1951).
VIRCHOW, R.: Virchows Arch. path. Anat. **38**, 129 (1867); **44**, 476 (1866); zit. bei GÖLLNITZ.
VIZIOLI, R.: Grundlagen für eine striopallidäre Hypothese der Salaamkrämpfe. Dtsch. EEG-Ges. Autoreferate der 8. Jahresversammlung Sept. 1959 in München, S. 20.
VOEGELI, B.: Untersuchungen für die Intelligenzentwicklung frühgeborener Kinder. Arch. Klaus-Stift. Vererb.-Forsch. **15**, 259—307 (1950).
VOGT, H.: Die klinische Gruppierung der Epilepsie. Allg. Z. Psychiat. **64**, 421 (1907).
— Die Epilepsie im Kindesalter. Berlin: Karger 1910.
— Hirngewicht, Volumen und Schädelkapazität. Sonstige Maße. Hdb. der Neurologie, hrsg. v. LEWANDOWSKY. Bd. I. Allgemeine Neurologie. Bd. II. Anatomie der NS. Berlin: Springer 1929.
VOGT, O.: Morphologische Gestaltungen unter normalen und pathologischen Bedingungen. J. Psychol. Neurol. (Lpz.) **50**, 3 (1942).

VOGT, O.: Der Begriff der Pathoklise. J. Psychol. Neurol. (Lpz.) **31**, 245 (1925).

VOLLAND, P.: Organveränderungen bei Epilepsie. Z. ges. Neurol. Psychiat. **3**, 307 (1919).

— Über motorische Phänomene bei verblödeten Epileptikern. Z. ges. Neurol. Psychiat. **95**, 775 (1925).

WADA, T., and W. G. LENNOX: So-called "temporal" epilepsy. The clinical and interseizure EEG-findings. Folia psychiat. neurol. jap. **8**, 294—301 (1954).

WALKER, A. E.: Recent memory impairment in unilateral temporal lesions. Arch. Neurol. (Chic.) **78**, 543—552 (1957).

— Introductory remarks. Epilepsia newsletter. Int. league against epilepsy. Int. Congr. issue July 1957, p. 3.

WALKER, J., and E. D. N. TURNBULL: Lancet **1953/II**, 312; zit. bei PHILIPP.

WALLACE, H. W., M. LANDING, G. H. RICH and E. M. GOLD: Case-findings of handicapped children with special reference to cerebral palsy. Amer. J. Dis. Child. **88**, 298 (1954).

WALLIS, H. R. W.: Masked Epilepsy. Edinburgh: E. & S. Livingstone 1956.

WALSHE, E. M. R.: The brain-stem conceived as the "highest level" of function in the nervous system; with particular reference to the "automatic apparatus" of Carpenter (1850) and to the "centrencephalic integrating system" of Penfield. Brain **80**, 510 (1957).

WALTER, G. W.: Analytical means of studying the nature and origine of epileptic disturbances. Amer. Res. Rev. nerv. ment. Dis. Proc. **26**, 257 (1947).

— J. ment. Sci **96**, 1 (1950); zit bei KAJTOR, NAGY u. VELOK 1958.

WALTHER-BUEL, H.: Die Psychiatrie der Hirngeschwülste. Wien: Springer 1951.

WEBER, L. M.: Obduktionsbefunde beim Tod im Status epilepticus. Wien. med. Wschr. Nr. 4 (1899).

WEGMAN, M. E.: Factors influencing the relative of convulsions and hyperthermia. J. Pediat. **14**, 190 (1939).

WEIL, A. A.: Ictal depression and anxiety in temporal lobe disorders. Amer. J. Psychiat. **113**, 149—157 (1956).

WEINLAND, W. L.: Über den Wasserhaushalt bei Epilepsie. Arch. Psychiat. Nervenkr. **183**, 402 (1949).

WEINBERGER, L., M. GIBBON and J. GIBBON: Temporary arrest of the circulation to the central nervous system. II. Pathological effects. Arch. Neurol. (Chic.) **43**, 615 and 961 (1940).

WEYGANDT, W.: Der jugendliche Schwachsinn. Stuttgart: Enke 1936.

WENDT, G. G.: Untersuchungen an den Nebennieren von genuinen Epileptikern unter besonderer Berücksichtigung des Cholesteringehaltes. Arch. Psychiat. Nervenkr. **183**, 418 (1949).

WERNICKE, C.: Grundriß der Psychiatrie. Über Dämmerzustände. Leipzig 1900.

WEST, W. J.: On peculiar form of infantile convulsions. Lancet **1841**, 724.

WIGLESWORTH, J., and G. A. WATSON: The brain of a macrocephalic epileptic. Brain **36**, 31 (1913).

WHITTY, G. W. M., and W. LEWIN: Vivid day-dreaming and unusual form of confusion following anterior cingulectomy. Brain **80**, 72 (1957).

— The diagnosis of epilepsy. J. Indian. med. Prof. **3**, 1268 (1956).

WHYTE, R.: Observations on the nature of nervous hypochondriae or hysteric disorders. II. Ed. Edinburgh 1756; zit. bei A. MATTHES 1961.

WIEMERS, K., W. MAURER u. A. NIKLAS: Über die Permeabilität der Bluthirnschranke im akuten Sauerstoffmangel unter Verwendung von radioaktivem Thorium als Indikator. Z. ges. exp. Med. **115**, 688 (1950).

WIESER, ST., R. FETZNER u. D. JORDAN: Elektroschock und vegetative Integration. Klin. Wschr. **31**, 314 (1953).

WILDER, R. M.: The effects of ketonuria on the course of epilepsy. Mayo Clin. Bull. **2**, 307 (1921).

— The regulation of the weight of the body. Int. Clin. **42**, 30—41 (1932).

WILDI, E.: Quelques problémes anatomiques d'actualité on neuropathologie du premier age. Ann. paediat. (Basel) **176**, 318 (1952).

WILLIAMS, D.: The structure of emotions reflected in epileptic experiences. Brain **79**, 29—67 (1956).

WILSON, S. A. K.: The epilepsies. Hdb. d. Neurol., hrsg. v. BUMKE u. FOERSTER, Bd. XVII. Berlin: Springer 1935.

WINANS, H. M.: Epileptic equivalents, a cause for somatic symptoms. Amer. J. Med. **7**, 150—152 (1949). — Zbl. ges. Neurol. Psychiat. **3**, 237 (1950/51).

WINDLE, W. F.: Respiratory conditions in the fetus and effects of their impairment. The Harvey Lectures Lancaster (Pa.): The Science Press Printing Co. 1945.

— Asphyxia neonatorum. Springfield (Ill.): Ch. Thomas Publ. 1950.

— R. F. BECKER and A. WEIL: Alterations in brain structure after asphyxation at birth. J. Neuropath. exp. Neurol. **3**, 234 (1944).

WINDORFER, A.: Zum Problem der Mißbildungen durch bewußte Keim- u. Fruchtschädigung. Med. Klin. **1953**, 293.

WINKEL, K., u. H. CASPERS: Untersuchungen über die Beeinflussung der Großhirnrindenrhythmik durch Zwischenhirnreizungen mit besonderer Berücksichtigung des Thalamus. Pflügers Arch. ges. Physiol. **258**, 22 (1953)

WINKLER, C.: Intervention chirurgicale dans les épilepsies. Paris: G. Doin 1897.

WINTERSTEIN, H.: Die Atmung als chemischer Regulator. Naturwissenschaften **40**, 427 (1953).

WISSFELD, E.: Epilepsieverdächtige EEG-Befunde bei Psychopathen (zur Frage der epileptoiden Psychopathie). Nervenarzt **25**, 30—36 (1954).

WÖHLISCH, E.: Schlaf und Erholung als Probleme der Energetik und Gefäßversorgung des Gehirns. Klin. Wschr. **34**, 720 (1956).

WOHLWILL, F.: Über Hirnbefunde bei Insulinüberdosierung. Klin. Wschr. **1928**, 344.

— Über akute pseudolaminäre Ausfälle in der Großhirnrinde bei Krampfkranken. Mschr. Psychiat. Neurol. **80**, 139 (1931).

— Entwicklungsstörungen des Gehirns und Epilepsie. Z. ges. Neurol. Psychiat. **33**, 261 (1916).

WOLBACH, S. B.: Multiple Hernias of the Cerebrum and Cerebellum due to intracranial pressure. J. med. Res. **19**, 153 (1908).

WOLF, A., and A. D. COWEN: Perinatal infections of the central nervous system. J. Neuropath. exp. Neurol. **18**, 191 (1959).

WOLF, G.: Die Durchblutungsstöungen des Gehirns. Fortschr. Neurol. Psychiat. **27**, 487 (1959).

WOOLF, A. E.: The pathology of acute infantile cerebral diplegia. J. ment. Sci. **101**, 610 (1955).

WORCESTER: Sclerosis of the corner Ammon in epilepsy. Zit bei BRATZ 1899.

WORINGER, E., u. G. THOMALSKE: Beitrag zur operativen Behandlung der Epilepsie. Arch. Psychiat. Nervenkr. **192**, 549 (1954).

World Health Organization: Juvenile epilepsy. Technical report servies, p. 130, 1957.

WUTH, O.: Die Pathogenese des epileptischen Anfalles. Stoffwechselpathologie. Dtsch. Z. Nervenheilk. **94**, 99 (1926).

WYKE, B. D.: Brain tumors as a cause of focal motor seizures. Proc. of the sec. intern. Congr. of neuropath. London. 1955 Part II, S. 607.

YAKOVLEV, P. I.: Maturation of cortical substrata of epileptic events. Wld Neurol. **3**, 299 (1962).

YATES, P. O., and R. T. JOHNSON: Secondary haemorrhagic lesions of midbrain and pons. Londoner Neuropathologenkongreß, Teil 1 S. 333 (1955).

— — Birth trauma to the vertebral arteries. Arch. Dis. Child. **34**, 346 (1959).

YLLPÖ, A.: Das Wachstum der Frühgeborenen von der Geburt bis zum Schulalter. Z. Kinderheilk. **24**, 3 (1919).

— Zur Physiologie, Klinik und zum Schicksal der Frühgeborenen. Z. Kinderheilk. **24**, 1 (1919).

— Pathologisch-anatomische Studien bei Frühgeborenen. Z. Kinderheilk. **20**, 212 (1919).

— Einige Kapitel aus der Pathologie der Frühgeborenen. Klin. Wschr. **1922/II**, 1241.

— Das Schädeltrauma bei der Geburt. Mschr. Kinderheilk. **34**, 502 (1926).

ZEMAN, W.: Zur Frage der Hirngewebsschädigung durch Heilkrampfbehandlung. Arch. Psychiat. Nervenkr. **184**, 440 (1950).

ZELLWEGER, H.: Krämpfe im Kindesalter. Helv. paediat. Acta. Suppl. V, Vol. 3, Fasc. 5 (1948).

— u. R. HESS: Familiäre Blitz-, Nick- und Salaamkrämpfe. Helv. paediat. Acta **5**, 85 (1950).

ZENKER, CH.: Poriomanie als epileptische Manifestation. Neue öst. Z. Kinderheilk. **1**, 583—588 (1956).

ZIEHEN, TH.: Die Geisteskrankheiten des Kindesalters, einschließlich des Schwachsinns und der psychopathischen Konstitutionen. S. 5—17. Berlin: Reuther & Reichard 1915—1917.

— Zur Physilogie der intracortikalen Ganglien und über ihre Beziehungen zum epileptischen Anfall. Arch. Psychiat. **21**, 863 (1890).

ZIMMERMANN, F. T.: Use of methylphenylsuccinimide in treatment of petit mal epilepsy. Arch. Neurol. (Chic.) **66**, 156 (1951).

— J. Pediat. **13**, 859 (1940); zit. bei CAVANAGH u. MEYER 1956.

ZIMMERMANN, H. M.: The basis of convulsive attacks in children — an experimental study. Bull. N. Y. Acad. Med., (II ser.) **35**, 801 (1959).

ZÜLCH, K. J.: Die klinischen Syndrome nach frühkindlichem Hirnschaden. Zbl. ges. Neurol. Psychiat. **36**, 259 (1956).

— Die mechanischen Formveränderungen und Massenverschiebungen. Hdb. d. Neurochir., Bd. 3. Berlin-Göttingen-Heidelberg: Springer 1956.

— Gibt es Spasmen der Hirngefäße? Medizinische **14**, 622 (1959).

Sachverzeichnis